D&T
InforMed

D&T InforMed

DIAGNÓSTICO E TRATAMENTO EM MINUTOS

COORDENADOR
Rodrigo Antonio Brandão Neto

InforMed
MANOLE

Editora: Anna Yue
Produção editorial: Soares Gestão Editorial
Projeto gráfico: Departamento de Arte da Editora Manole
Editoração eletrônica: Formato Editoração
Ilustrações: Formato Editoração, Luargraf Serviços Gráficos
Capa: Ricardo Yoshiaki Nitta Rodrigues
Imagem de capa: istockphoto

CIP-BRASIL. CATALOGAÇÃO NA PUBLICAÇÃO
SINDICATO NACIONAL DOS EDITORES DE LIVROS, RJ

D492
D&T InforMed : diagnóstico e tratamento em minutos / [editor] Rodrigo Antônio Brandão Neto. - 1. ed. - Santana de Parnaíba [SP] : Manole, 2022.

Inclui bibliografia e índice
ISBN 9786555767414

1. Medicina baseada em evidências. 2. Clínica médica. I. Brandão Neto, Rodrigo Antônio.

21-75049 CDD: 616
CDU: 616-07

Camila Donis Hartmann - Bibliotecária - CRB-7/6472

Edição – 2022

Direitos adquiridos pela:
Editora Manole Ltda.
Alameda América, 876 – Tamboré
Santana do Parnaíba
06543-315 – SP – Brasil
Tel.: (11) 4196-6000
www.manole.com.br | https://atendimento.manole.com.br

Impresso no Brasil | *Printed in Brazil*

Coordenador

Rodrigo Antonio Brandão Neto
Médico Supervisor do Pronto-Socorro do Hospital das Clínicas da Faculdade de Medicina da Universidade de São Paulo (HCFMUSP) e do Programa de Residência de Medicina de Emergência do HCFMUSP. Doutorado em Ciências Médicas pelo HCFMUSP.

Autores

Aline Alves de Deus
Doutoranda pela Faculdade de Medicina da Universidade de São Paulo (FMUSP). Médica Assistente da Equipe da Enfermaria de Hospitalistas da FMUSP.

Anna Louise Stellfeld Monteiro
Médica pela Universidade Federal do Paraná (UFPR). Residência em Clínica Médica e em Endocrinologia pelo Hospital das Clínicas da Faculdade de Medicina da Universidade de São Paulo (HCFMUSP).

Ariel Fernando V. Agreda
Residência em Clínica Médica no Hospital das Clínicas da Faculdade de Medicina da Universidade de São Paulo (HCFMUSP).

Brenno Rizerio Gomes
Médico pela Faculdade de Medicina da Universidade de São Paulo (FMUSP). Residência em Clínica Médica pelo Hospital das Clínicas da FMUSP (HCFMUSP) e em Cardiologia pelo Instituto do Coração do HCFMUSP (InCor-HCFMUSP). Médico Preceptor da Cardiologia Clínica do InCor-HCFMUSP. Médico Assistente do Departamento de Insuficiência Cardíaca do InCor-HCFMUSP. Título em Cardiologia pela Sociedade Brasileira de Cardiologia.

Daniela Engelender Abreu
Residência em Clínica Médica no Hospital das Clínicas da Faculdade de Medicina da Universidade de São Paulo (HCFMUSP).

Eli Faria Evaristo

Doutor em Ciência pela Faculdade de Medicina da Universidade de São Paulo (FMUSP). Gerente Médico do Protocolo de Atendimento ao AVC do Hospital Sírio-Libanês. Coordenador Médico do Protocolo de Atendimento ao AVC do Hospital do Coração (HCor). Coordenador Médico do Protocolo de AVC do Hospital Alemão Oswaldo Cruz. Neurologista da Clínica DFV neuro.

Felipe Carvalho Barros Sousa

Residência em Clínica Médica no Hospital das Clínicas da Faculdade de Medicina da Universidade de São Paulo (HCFMUSP). Preceptor da Residência de Clínica Médica do HCFMUSP.

Felipe Chaves Duarte Barros

Médico neurologista pela UNIFESP. Especialista em Neurologia Vascular e Neurointensivismo pela UNIFESP. Membro titular da Academia Brasileira de Neurologia.

Francisco Akira Malta Cardozo

Cardiologista pelo Instituto do Coração do Hospital das Clínicas da Faculdade de Medicina da Universidade de São Paulo (InCor-HCFMUSP). Médico Assistente da Unidade de Medicina Interdisciplinar em Cardiologia do InCor-HCFMUSP.

Gabriela de Toledo P. Candelaria

Médica pela Universidade de Campinas (Unicamp). Residência em Pediatria e em Hematologia e Hemoterapia Pediátrica pelo Instituto da Criança e do Adolescente do Hospital das Clínicas da Faculdade de Medicina da Universidade de São Paulo (ICr-HCFMUSP).

Glauco Cabral Marinho Plens

Médico Preceptor do Programa de Residência de Clínica Médica do Hospital das Clínicas da Faculdade de Medicina da Universidade de São Paulo (HCFMUSP). Residência Médica em Clínica Médica pelo HCFMUSP.

Guilherme Martins Guzman

Residência em Cardiologia pelo Instituto do Coração do Hospital das Clínicas da Faculdade de Medicina da Universidade de São Paulo (InCor-HCFMUSP).

Hérico Neto

Residência em Clínica Médica no Hospital das Clínicas da Faculdade de Medicina da Universidade de São Paulo (HCFMUSP).

Julio Flávio Meirelles Marchini

Professor Colaborador do Departamento de Clínica Médica da Faculdade de Medicina da Universidade de São Paulo (FMUSP). Supervisor do Programa de Residência de Medicina de Emergência do Hospital das Clínicas da Faculdade de Medicina da Universidade de São Paulo (HCFMUSP). Formado na XLVII Turma da Faculdade de Medicina de Ribeirão Preto da Universidade de São Paulo (FMRP-USP). Doutorado pela FMRP-USP. Pós-doutorado pela Harvard Medical School. Título de Especialista em Medicina de Emergência pela Associação Brasileira de Medicina de Emergência (ABRAMEDE).

Leandro Utino Taniguchi

Médico Diarista da UTI do pronto-socorro de Clínica Médica da Disciplina de Emergências Clínicas do Hospital das Clínicas da Faculdade de Medicina da Universidade de São Paulo (HCFMUSP). Doutor em Ciências Médicas pela Faculdade de Medicina da Universidade de São Paulo (FMUSP). Médico de UTI do Hospital Sírio-Libanês. Especialista em Medicina Intensiva pelo HCFMUSP. Membro da Associação de Medicina Intensiva Brasileira (AMIB).

Luciano César Pontes de Azevedo

Professor Livre-Docente da Disciplina de Emergências Clínicas do Hospital das Clínicas da Faculdade de Medicina da Universidade de São Paulo (HCFMUSP).

Marcelo Borges Cavalcante

Mestre em Tocoginecologia pela Universidade Federal do Ceará (UFC). Doutor em Ciências Médicas pela UFC. Pós-doutorado na *University of Central Florida* (Orlando, EUA). Professor Adjunto do curso de Medicina da Universidade de Fortaleza (UNIFOR). Diretor da Clínica Conceptus (Centro Cearense de Medicina Reprodutiva).

Marcos Tadashi Kakitani Toyoshima

Médico pela Universidade de São Paulo (USP). Residência Médica em Clínica Médica e em Endocrinologia e Metabologia no Hospital das Clínicas da Faculdade de Medicina da Universidade de São Paulo (HCFMUSP). *Postdoctoral fellow* em Endocrinologia pela *Emory University* (Atlanta, EUA). Médico Assistente da Unidade de Onco-Endocrinologia do Instituto do Câncer do Estado de São Paulo Octávio Frias de Oliveira (ICESP) do HCFMUSP. Médico da Unidade de *Check-Up* do Hospital Israelita Albert Einstein. Médico Hospitalista do HCFMUSP. Desenvolvedor do aplicativo InsulinAPP.

Nathalia Conci Santorio

Médica pela Universidade Federal do Espírito Santo (UFES). Residência em Clínica Médica pela Faculdade de Medicina da Universidade de São Paulo (FMUSP). Residência em Cardiologia pelo Instituto do Coração do Hospital das Clínicas da Faculdade de Medicina da Universidade de São Paulo (InCor-HCFMUSP).

Raif Restivo Simão

Residência em Clínica Médica no Hospital das Clínicas da Faculdade de Medicina da Universidade de São Paulo (HCFMUSP). Médico Assistente Hospitalista no HCFMUSP. Professor da Universidade Municipal de São Caetano do Sul.

Ranna Santos Pessoa

Médica pela Universidade Federal do Rio Grande do Norte (UFRN). Residência em Clínica Médica pela Faculdade de Medicina da Universidade de São Paulo (FMUSP). Residência em Cardiologia pelo Instituto do Coração do Hospital das Clínicas da Faculdade de Medicina da Universidade de São Paulo (InCor-HCFMUSP).

Renato Antunes dos Santos

Professor de Psiquiatria e Psicologia Médica da Faculdade de Medicina da Universidade de Brasília (UnB). Psiquiatra pela Escola Paulista de Medicina (Unifesp). Doutor em Medicina (Educação e Saúde) pela Faculdade de Medicina da Universidade de São Paulo (FMUSP).

Rodrigo Antonio Brandão Neto

Médico Supervisor do pronto-socorro do Hospital das Clínicas da Faculdade de Medicina da Universidade de São Paulo (HCFMUSP) e do Programa de Residência de Medicina de Emergência do HCFMUSP. Doutorado em Ciências Médicas pelo HCFMUSP.

Vagner Madrini Junior

Médico pela Universidade Federal do Pará (UFPA). Especialista em Clínica Médica pela Escola Paulista de Medicina da Universidade Federal de São Paulo (Unifesp-EPM). Assistente do Departamento de Miocardiopatias e Doenças da Aorta pelo Instituto do Coração do Hospital das Clínicas da Faculdade de Medicina da Universidade de São Paulo (InCor-HCFMUSP). Editor do aplicativo CardioTrials e do Projeto CardioLearning.

Revisores

Bruno Caramelli

Professor Associado Nível III do Departamento de Cardiopneumologia da Faculdade de Medicina da Universidade de São Paulo (FMUSP). Diretor da Unidade Clínica de Medicina Interdisciplinar em Cardiologia do Instituto do Coração do Hospital das Clínicas da Faculdade de Medicina da Universidade de São Paulo (InCor-HCFMUSP). Consultor *ad-hoc* do Comitê Assessor para Terapia Antirretroviral em Adultos e Adolescentes do Programa Nacional de DST/AIDS – Ministério da Saúde. Presidente da Sociedade Brasileira de Investigação Clínica (SBIC). Membro Titular da Comissão de Pesquisa da FMUSP.

Filumena Maria da Silva Gomes

Doutora em Ciências pelo Departamento de Pediatria da Faculdade de Medicina da Universidade de São Paulo (FMUSP). Médica Assistente em Pediatria do Departamento de Pediatria da FMUSP. Membro da Comissão de Graduação do Departamento de Pediatria da FMUSP.

Irineu Tadeu Velasco

Professor Titular da Disciplina de Emergências Clínicas da Faculdade de Medicina da Universidade de São Paulo (FMUSP). Chefe do pronto-socorro do Hospital das Clínicas da FMUSP. Orientador da pós-graduação *Stricto Sensu* (Mestrado, Doutorado e Pós-Doutorado) da FMUSP. Chefe do Laboratório de Investigação Médica (LIM-51) e Pesquisa em Emergências Clínicas da FMUSP.

Luciano César Pontes de Azevedo

Professor Livre-Docente da Disciplina de Emergências Clínicas do Hospital das Clínicas da Faculdade de Medicina da Universidade de São Paulo (HCFMUSP).

Maria do Patrocínio Tenorio Nunes
Livre-Docente em Medicina pela Faculdade de Medicina da Universidade de São Paulo (FMUSP). Professora Associada do Departamento de Clínica Ginecológica da FMUSP.

Maria Helena Valente
Mestre e Doutora em Ciências pelo Departamento de Pediatria da Faculdade de Medicina da Universidade de São Paulo (FMUSP). Médica Assistente em Pediatria do Departamento de Pediatria da FMUSP.

Rodrigo Antonio Brandão Neto
Médico Supervisor do pronto-socorro do Hospital das Clínicas da Faculdade de Medicina da Universidade de São Paulo (HCFMUSP) e do Programa de Residência de Medicina de Emergência do HCFMUSP. Doutorado em Ciências Médicas pelo HCFMUSP.

Sumário

SEÇÃO III – MEDICINA DE EMERGÊNCIA

Apresentação

A avalanche de informações geradas pelo progresso científico, assim como a educação ministrada da forma tradicional geraram questionamentos importantes sobre o futuro do ensino e a prática clínica diária dos profissionais de saúde.

Pensando nisso, a Editora Manole não mediu esforços e lançou mão de seus recursos para trazer aos estudantes e profissionais de saúde o InforMed, uma ferramenta de suma importância para o suporte destes.

Com conteúdo seguro, de qualidade, exclusivamente nacionais, baseados em evidências e no dia a dia clínico brasileiro, o InforMed se apresenta 100% em português e adequado à realidade brasileira, além de contar com renomados profissionais em sua curadoria.

O InforMed é uma solução atual tanto para o apoio aos estudos como para o ambiente hospitalar e clínico, pois permite o acesso de forma simples à informação relevante, segura e revisada. Está acessível em qualquer computador, dispositivo móvel e integrado ao PEP (Prontuário Eletrônico do Paciente).

D&T InforMed: diagnóstico e tratamento em minutos é uma obra que traz o extrato de alguns conteúdos selecionados diretamente da plataforma.

Apresenta textos com orientações para a prática clínica baseada em evidências, de forma direta e objetiva para todo o corpo clínico.

Prefácio

A medicina é uma das ciências mais jovens, desde que, em meados do século XIX, começaram a ser desenvolvidas muitas tecnologias baseadas em biologia, física e química, tais como o microscópio acromático, a assepsia cirúrgica, a anestesia, a química farmacêutica, a radiografia, o eletrocardiógrafo e o eletroencefalógrafo. Nos séculos XX e XXI vivenciamos um crescimento exponencial dos conhecimentos científicos e das suas aplicações em ciência biomédica, o que torna muito difícil acompanhar e atualizar-se profissionalmente.

Nesse sentido, as plataformas digitais de apoio à pesquisa, localização e visualização de conhecimentos publicados passaram a ter uma importância vital. Depois da internet, a ciência biomédica nunca mais foi a mesma, e hoje não podemos mais dispensar o acesso eletrônico e *on-line* à informação. Gigantescas bases bibliográficas, como MEDLINE, de projetos, como ClinicalTrials.gov, e de dados, como o GenBank, são o esteio fundamental das práticas científicas de descoberta, divulgação, acesso e utilização. Atualmente, a quase totalidade de revistas e periódicos científicos, e uma proporção cada vez maior de livros, é publicada em formato digital e *on-line*.

Navegar nesse universo exige habilidades específicas e o uso de aplicativos e sites com excelente usabilidade e utilidade, que facilitem e agilizem o acesso na hora e lugar certos e necessários pelo profissional. Cada vez mais, também, o acesso é proporcionado diretamente no ponto de assistência, ou seja, onde o paciente está sendo atendido, ou na bancada do laboratório, para os pesquisadores e profissionais de medicina diagnóstica. A integração dessas informações com outros sistemas de informação usados em saúde também é uma funcionalidade altamente desejada, pela facilidade que proporciona, utilizando, inclusive, dados clínicos do paciente para aperfeiçoar a busca e torná-la mais precisa, sem que precise ser digitada pelo usuário.

A plataforma InforMed, que é baseada no extensíssimo catálogo de livros e artigos, ilustrações médicas, tabelas, fluxogramas de decisão, videoaulas etc., é um dos mais importantes e preciosos recursos que os profissionais brasileiros da área médica podem dispor atualmente, de forma muito prática. Contendo todo o seu material em português brasileiro, curado por importantes e proeminentes especialistas das melhores escolas, institutos e sociedades científicas médicas do nosso país, proporciona informações constantemente atualizadas e da mais alta qualidade da medicina baseada em evidência.

Por isso, é um recurso fantástico para apoio, não somente à prática médica diária, mas também ao estudo, atualização e educação. Seu crescimento constante da base de conhecimento, e funcionalidades cada vez mais úteis, representam o resultado de um projeto de magna envergadura, inteiramente nacional, e que, com grande investimento, tornou disponível esse recurso, que tem, certamente um grande potencial para alavancar a qualidade da atenção médica no Brasil.

O presente volume reúne um número significativo e extremamente útil para essas finalidades, tirada do conteúdo disponível *on-line* do InforMed. Representa as doenças e situações mais comumente presentes, com monografias escritas de forma excelente e com a necessária profundidade e rigor cientifico, baseadas nas últimas evidências publicadas na literatura científica nacional e internacional, refletindo, também, diretrizes e consensos respeitais nas comunidades de especialistas. O tamanho dos ensaios atinge um balanço ideal entre profundidade e tempo de leitura, de modo a poder ser usado como referência facilmente localizável por meio de um eficiente mecanismo de busca por palavras-chave, quando feito pelo aplicativo ou site do InforMed.

Espero que todos os leitores aproveitem e apreciem o grande conteúdo aqui disponibilizado, e não deixem de conseguir um acesso à plataforma InforMed para seu uso cotidiano, como eu faço. Tenho grande orgulho e satisfação de participar do projeto de desenvolvimento do InforMed desde a sua ideia inicial e desejo o maior sucesso para sua jornada de adoção e evolução!

Prof. Dr. Renato Marcos Endrizzi Sabbatini, PhD, FACMI, FIAHSI
Professor Associado MS-4 (Aposentado) da
Faculdade de Ciências Médicas da UNICAMP
Professor Adjunto de Informática em Saúde

Acesso de forma rápida e objetiva

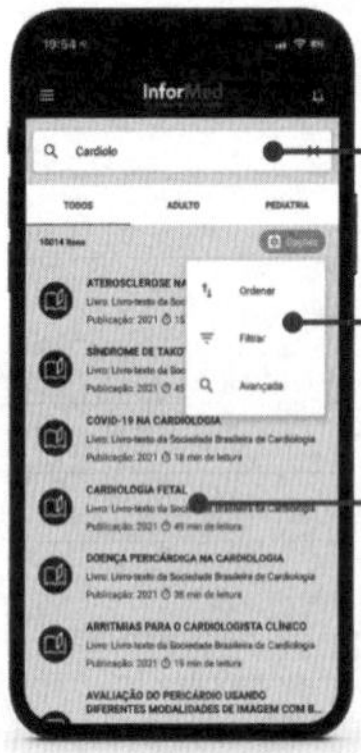

Digite o termo no campo de busca

Ordene e filtre os resultados

Clique no conteúdo que deseja acessar

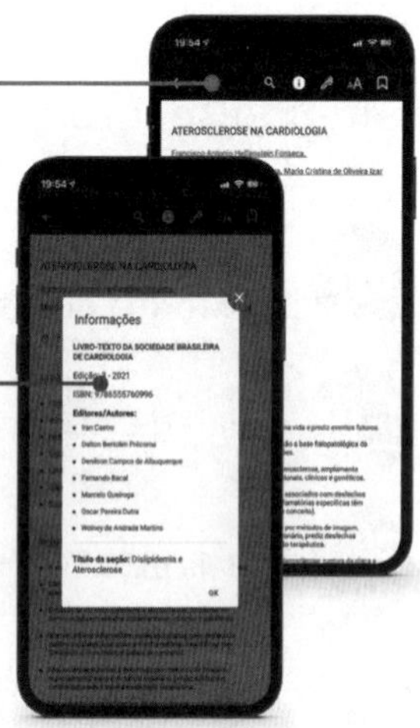

Dentro do conteúdo, faça anotações, aumente ou diminua a fonte e favorite

Veja as informações do conteúdo, como data da publicação, autores e editores

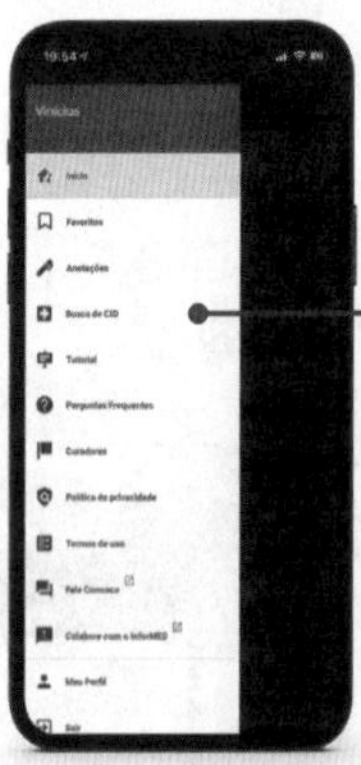

Acesse tudo pelo menu lateral: suas anotações, seus favoritos, CID, nossa lista de curadores e seu perfil

Curadores do InforMed

Alexandre de Matos Soeiro

Médico Cardiologista Assistente e Supervisor da Unidade Clínica de Emergência do Instituto do Coração do Hospital das Clínicas da Faculdade de Medicina da Universidade de São Paulo (InCor-HCFMUSP). Médico Coordenador da Unidade Cardiológica Intensiva do BP Mirante.

Filumena Maria da Silva Gomes

Doutora em Ciências pelo Departamento de Pediatria da Faculdade de Medicina da Universidade de São Paulo (FMUSP). Médica Assistente em Pediatria do Departamento de Pediatria da FMUSP. Membro da Comissão de Graduação do Departamento de Pediatria da FMUSP.

Maria do Patrocínio Tenorio Nunes

Livre-Docente em Medicina pela Faculdade de Medicina da Universidade de São Paulo (FMUSP). Professora Associada do Departamento de Clínica Ginecológica da FMUSP.

Maria Helena Valente

Mestre e Doutora em Ciências pelo Departamento de Pediatria da Faculdade de Medicina da Universidade de São Paulo (FMUSP). Médica Assistente em Pediatria do Departamento de Pediatria da FMUSP.

Michelle Silva Nunes

Farmacêutica Clínica especialista em Terapia Intensiva do Adulto pelo Programa de Residência Integrada Multiprofissional em Saúde do Hospital Universitário Onofre Lopes (UFRN). Presidente do Departamento de Farmácia da Associação de Medicina Intensiva Brasileira (AMIB).

Mílton de Arruda Martins
Professor Titular de Clínica Médica da Faculdade de Medicina da Universidade de São Paulo (FMUSP). Diretor do Serviço de Clínica Geral do Hospital das Clínicas da FMUSP.

Rodrigo Antonio Brandão Neto
Médico Supervisor do pronto-socorro do Hospital das Clínicas da Faculdade de Medicina da Universidade de São Paulo (HCFMUSP) e do Programa de Residência de Medicina de Emergência do HCFMUSP. Doutorado em Ciências Médicas pelo HCFMUSP.

Tatiana de Carvalho Andreucci Torres Leal
Médica Cardiologista Assistente da Unidade Clínica de Emergência do Instituto do Coração do Hospital das Clínicas da Faculdade de Medicina da Universidade de São Paulo (InCor-HCFMUSP).

D&T InforMed

SEÇÃO I

CARDIOLOGIA

1

Dislipidemias: diagnóstico e tratamento

Ranna Santos Pessoa

Brenno Rizerio Gomes

DEFINIÇÃO

- Conjunto de enfermidades caracterizadas por alterações no metabolismo de lipídeos e lipoproteínas.

APRESENTAÇÃO CLÍNICA

TABELA 1 Classificação etiológica das dislipidemias.

Causas primárias
Distúrbios genéticos (p. ex., hipercolesterolemia familiar)
Causas secundárias
Decorrentes do estilo de vida inadequado: tabagismo, etilismo, ingestão excessiva de gorduras trans, sedentarismo
Doenças: insuficiência renal crônica, síndrome nefrótica, hepatopatia crônica, diabete melito tipo II, síndrome de Cushing, hipotireoidismo, obesidade, bulimia, anorexia, aids
Medicamentos: diuréticos, betabloqueadores, anticoncepcionais, corticoides, anabolizantes, inibidores da protease, isotretinoína, ciclosporina, estrógenos, progestágenos, tibolona

(continua)

TABELA 1 Classificação etiológica das dislipidemias. (*continuação*)

Classificação laboratorial	
Hipercolesterolemia isolada	Colesterol LDL ≥ 160 mg/dL
Hipertrigliceridemia isolada	Triglicerídeos ≥ 150 mg/dL ou 175 mg/dL se a amostra for obtida sem jejum
Hiperlipidemia mista	Aumento do LDL e dos triglicerídeos
Colesterol HDL baixo	HDL < 40 mg/dL em homens ou < 50 mg/dL em mulheres

Anamnese e exame físico

- Assintomático na maioria dos casos.
- Apresentação inicial como evento cardiovascular: acidente isquêmico transitório, acidente vascular encefálico, infarto agudo do miocárdio, angina, claudicação intermitente, oclusão arterial aguda.
- Nas dislipidemias primárias pode haver principalmente: arco corneano, xantomas tendinosos nos tendões extensores e xantelasmas.

DIAGNÓSTICO E EXAMES SUBSIDIÁRIOS

Diagnóstico laboratorial: valores de referência da normalidade

- Colesterol total (CT) < 190 mg/dL.
- HDL > 40 mg/dL.
- Triglicerídeos (TGD) < 150 mg/dL.
- LDL e colesterol não HDL dependem do risco cardiovascular (ver Tabela 2).
- Fórmula de Friedewald para cálculo do LDL: LDL = CT – HDL – TGD/5. Se TGD > 400, a fórmula perde a acurácia e não deve ser utilizada.
- Colesterol não HDL: porção aterogênica. Pode ser calculado da seguinte forma: colesterol total – HDL. Seu valor de referência é sempre 30 acima do LDL.

Estratificação de risco cardiovascular

- 1º passo: Identificar pacientes de muito alto risco:
  - Portadores de doença aterosclerótica significativa (doença coronariana, cerebrovascular ou vascular periférica) com obstrução arterial ≥ 50% ou evento prévio.
- 2º Passo: Identificar pacientes de alto risco:
  - Aterosclerose subclínica: ultrassonografia de carótidas com placa > 1,5 mm, índice tornozelo-braquial (ITB) < 0,9; escore de cálcio arterial coronário > 100 UH (ou 10 no diabético) ou placas na angiotomografia de coronárias.
  - Aneurisma de aorta abdominal.
  - Doença renal crônica (taxa de filtração glomerular < 60 mL/min).
  - Colesterol LDL ≥ 190 mg/dL.
  - Diabete melito com LDL entre 70 e 189 mg/dL e presença de estratificadores de risco ou doença aterosclerótica subclínica.
    - Os estratificadores de risco são: idade ≥ 48 anos no homem ou 54 anos na mulher, diabete há mais de 10 anos, história familiar em parente de primeiro grau com doença cardiovascular prematura (< 55 anos em homem e 65 anos em mulher), tabagismo, hipertensão arterial sistêmica, síndrome metabólica, albuminúria > 30 mg/g de creatinina ou retinopatia.
  - LDL entre 70 e 189 mg/dL com Escore de Risco Global (EGR) > 20% nos homens e >10% nas mulheres.
    - O ERG, do Departamento de Aterosclerose da Sociedade Brasileira de Cardiologia, pode ser acessado através do link: http://departamentos.cardiol.br/sbc-da/2015/CALCULADORAER2020/etapa1.html.
- 3º Passo: identificar pacientes com risco intermediário. ERG entre 5-20% em homens e 5-10% em mulheres, ou diabéticos sem critérios de alto risco.
- Os demais pacientes são classificados como baixo risco.
- Observação: em pacientes que já estão usando estatina, deve-se multiplicar o colesterol total por 1,43 antes de calcular o ERG.

TRATAMENTO

TABELA 2 Metas terapêuticas.

Metas de LDL no tratamento da dislipidemia				Estatinas recomendadas
Risco	Meta de LDL (mg/dL)	Meta de não HDL (mg/dL)	Redução (%)	Doses em mg Potência baseada na porcentagem de redução do LDL
Muito alto	< 50	< 80	> 50	Alta potência Atorvastatina 40-80 Rosuvastatina 20-40 Sinvastatina 40 + ezetimiba 10
Alto	< 70	< 100	> 50	
Intermediário	< 100	< 130	30-50	Moderada potência Sinvastatina 20-40 Pravastatina 40-80 Atorvastatina 10-20 Rosuvastatina 5-10 Pitavastatina 2-4
Baixo	< 130	< 160	> 30	Baixa potência Sinvastatina 10 Pravastatina 10-20 Pitavastatina 1

- Triglicerídeos: valores > 500 mg/dL devem ser tratados pelo risco de pancreatite. Entre 150-499 mg/dL, individualizar baseado no risco cardiovascular.

Tratamento não medicamentoso

- Pode ser tentado de forma exclusiva no risco cardiovascular baixo ou intermediário por 3-6 meses, antes de associar medicação. Inclui as seguintes condutas:
  - Excluir gordura trans.
  - Substituir gordura saturada por poli-insaturada.
  - Consumo de fitoesteróis.
  - Consumo de fibras solúveis.

- Exercícios físicos: aumentam HDL, reduzem triglicerídeos e têm efeito qualitativo sobre o LDL. 150 minutos/semana de intensidade moderada.
- Cessação do tabagismo.
- Para reduzir os TGD: perda de peso, redução do consumo de álcool e açúcar refinado, trocar gorduras saturadas por mono ou poli-insaturadas; consumir ômega 3 e controlar o peso.

Tratamento medicamentoso

- Deve ser associado ao não tratamento medicamentoso desde o início em pacientes com alto e muito alto risco cardiovascular.

TABELA 3 Orientações para o tratamento medicamentoso.

Classe	Ação principal	Particularidades	Medicações	Efeitos colaterais
Estatinas	Redução do LDL	▪ Primeira escolha ▪ Uma tomada diária ▪ Algumas têm melhor ação quando tomadas à noite	▪ Sinvastatina 20-40 mg ▪ Atorvastatina 10-80 mg ▪ Rosuvastatina 5-40 mg ▪ Pravastatina 10-80 mg ▪ Pitavastatina 1-4 mg	▪ Miopatia ▪ Elevação de enzimas hepáticas ▪ Desenvolvimento de diabete melito
Ezetimiba	Redução do LDL	▪ Associada a estatinas para redução adicional de LDL ou isoladamente na intolerância a estatinas	▪ 10 mg 1 x/dia	▪ Raros

(continua)

TABELA 3 Orientações para o tratamento medicamentoso. (*continuação*)

Classe	Ação principal	Particularidades	Medicações	Efeitos colaterais
Resinas de troca	Redução do LDL	▪ Único fármaco liberado durante gestação e amamentação ▪ Tomar 1 h antes ou 4 h após outras medicações	▪ Colestiramina 4-24 g ao dia	▪ Gastrointestinais ▪ Aumento de TGD (evitar se > 400 mg/dL)
Fibratos	Redução de TGD	▪ Não associar genfibrozila a estatina pelo risco de rabdomiólise	▪ Bezafibrato 200-600 mg/dia ▪ Genfibrozila 600-1.200 mg/dia ▪ Fenofibrato 160-250 mg/dia ▪ Ciprofibrato 100 mg/dia	▪ Gastrointestinais ▪ Mialgia ▪ Erupção cutânea ▪ Prurido ▪ Cefaleia
Ácido nicotínico	Redução de TGD	▪ Aumento significativo do HDL ▪ Iniciar com doses baixas	▪ Niacina de liberação intermediária 500 a 1.000 mg/dia	▪ Rubor ▪ Prurido ▪ Hepatotoxicidade
Ácidos graxos ômega 3	Redução de TGD		▪ 4-10 g/dia	
Inibidor PCSK9	Redução do LDL	▪ Aplicação subcutânea a cada 2-4 semanas ▪ Alto custo	▪ Evolocumabe 420 mg, 1 x/mês ▪ Alirocumabe 300 mg, 1 x/mês	▪ Rubor no local da aplicação

Acompanhamento do paciente em uso de estatina

TABELA 4 Orientações para o tratamento com estatina.

Exame	Antes de iniciar terapia	Tempo após iniciar terapia ou ajuste de dose	Acompanhamento de manutenção	Indica suspensão da estatina
Perfil lipídico	Pelo menos duas medidas com intervalo de 1-12 semanas	A cada 8 semanas (± 4 semanas)	Anualmente	
Transaminases hepáticas	Sim	8-12 semanas	Apenas se houver sintomas	ALT ≥ 3 vezes o limite superior da normalidade (LSN)
Creatinofosfoquinase CPK	Sim	Apenas se houver sintomas	Apenas se houver sintomas	Elevação > 10 vezes o LSN ou > 4 vezes acompanhada de sintomas
Hemoglobina glicada ou glicemia	Em pacientes com alto risco de desenvolver diabete (idosos, síndrome metabólica, obesidade ou sinais de resistência à insulina) ou naqueles em uso de altas doses de estatina	A critério médico	A critério médico	Individualizar

CRITÉRIOS DE ENCAMINHAMENTO AO ESPECIALISTA

- Sinais de intolerância às estatinas como acometimento muscular e/ou hepático importantes, suspeita de causas primárias.

HIPERCOLESTEROLEMIA FAMILIAR

- Doença genética autossômica dominante caracterizada pela elevação do colesterol total e LDL, com alto risco de doença arterial coronariana precoce.

TABELA 5 Critérios diagnósticos de hipercolesterolemia familiar.

Baseados nos critérios da *Dutch Lipid Clinic Network* (*Dutch* MEDPED)		
História familiar	▪ Parente de primeiro grau portador de doença coronariana prematura (homens < 55 anos ou mulheres < 60 anos) OU ▪ Parente adulto com colesterol total > 290 mg/dL	1
	▪ Parente de primeiro grau portador de xantoma tendíneo e/ou arco corneano OU ▪ Parente de primeiro grau < 16 anos com colesterol > 260 mg/dL	2
História clínica	Paciente portador de doença coronária prematura (homens < 55, mulheres < 60 anos)	2
	Paciente portador de doença cerebral ou periférica prematura (homens < 55, mulheres < 60 anos)	1
Exame físico	Xantoma tendíneo	6
	Arco corneano < 45 anos	4
Nível de LDL (mg/dL)	≥ 330	8
	250-329	5
	190-249	3
	155-189	1
Análise do DNA	Presença de mutação funcional do gene do receptor de LDL, ApoB100 ou PCSK9	8
Diagnóstico de hipercolesterolemia familiar	Certeza se	> 8
	Provável se	6-8
	Possível se	3-5

- Suspeitar quando houver presença de história pessoal ou familiar de evento cardiovascular precoce, níveis muito elevados de LDL ou alterações no exame físico de depósito de colesterol.

Estratificação de risco

- Nesses pacientes não se utilizam escores de risco tradicionais, eles já são considerados de alto risco.
- A pesquisa de aterosclerose subclínica deve ser considerada por meio de teste ergométrico, ecocardiograma, escore de cálcio, ultrassonografia com Doppler de carótidas e angiotomografia de artérias coronárias.
- Serão considerados de mais alto risco com necessidade de intensificar o tratamento na presença de: doença cardiovascular estabelecida, tabagismo, diabete melito, história familiar de doença coronariana prematura. Ou, ainda, se houver dois ou mais dos seguintes: idade (homem > 30 anos, mulher > 40 anos), LDL basal > 250 mg/dL, sexo masculino, HDL baixo (< 40 mg/dL em homem e < 50 mg/dL em mulher), hipertensão arterial sistêmica, lipoproteína (a) ≥ 60 mg/dL e xantoma tendíneo.

Rastreamento em cascata

- Rastrear parentes de primeiro grau do caso índice; se positivo, pesquisar os parentes de primeiro grau deste e assim por diante para possibilitar diagnóstico precoce e aconselhamento genético.

Tratamento

- Indicado quando LDL ≥ 190 mg/dL ou ≥ 160 mg/dL na presença de outros fatores de risco. Objetivo de redução de pelo menos 50% no valor do LDL.

PRESCRIÇÃO NA PRÁTICA

Exemplo de prescrição (cada caso deve ser avaliado individualmente e a decisão deve ser tomada pelo médico responsável pelo caso).

- Paciente com dislipidemia e alto risco cardiovascular.
- Atividade física.
- Alimentação saudável.
- Atorvastatina: 40 mg, 1 x/dia.
- Ezetimiba: 10 mg, 1 x/dia.
- Evolocumabe: 42 mg, SC, 1 x/mês.

REFERÊNCIAS

1. Faludi A, Izar M, Saraiva J, Chacra A, Bianco H, Afiune Neto A, et al. Atualização da Diretriz Brasileira de Dislipidemias e Prevenção da Aterosclerose - 2017. Arq Bras Cardiol. 2017;109.
2. Mach F, Baigent C, Catapano AL, Koskinas KC, Casula M, Badimon L, et al. 2019 ESC/EAS Guidelines for the management of dyslipidaemias: lipid modification to reduce cardiovascular risk. Eur Heart J. 2019;41:111-88.
3. Santos R, Gagliardi A, Xavier H, Casella Filho A, Araújo D, Cesena F, et al. I Diretriz Brasileira de Hipercolesterolemia Familiar (HF). Arq Bras Cardiol. 2012;99:1-28.

2

Dor torácica na emergência: avaliação e conduta

Guilherme Martins Guzman

Francisco Akira Malta Cardozo

AVALIAÇÃO CLÍNICA

Anamnese

- Tem como objetivo excluir doenças potencialmente graves: síndrome coronariana aguda (SCA), síndrome aórtica aguda, embolia pulmonar, pericardite com tamponamento e mediastinite (rotura de esôfago).
- Se história prévia de SCA, sempre comparar com a dor da ocasião e valorizar semelhanças.
- Dor na região infraumbilical ou supramandibular dificilmente é de origem cardiogênica.
- Avaliar sintomas associados e atípicos (dispneia, empachamento, diaforese, indigestão), principalmente em mulheres, idosos, diabéticos e pacientes renais crônicos.

QUADRO 1 Análises para a anamnese.

Insuficiência coronariana	Dor precordial, retroesternal ou epigástrica, em aperto, queimação ou mal caracterizada
	Irradiação para membros, dorso, cervical, mandíbula ou epigástrio
	Piora ao esforço, alimentação copiosa, frio ou estresse
	Melhora ao repouso ou após uso de nitrato
Dissecção de aorta	Dor súbita precordial lancinante/dilacerante, irradiada para dorso
Embolia pulmonar	Dor súbita pleurítica
	Pode estar acompanhada de hemoptise e dispneia
Pneumotórax	Dor torácica tipo pleurítica associada a quadro de dispneia
	Geralmente associado a procedimentos torácicos invasivos e/ou trauma local
Pneumonia	Dor torácica tipo pleurítica, associada a tosse, secreção e febre
	Pode apresentar dispneia associada
Pericardite	Dor precordial em opressão
	Melhora ao inclinar o tórax para frente
	Piora ao deitar
	Pode estar acompanhada de febre
Musculoesquelética	Dor que piora à movimentação de tórax e/ou membros superiores
	Reprodutível à palpação

Exame físico

- Sinais vitais: pressão arterial, frequência cardíaca e respiratória, saturação de oxigênio, nível de consciência, perfusão.

QUADRO 2 Relação entre resultado do exame físico e patologia.

Exame físico	Patologia
Pressão arterial nos 4 membros	Dissecção de aorta
Palpação de pulsos (assimetria/amplitude)	Dissecção de aorta/valvopatias

(continua)

QUADRO 2 Relação entre resultado do exame físico e patologia. (*continuação*)

Exame físico	Patologia
Ausculta cardíaca: ▪ Sopros ▪ Atrito ▪ Abafamento de bulhas	▪ Valvopatias ▪ Pericardite ▪ Tamponamento
Ausculta pulmonar: ▪ Sinais de congestão ▪ Ausculta reduzida/abolida	▪ Insuficiência cardíaca ▪ Pneumotórax
Exame físico abdominal	▪ Colecistite ▪ Pancreatite
Palpação do tórax	Causas osteomusculares
Avaliação da pele	Herpes zóster

Exames subsidiários

- Eletrocardiograma:
  - Realizar em até 10 minutos em todos os pacientes com desconforto torácico.
  - 12 derivações + V7/V8 e V3R/V4R.
  - Exame normal não exclui SCA.
  - Pode ajudar nos diagnósticos diferenciais: pericardite (supra difuso com concavidade para cima e infra de PR) e TEP (S1Q3T3 e/ou taquicardia sinusal).
- Troponina T/I:
  - Preferencialmente ultrassensível.
  - Seriar avaliações em suspeita de SCA.
- Radiografia de tórax:
  - Avaliar pneumotórax, cardiomegalia, congestão, derrame pleural.
- D-Dímero:
  - Descartar tromboembolismo pulmonar (Wells de baixa probabilidade).
  - Muito elevado nas síndromes aórticas.
- Ecocardiograma:
  - Avaliar alteração segmentar, disfunção ventricular, derrame pericárdico, hipertensão pulmonar, dissecção de aorta.

- Tomografia de tórax:
  - Alta probabilidade de tromboembolismo pulmonar, causas pulmonares, causas osteomusculares.

Causas

QUADRO 3 Síntese entre causas, anamnese e exames físicos e complementares.

Causas	Anamnese	Exame físico e complementar
Síndrome coronariana	▪ Dor em aperto, queimação ou opressão ▪ Precipitada por esforço físico ou emocional. ▪ Melhora/alivia com repouso ou nitrato ▪ Usualmente < 20 min A: definitivamente anginosa (4) B: provavelmente anginosa (3) C: provavelmente não anginosa (2) D: definitivamente não anginosa (1)	▪ Frequentemente normal ▪ Pode haver sinais de insuficiência cardíaca aguda: congestão pulmonar ou choque cardiogênico (classificação Killip) ▪ Buscar sinais de complicação mecânica: sopro IM aguda (rotura papilar, IAM inferior), sopro CIV (infarto anterior extenso) ▪ Eletrocardiograma ▪ Marcadores de necrose miocárdica
Dissecção de aorta	▪ Hipertensos, tabagistas, com história familiar ou pessoal de doenças do colágeno ou morte súbita (Marfan etc.) ▪ Dor aguda, rasgante/ lancinante, com irradiação dorsal	▪ ≠ de PA e pulsos – MSE com redução do pulso e PA (pode dissecar a aorta subclávia E) ▪ Sopro aspirativo aórtico (IAo aguda) ▪ Atentar para tríade de Beck (tamponamento) ▪ Radiografia: alargamento do mediastino ▪ Eletrocardiograma: pode mostrar sinais de isquemia – parede inferior ▪ D-Dímero negativo pode ajudar no *rule out* (ADDR – *Score*)

(continua)

QUADRO 3 Síntese entre causas, anamnese e exames físicos e complementares. (*continuação*)

Causas	Anamnese	Exame físico e complementar
Tamponamento/ pericardite	▪ Dor parecida com anginosa, porém dura horas a dias ▪ Piora ao decúbito dorsal (estiramento do pericárdio) e melhora ao inclinar para frente ▪ Pode ter pródromos virais	▪ Atrito pericárdico ▪ Tríade de Beck: hipotensão, hipofonese e TJ a 45° (tamponamento) ▪ Eletrocardiograma: supra difuso convexo e infra de PR-PCR/VHS podem estar elevados
Embolia	▪ Dispneia, dor ventilatório-dependente, hemoptise ▪ Lembrar dos fatores de risco para TEV (câncer, imobilidade, cirurgia, ICC etc.)	▪ Radiografia: opacificação periférica ou sinais clássicos de tromboembolismo pulmonar ▪ Eletrocardiograma: taquicardia sinusal, sinais de sobrecarga de VD (inversão eixo – S1Q3T3, Strain VD) ▪ Sinais de TVP ▪ Fluxograma baseado em probabilidade pré-teste
Pneumotórax	▪ Normalmente associado a trauma ou procedimento torácico (CVC) ▪ Pode ser espontâneo (raro)	▪ Ausculta pulmonar assimétrica ▪ Radiografia ou ultrassom pulmonar com alteração
Mediastinite	▪ Febre, toxemia, sinais de sepse	▪ Radiografia/tomografia computadorizada de tórax: pneumomediastino ▪ PCR/VHS elevados

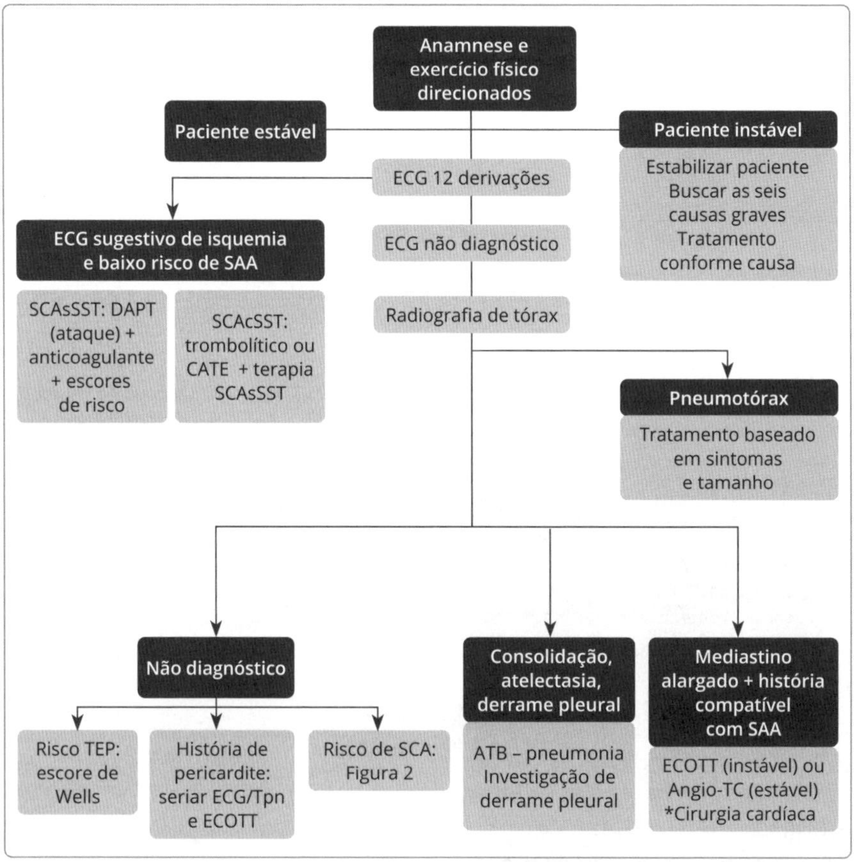

FIGURA 1

Algoritmo para avaliação de dor torácica.

ATB: antibioticoterapia; ECG: eletrocardiograma; ECOTT: ecocardiograma transtorácico; SAA: síndrome aórtica aguda; SCA: síndrome coronariana aguda; SCAsSST: síndrome coronariana aguda sem supradesnível de segmento ST; SCAcSST: síndrome coronariana aguda com supradesnível de segmento ST; TEP: tromboembolismo pulmonar.

CRITÉRIOS DE ENCAMINHAMENTO AO ESPECIALISTA

- Diagnóstico confirmado de etiologia potencialmente grave para dor torácica.
- Paciente com alta probabilidade de síndrome coronariana aguda.
- Instabilidade clínica.

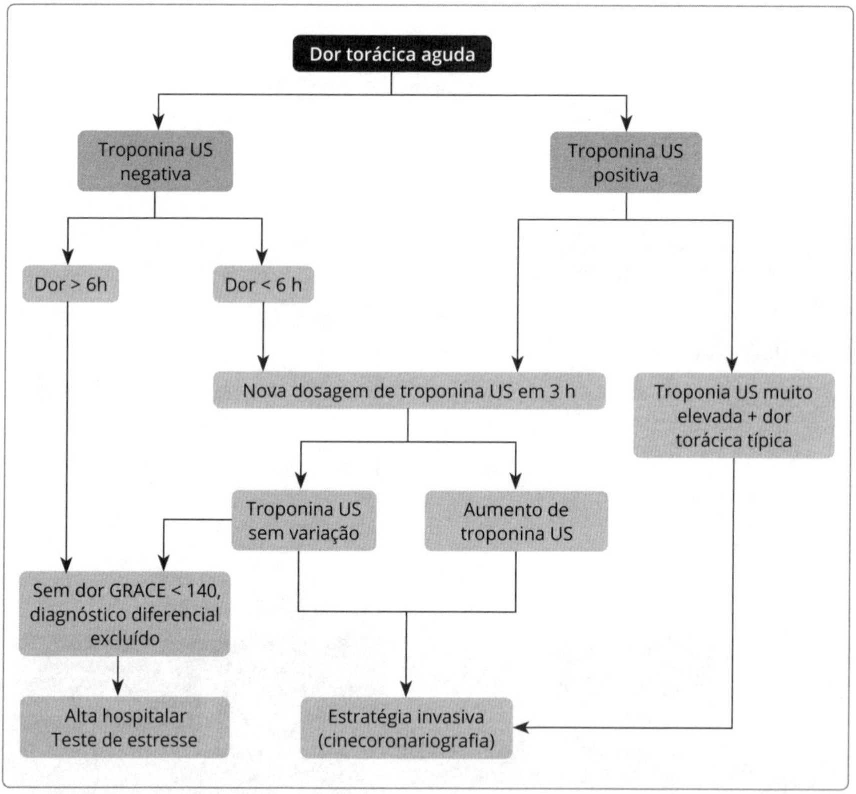

FIGURA 2
Algoritmo para avaliação de probabilidade de síndrome coronariana aguda.

REFERÊNCIAS

1. Backus BE, Six AJ, Kelder JC, Bosschaert MAR, MAst EG, Mosterd A, et al. A prospective validation of the HEART score for chest pain patients at the emergency department. Int J Cardiol. 2013;168:2153-8.
2. Bassan R, Pimenta L, Leães PE, Timerman A. Sociedade Brasileira de Cardiologia I Diretriz de Dor Torácica na Sala de Emergência Arq Bras Cardiol. 2002;79(supl II):1.
3. Hollander JE, Than M, Mueller C. State-of-the-art evaluation of emergency department patients presenting with potential acute coronary syndromes. Circulation. 2016;134(7):547-64.

3

Hipertensão arterial primária: diagnóstico e tratamento

Nathalia Conci Santorio

Vagner Madrini Junior

D&T

APRESENTAÇÃO CLÍNICA

- A hipertensão arterial sistêmica é uma doença silenciosa.
- Na anamnese, é importante coletar informações sobre história familiar (aumenta a probabilidade de hipertensão arterial primária), fatores de risco para doenças cardiovasculares, comorbidades, uso de medicações e indícios que sugiram causa secundária.
- No exame físico, é fundamental o conhecimento e aplicação da técnica correta de medição da pressão arterial (PA):
  - Utilizar manguito adequado a circunferência do braço.
  - Explicar ao paciente o procedimento e deixá-lo em repouso por 3 a 5 minutos em ambiente calmo, sem conversar durante a medição.
  - Certificar-se de que o paciente não:
    - Está com a bexiga cheia.
    - Praticou exercícios físicos há pelo menos 60 minutos.
    - Ingeriu bebidas alcoólicas, café ou alimentos.
    - Fumou nos 30 minutos anteriores.
  - O paciente deve estar sentado, com pernas descruzadas, pés apoiados ao chão, dorso recostado na cadeira e relaxado.
  - Estimar o nível da pressão sistólica pela palpação do pulso radial.
  - Palpar a artéria braquial na fossa cubital e colocar a campânula ou o diafragma do estetoscópio sem compressão excessiva.
  - Inflar rapidamente até ultrapassar 20-30 mmHg do nível estimado da pressão sistólica obtido pela palpação. Proceder a deflação lentamente

(2 mmHg/s) e determinar a pressão sistólica pela ausculta do primeiro som.

- Determinar a pressão diastólica no desaparecimento dos sons e auscultar 20-30 mmHg abaixo do último som para confirmar seu desaparecimento. Depois, proceder à deflação rápida e completa.
- Medir a pressão em ambos os braços na primeira consulta e usar o valor do braço em que foi obtida a maior pressão como referência.

- A PA deve ser medida em toda consulta médica ou, pelo menos, a cada dois anos para adultos com PA ≤ 120/80 mmHg e anualmente para aqueles com PA > 120/80 mmHg.
  - Segundo a Diretriz Europeia, todos os adultos com mais de 18 anos devem ser submetidos a avaliação pressórica, com intervalo de 5 anos se níveis pressóricos < 120/80 mmHg e 3 anos se níveis pressóricos ≥ 120/80 mmHg. Pacientes com níveis ≥ 130/85 mmHg devem ser submetidos a avaliações pelo menos anuais.
- Em casos de suspeita de hipotensão ortostática, medir a PA com o paciente de pé, após 3 minutos. Os pacientes de maior risco são: idosos, diabéticos, disautonômicos e pacientes em uso de medicação anti-hipertensiva, especialmente diuréticos.

DIAGNÓSTICO

TABELA 1 Definições para auxílio no diagnóstico.

Definições	
Normotensão	Medidas ambulatoriais de PA ≤ 120/80 mmHg e as medidas fora dele (MAPA ou MRPA) estão em valores normais
Pré-hipertensão	PAS entre 121 e 139 mmHg e/ou PAD entre 81 e 89 mmHg
Hipertensão arterial sistêmica	Medidas ambulatoriais: PAS ≥ 140 mmHg e/ou PAD ≥ 90 mmHg
	MRPA: PAS ≥ 135 mmHg e/ou PAD ≥ 85 mmHg
	MAPA: Vigília: PAS > 135 e/ou PAD > 85 mmHg Sono: PAS ≥ 120 e/ou PAD ≥ 70 mmHg 24 horas: PAS ≥ 130 e/ou ≥ 85 mmHg

(continua)

TABELA 1 Definições para auxílio no diagnóstico. (*continuação*)

Definições	
Hipertensão sistólica isolada	PAS aumentada com PAD normal
Hipertensão do avental branco	Valores anormais de PA no consultório, porém com valores considerados normais pela MAPA ou MRPA
Hipertensão mascarada	Valores normais da PA no consultório, porém com valores considerados anormais pela MAPA ou MRPA
Hipotensão ortostática	Redução da PAS > 20 mmHg ou da PAD > 10 mmHg após 3 minutos em ortostase
Pseudo-hipertensão	Associada ao processo aterosclerótico. A artéria radial se mantém palpável após insuflação do manguito pelo menos 30 mmHg acima do desaparecimento do pulso radial

MAPA: monitorização ambulatorial da pressão arterial; MRPA: medição residencial da pressão arterial; PA: pressão arterial; PAS: pressão arterial sistólica; PAD: pressão arterial diastólica.

- Medição da PA fora do consultório:
  - As medidas fora do consultório permitem maior número de medidas, refletem as atividades usuais dos examinados, reduzem o efeito do avental branco e implicam maior engajamento dos pacientes com diagnóstico e acompanhamento. Podem ser realizadas de duas formas:
    - Monitorização ambulatorial da pressão arterial (MAPA) de 24 horas.
    - Medição residencial da pressão arterial (MRPA): consiste na obtenção de três medições pela manhã, antes do café da manhã e do uso de medicações, e três medições antes do jantar, por cinco dias. Outra opção são duas medidas duas vezes ao dia, durante sete dias.
- 1º passo: estabelecer o diagnóstico de HAS:
  - Pacientes com PA ≥ 180/110 mmHg ou ≥ 140/90 mmHg com risco cardiovascular alto já apresentam diagnóstico no primeiro atendimento.
  - Pacientes com PA ≥ 140/90 mmHg com risco cardiovascular baixo ou médio devem ser submetidos a uma nova aferição em uma segunda consulta (idealmente, em cada consulta devem ser realizadas duas aferições de PA), MAPA ou MRPA para estabelecimento do diagnóstico.
- 2º passo: avaliar a presença de lesões subclínicas e clínicas em órgãos-alvo:
  - Solicitar rotineiramente para todos os pacientes hipertensos:
    - Eletrocardiograma (ECG).
    - Análise de urina.

- Potássio plasmático.
- Glicemia de jejum.
- Creatinina plasmática.
- Colesterol total, HDL e triglicerídeos plasmáticos.
- Ácido úrico plasmático.
- Observação: a Diretriz Europeia acrescenta à lista de exames de rotina: hemoglobina e hematócrito, hemoglobina glicada, sódio plasmático e função hepática.

– Outros exames complementares devem ser individualizados e guiados de acordo com a suspeita clínica (p. ex., ecocardiograma se suspeita clínica de IC ou indícios de sobrecarga ventricular esquerda no ECG; ultrassonografia de carótidas se sopro carotídeo ou sinais de doença aterosclerótica em outros territórios).

▪ 3º passo: estratificação do risco cardiovascular:

– Estratificação de risco cardiovascular adicional:

- Consiste na classificação com base nos níveis pressóricos, associada à presença de fatores de risco, lesões de órgãos-alvo, doença cardiovascular, doença renal crônica ou diabete melito.

TABELA 2 Estratificação do risco cardiovascular adicional.

	PAS 130-139 ou PAD 85-89	HAS Estágio 1 PAS 140-159 ou PAD 90-99	HAS Estágio 2 PAS 160-179 ou PAD 100-109	HAS Estágio 3 PAS > 180 ou PAS ≥ 110
Sem fator de risco	Sem risco adicional	Risco baixo	Risco moderado	Risco alto
1-2 fatores de risco	Risco baixo	Risco moderado	Risco alto	Risco alto
3 ou mais fatores de risco	Risco moderado	Risco alto	Risco alto	Risco alto
Presença de LOA, DCV, DRC ou DM	Risco alto	Risco alto	Risco alto	Risco alto

PAS: pressão arterial sistólica; PAD: pressão arterial diastólica; HAS: hipertensão arterial sistêmica; LOA: lesões de órgãos-alvo; DCV: doença cardiovascular; DRC: doença renal crônica; DM: diabete melito.

- Os fatores de risco são:
  » Sexo masculino.

    - » Idade: homens ≥ 55 anos e mulheres ≥ 65 anos.
    - » História de doença cardiovascular prematura em parentes de 1º grau (homens < 55 anos ou mulheres < 65 anos).
    - » Tabagismo.
    - » Dislipidemia: colesterol total > 190 mg/dL e/ou LDL > 115 mg/dL e/ou HDL < 40 mg/dL nos homens ou < 46 mg/dL nas mulheres e/ou triglicerídeos > 150 mg/dL.
    - » Resistência à insulina: glicemia de jejum entre 100-125 mg/dL, hemoglobina glicada entre 5,7-6,4% e/ou teste oral de tolerância à glicose entre 140-199 mg/dL em 2 horas.
    - » Obesidade: IMC ≥ 30 kg/m2 e/ou circunferência abdominal ≥ 102 cm nos homens ou ≥ 88 cm nas mulheres.
  - As LOA são:
    - » Critérios eletrocardiográficos ou ecocardiográficos para hipertrofia ventricular esquerda.
    - » Espessura mediointimal da carótida > 0,9 mm ou placa carotídea.
    - » Velocidade de onda de pulso carótido-femoral > 10 m/s.
    - » ITB < 0,9.
    - » Doença renal crônica, estágio 3 (taxa de filtração glomerular estimada entre 30-60 mL/min/1,73m^2).
    - » Albuminúria entre 30 e 300 mg/24 h ou relação albumina-creatinina urinária entre 30 e 300 mg/g.
  - Critérios para doença cardiovascular e renal estabelecida:
    - » AVE isquêmico, hemorragia cerebral ou AIT.
    - » Angina estável ou instável, IAM, revascularização miocárdica, insuficiência cardíaca (independente da fração de ejeção).
    - » Doença arterial periférica sintomática dos membros inferiores.
    - » Doença renal crônica, estágio 4 (TFG estimada < 30 mL/min/1,73m^2).
    - » Retinopatia avançada (hemorragias, exsudatos e papiledema).
- Outra forma de estimar o risco é por meio do Escore de Risco Global, que avalia o risco de o indivíduo apresentar um evento cardiovascular em 10 anos.
  - Pacientes com doença aterosclerótica estabelecida ou na forma subclínica, ou ainda de seus equivalentes, possuem alto risco, independente do Escore de Risco Global.

TABELA 3 Escore de Risco Global.

	Risco baixo	Risco intermediário	Risco alto
Mulheres	< 5%	5-10%	> 20%
Homens	< 5%	5-20%	> 10%

- Pacientes com risco intermediário com qualquer um dos seguintes fatores agravantes são reclassificados para risco alto:
  - » História familiar de doença arterial coronariana em parente de primeiro grau, homem < 55 anos ou mulher < 65 anos.
  - » Diagnóstico de síndrome metabólica.
  - » Microalbuminúria (30-300 mg/g de creatinina) ou albuminúria > 300 mg/g de creatinina.
  - » Hipertrofia de VE.
  - » Proteína C-reativa ultrassensível > 2 mg/L.
  - » Espessura mediointimal de carótidas > 1 mm.
  - » Escore de cálcio coronário > 100 ou > percentil 75 para idade e sexo.
  - » ITB < 0,9.

TRATAMENTO

Metas pressóricas

- Hipertensos estágios 1 e 2, com risco baixo e moderado e hipertensos estágio 3.
  - < 140/90 mmHg.
- Hipertensos estágios 1 e 2, com risco alto.
  - < 130/80 mmHg.
- Considerar metas mais permissivas (PAS < 150 mmHg) para pacientes muito idosos (≥ 80 anos).

Tratamento não medicamentoso

- Indicado para todos os pacientes com diagnóstico de hipertensão.
- Principais medidas:

- Controle ponderal: manter IMC < 25 até os 65 anos e < 27 após os 65 anos. A circunferência abdominal deve ser < 80 cm em mulheres e < 94 cm em homens.
- Medidas nutricionais:
  - Redução do consumo de sódio para 2 g/dia (ou 5 g/dia de cloreto de sódio).
  - Dieta DASH: consiste em consumo de frutas, hortaliças, laticínios com baixo teor de gordura, cereais integrais, frango e peixe. Redução de carne vermelha, doces e bebidas com açúcar. Possui maior evidência para redução de PA.
  - As dietas do Mediterrâneo (rica em frutas, hortaliças, cereais integrais, azeite de oliva, peixes e vinho) e vegetarianas também estão associadas a redução da PA, porém com menor nível de evidência.
- Cessação do tabagismo.
- Moderação no consumo de álcool: limitar consumo a 1 dose/dia para mulheres e pessoas com baixo peso e 2 doses/dia para homens.
- Atividade física: 30 minutos/dia de atividade física moderada, de forma contínua ou acumulada, em 5-7 dias na semana.

Tratamento medicamentoso

Quando iniciar?

- Hipertensos estágios 2 e 3 (ou seja, quando PA ≥ 160/100 mmHg).
- Hipertensos estágio 1 com alto risco cardiovascular.
- Hipertensos estágio 1 com risco moderado sem resposta a terapia não farmacológica por 3 meses.
- Hipertensos estágio 1 com risco baixo sem resposta a terapia não farmacológica por 6 meses.
- Pacientes muito idosos (≥ 80 anos) devem ser tratados quando PAS ≥ 160 mmHg.

Como iniciar o tratamento?

- Estágio 1 com risco cardiovascular baixo ou moderado: monoterapia.
  - Pode-se escolher qualquer medicação de primeira linha (ver a seguir), considerando efeitos colaterais, posologia e comorbidades do paciente.

  - O betabloqueador pode ser considerado como opção inicial em pacientes com arritmias supraventriculares, enxaqueca, IC e coronariopatia (nos dois últimos casos, em associação com outras medicações).
- Estágio 1 com risco cardiovascular alto ou estágios 2 e 3: terapia dupla.
  - Evitar anti-hipertensivos com o mesmo mecanismo de ação, embora possa ser realizada associação de diuréticos tiazídicos com poupadores de potássio.
  - A associação de iECA com BRA não é recomendada.
  - O uso de betabloqueadores associado a diuréticos deve ser feito com cautela em pacientes com alteração do metabolismo glicídico.
  - Caso não seja atingida a meta pressórica, pode-se aumentar as doses até a dose máxima tolerada ou introduzir novas medicações. Caso já não faça parte do esquema terapêutico, o diurético deve ser a 3ª medicação a ser introduzida.

Qual medicação escolher?

- Medicações de primeira linha:
  - Diuréticos não poupadores de potássio: preferir diuréticos tiazídicos (clortalidona, hidroclorotiazida ou indapamida), reservando diuréticos de alça (furosemida e bumetanida) em casos de ClCr < 30 mL/min ou situações de edema.
  - Inibidores da enzima conversora da angiotensina (iECA): juntamente com os BRA, são as medicações de escolha em casos de nefropatia diabética, doença arterial coronariana e insuficiência cardíaca.
  - Bloqueadores dos receptores AT1 da angiotensina II (BRA).
  - Bloqueadores dos canais de cálcio (BCC): podem ser diidropiridínicos (como anlodipino, nimodipino e nifedipino) ou não diidropiridínicos (como verapamil e diltiazem).
- Outras medicações:
  - Diuréticos poupadores de potássio (p. ex., espironolactona): geralmente são utilizados em combinação com outros diuréticos, e não como monoterapia.
  - Betabloqueadores: propranolol é especialmente útil em pacientes com tremor essencial, síndromes hipercinéticas, cefaleia de origem vascular e hipertensão portal.
  - Alfa-agonistas de ação central (p. ex., metildopa e clonidina): a clonidina é útil em casos de síndrome de pernas inquietas, retirada de opioides,

flushes da menopausa, diarreia associada a neuropatia diabética e hiperatividade simpática em pacientes com cirrose alcoólica.

- Alfabloqueadores (p. ex., doxazosina e a prazosina): úteis em pacientes com hiperplasia prostática benigna, além de não terem efeitos negativos no metabolismo lipídico e glicídico.
- Vasodilatadores diretos (p. ex., hidralazina e minoxidil).
- Inibidores diretos da renina (p. ex., alisquireno).

- Efeitos colaterais mais importantes:
  - Diuréticos não poupadores de potássio:
    - Fraqueza, câimbras, hipovolemia, disfunção erétil, hipomagnesemia, hipocalemia, intolerância a glicose e aumento de ácido úrico.
  - Alfa agonistas de ação central:
    - Sonolência, sedação, boca seca, fadiga, hipotensão postural e disfunção erétil.
    - Metildopa: reações autoimunes, anemia hemolítica, galactorreia e disfunção hepática.
    - Clonidina: efeito rebote após descontinuação.
  - Betabloqueadores:
    - Broncoespasmo, bradicardia, distúrbios da condução atrioventricular, vasoconstrição periférica, insônia, pesadelos, depressão psíquica, astenia, disfunção sexual, intolerância a glicose, hipertrigliceridemia, elevação do LDL colesterol e redução do HDL colesterol.
  - Alfabloqueadores:
    - Hipotensão sintomática, tolerância com necessidade de aumento da dose e incontinência urinária em mulheres.
  - Vasodilatadores diretos:
    - Hidralazina: cefaleia, flushing, taquicardia reflexa, reação Lupus-*like*, anorexia, náusea, vômito e diarreia.
    - Minoxidil: hirsutismo e taquicardia reflexa.
  - Bloqueadores de canais de cálcio:
    - Edema maleolar, cefaleia latejante, tontura e rubor facial. Os não diidropiridínicos podem agravar a insuficiência cardíaca e causar bradicardia e bloqueios atrioventriculares.
  - Inibidores da enzima conversora da angiotensina:
    - Tosse seca, edema angioneurótico, erupção cutânea, elevação da ureia e creatinina após introdução, hipercalemia.

- Bloqueadores dos receptores AT1 da angiotensina II:
  - Exantema, elevação da ureia e creatinina após introdução, hipercalemia.
- Inibidores diretos da renina:
  - Rash cutâneo, diarreia, aumento de CPK e tosse.

HIPERTENSÃO RESISTENTE

- PA não controlada apesar do uso de três ou mais anti-hipertensivos em doses adequadas, incluindo-se preferencialmente um diurético, ou em uso de quatro ou mais medicamentos com controle pressórico.
- Conduta:
  - Avaliar pseudorresistência: excluir má técnica de medicação da PA, má adesão e/ou esquema terapêutico inapropriado.
  - Avaliar causas secundárias: as mais prevalentes são síndrome da apneia obstrutiva do sono (SAHOS), hiperaldosteronismo e estenose de artéria renal. Outras causas secundárias devem ser investigadas se quadro clínico sugestivo.
  - Otimizar tratamento não medicamentoso e medicamentoso.

PRESCRIÇÃO NA PRÁTICA

Exemplo de prescrição (cada caso deve ser avaliado individualmente e a decisão deve ser tomada pelo médico responsável pelo caso).

- Dieta hipossódica.
- Enalapril: 10 mg, VO, a cada 12 h.
- Clortalidona: 25 mg, VO, 1 x/dia.
- Anlodipino: 10 mg, VO, 1 x/dia.
- Enoxaparina sódica: 40 mg, SC, 1 x/dia.

CRITÉRIOS DE ENCAMINHAMENTO AO ESPECIALISTA

- Suspeita de hipertensão secundária.
- Hipertensão resistente.
- Grande labilidade pressórica ou intolerância a várias classes de medicações.

REFERÊNCIAS

1. Malachias MVB, Souza WKSB, Plavnik FL, Rodrigues CIS, Brandão AA, Neves MFT, et al. 7ª Diretriz Brasileira de Hipertensão Arterial. Arq Bras Cardiol. 2016;107(3Supl.3): 1-83.
2. Williams B, Mancia G, Spiering W, Agabiti E, Rosei EA, Azizi M, et al. 2018 ESC/ESH Guidelines for the management of arterial hypertension: The Task Force for the management of arterial hypertension of the European Society of Cardiology (ESC) and the European Society of Hypertension (ESH). Eur Heart J. 2018;39(33):3021-104.

4

Insuficiência cardíaca aguda/descompensada: diagnóstico e tratamento

Ranna Santos Pessoa

Brenno Rizerio Gomes

DEFINIÇÃO

- Insuficiência cardíaca (IC) de instalação aguda ou descompensação de quadro de insuficiência cardíaca crônica.

APRESENTAÇÃO CLÍNICA

- Paciente com história prévia de IC com sinais e sintomas de congestão e/ou baixo débito:

QUADRO 1 Apresentação clínica.

Congestão pulmonar ou sistêmica	▪ Dispneia progressiva aos esforços ▪ Dispneia paroxística noturna ▪ Ortopneia ▪ Taquipneia ▪ Esforço respiratório ▪ Edema agudo de pulmão ▪ Turgência jugular a 45° ▪ Refluxo hepatojugular ▪ B3 ▪ Estertores pulmonares crepitantes ▪ Edema de membros inferiores ▪ Ascite

(continua)

QUADRO 1 Apresentação clínica. (*continuação*)

Baixo débito	▪ Pressão arterial sistólica < 90 mmHg ou < 110 mmHg se previamente hipertenso ▪ Fadiga ▪ Extremidades frias com perfusão reduzida ▪ Sudorese fria ▪ Pressão arterial com largura de pulso < 25% [100 x (PAS – PAD) / PAS] ▪ Desorientação ▪ Acidose metabólica e lactato elevado ▪ Náusea ou vômito ▪ Oligúria

PAS: pressão arterial sistólica; PAD: pressão arterial diastólica.

DIAGNÓSTICO

QUADRO 2 Critérios diagnósticos de insuficiência cardíaca.

Critérios de Framingham	
Critérios maiores	**Critérios menores**
▪ Dispneia paroxística noturna ▪ Turgência jugular a 45° ▪ Refluxo hepatojugular ▪ Estertores pulmonares crepitantes ▪ Cardiomegalia na radiografia de tórax ▪ Edema pulmonar agudo ▪ B3 ou ritmo de galope	▪ Edema de tornozelo bilateral ▪ Tosse noturna ▪ Dispneia aos mínimos esforços ▪ Derrame pleural ▪ Taquicardia

- Para o diagnóstico: 2 critérios maiores ou 1 maior e 2 menores.

QUADRO 3 Como identificar causa de descompensação e tratar.

Não adesão ao tratamento (medicações e restrição hidrossalina)	Estresse emocional (ansiedade/depressão) ou estresse físico	Arritmias (taquiarritmias ou bradiarritmias)
Miocardite	Endocardite	Infecção
Infarto agudo do miocárdio	Embolia pulmonar	Acidente vascular encefálico
Insuficiência renal aguda ou crônica agudizada	Hipertensão ou diabetes não controladas	Asma ou DPOC não controladas
Abuso de álcool e drogas	Uso de drogas retentoras de sal (AINE e corticosteroides)	Início recente de drogas inotrópicas negativas como bloqueadores de canais de cálcio ou betabloqueadores
Anemia	Doença tireoidiana	Desnutrição
Quimioterápicos cardiotóxicos	Dissecção de aorta	Insuficiência mitral ou aórtica agudizadas
Evolução da doença de base	Cirurgias ou complicações perioperatórias	Parto e anormalidades periparto

QUADRO 4 Como definir perfil clínico-hemodinâmico.

Perfil clínico-hemodinâmico (ver características no Quadro 1)		Congestão? Não	Congestão? Sim
Baixo débito?	Não	Quente e seco (Perfil A)	Quente e congesto (Perfil B)
	Sim	Frio e seco (Perfil L)	Frio e congesto (Perfil C)

- Exames relevantes: para diagnóstico de IC descompensada, ajudar na definição do perfil hemodinâmico e identificação da causa de descompensação:

QUADRO 5 Exames complementares.

Exames	Função
BNP ou NT-proBNP	Ajuda a diferenciar de causas não cardíacas para dispneia: ▪ Afasta IC aguda: BNP < 100 pg/mL ou NT-proBNP < 300 pg/mL ▪ Prosseguir investigação: BNP 100-500 pg/mL ou NT-proBNP 300-900 pg/mL ▪ Confirma IC aguda: BNP > 500 pg/mL ou NT-proBNP > 900 pg/mL Atenção: nos pacientes em uso de sacubitril-valsartana utilizar o NT-proBNP
Eletrocardiograma	Auxilia na definição da etiologia da IC ou causa da descompensação (isquemia, arritmias, distúrbios eletrolíticos). Raramente é normal pela doença de base
Radiografia de tórax	Avaliação da área cardíaca, congestão pulmonar, derrame pleural e diagnóstico diferencial com causas pulmonares ou torácicas de dispneia Atenção: campos pulmonares limpos não afastam congestão, principalmente na IC crônica
Gasometria venosa central e lactato	Avaliação micro-hemodinâmica da perfusão
Ultrassonografia de tórax	Avaliação de congestão, consolidação, resposta ao tratamento
Ecocardiograma	Realizar nas primeiras 48 horas. Definir etiologia da IC, grau de disfunção, congestão e descartar causas mecânicas Atenção: realizar o ecocardiograma de forma imediata diante da instabilidade hemodinâmica, insuficiência cardíaca nova ou suspeita de alteração estrutural ameaçadora à vida (complicações mecânicas de infarto, disfunção valvar ou dissecção de aorta)

QUADRO 6 Outros exames relevantes.

Hemograma completo	Função renal: ureia e creatinina	Eletrólitos: sódio, potássio, cálcio, magnésio
Proteínas totais e frações, ALT, AST, bilirrubinas, coagulograma	TSH se > 60 anos, uso de amiodarona ou doença tireoidiana confirmada ou suspeita	Glicemia

(continua)

QUADRO 6 Outros exames relevantes. (*continuação*)

Hemograma completo	Função renal: ureia e creatinina	Eletrólitos: sódio, potássio, cálcio, magnésio
Proteína C-reativa	Procalcitonina: pode ser considerada em pacientes com suspeita de infecção	Troponina: se suspeita de infarto agudo do miocárdio, miocardite ou Takotsubo

ALT: alanina aminotransferases; AST: aspartato aminotransferase.

- Atenção: avaliação hemodinâmica invasiva não deve ser feita de rotina, apenas em casos selecionados de pacientes instáveis com causa desconhecida para a deterioração hemodinâmica.

TRATAMENTO

- Identificar e tratar condição clínica de risco imediato na vida em até 30 minutos (ver Figura 1): monitorização contínua com oximetria de pulso, pressão arterial, cardioscopia e débito urinário.
- Suporte respiratório:
  - Oxigênio suplementar através de cateter nasal ou máscara para manter saturação de oxigênio (SpO_2) > 90%.
  - Ventilação não invasiva (VNI): CPAP ou BiPAP se SpO_2 < 90% com esforço respiratório refratário a oxigenoterapia ou edema agudo de pulmão. Na ausência de melhora, buscar causas – infecção respiratória, TEP ou broncoespasmo.
  - Intubação orotraqueal: para pacientes sintomáticos, com hipoxemia (PaO_2 < 60 mmHg), hipercapnia ($PaCO_2$ > 50 mmHg) ou acidose (pH < 7,35) mesmo com VNI, na insuficiência respiratória com choque cardiogênico, alteração do nível de consciência ou contraindicação a VNI.
- Diagnóstico etiológico de IC aguda: buscar outras causas de descompensação.
- Perfil de risco prognóstico intra-hospitalar:
  - Critérios para internação em UTI: paciente com dispneia persistente com necessidade de intubação, instabilidade hemodinâmica ou arritmias recorrentes.

Tratamento medicamentoso venoso

TABELA 1 Tratamento medicamentoso.

Categoria	Droga	Indicação	Apresentação	Diluição	Dose	Observação
Diurético	Furosemida	Congestão	Amp: 20 mg em 2 mL	Não diluir	20-40 mg em *bolus* ou dose equivalente ao uso prévio Intervalo 4/4 h até 240 mg	Alvo: débito urinário 1 L/6 h ou 1,5-2,5 mL/kg/h; ausência de ortopneia e esforço respiratório em 24 h; ausência de dispneia aos mínimos esforços em 72 h; SpO_2 > 90% em ar ambiente Monitorizar débito urinário, função renal, eletrólitos e peso diariamente
Vasodilatadores	Nitroglicerina	Perfil quente e congesto sem hipotensão arterial ou choque, hipovolemia ou infecção	Amp: 5 mg/mL com 5 ou 10 mL	50 mg em 250 mL de SG 5%	10-200 mcg/min	Monitorizar sintomas e pressão arterial Preferível em pacientes com doença arterial coronariana Realizar desmame com nitratos orais
	Nitroprusseto de sódio		Amp: 50 mg em 2 mL	1 amp em 248 mL de SG 5%	0,3-5 mcg/kg/min	Monitorizar sintomas e pressão arterial Realizar desmame com hidralazina + nitrato ou iECA Risco de intoxicação por cianeto

(continua)

TABELA 1 Tratamento medicamentoso. (*continuação*)

Categoria	Droga	Indicação	Apresentação	Diluição	Dose	Observação
Inotrópicos	Dobutamina	Hipotensão arterial sintomática, baixo débito cardíaco com disfunção orgânica ou choque cardiogênico Monitorizar ECG e PA (considerar PAI) pelo risco de arritmia e isquemia miocárdica	Amp: 250 mg em 20 mL	4 amp em 170 mL de SF 0,9%	2,5-20 mcg/kg/min	De escolha para hipotensão e baixo débito
	Milrinona		Amp: 10 mg em 10 mL	20 mL em 80 mL de SG 5%	0,375- 0,75 mcg/kg/min ou 0,375-0,5 mcg/kg/min se disfunção renal	Para pacientes sem hipotensão e com sinais de baixo débito, sem choque cardiogênico, em uso de betabloqueador Evitar em pacientes isquêmicos
	Levosimendana		Amp: 12,5 mg em 5 mL	2 amp em 500 mL de SG 5%	0,05-0,2 mcg/kg/min	Pode ser usado para desmame de dobutamina Infusão única ao longo de 24-48 horas com ação de até 2 semanas Para pacientes sem hipotensão e com sinais de baixo débito, sem choque cardiogênico, em uso de betabloqueador
Vasoconstritor	Noradrenalina	Hipotensão grave ou choque cardiogênico, ou inflamação sistêmica importante	Amp: 4 mg em 4 mL	4 amp em 234 mL de SG 5%	0,1-2 mcg/kg/min	

Amp: ampola; iECA: inibidor da enzima conversora de angiotensina; SG 5%: soro glicosado 5%; SF 0,9%: soro fisiológico ou cloreto de sódio a 0,9%; ECG: eletrocardiograma; PA: pressão arterial; PAI: pressão arterial invasiva.

Tratamento medicamentoso oral

- Manter ou iniciar medicações orais se houver estabilidade hemodinâmica.
- No perfil quente e congesto, pode-se apenas otimizar medicações de uso prévio e associar furosemida intravenosa.

QUADRO 7 Orientação para o tratamento medicamentoso oral.

Medicações orais	Indicações
Betabloqueadores	Manter: ausência de hipotensão sintomática ou baixo débito
	Reduzir a dose em 50% se hipotensão arterial sem baixo débito
	Suspender se choque cardiogênico ou séptico, estenose aórtica crítica, asma brônquica descompensada ou bloqueio atrioventricular avançado
iECA ou BRA	Iniciar ou manter na ausência de hipotensão sintomática ou contraindicações
Espironolactona	ICFER < 35%, após uso de diurético endovenoso, na ausência de contraindicação
Digitálicos	Para controle de frequência cardíaca, na disfunção sistólica em portadores de FAARV
Amiodarona	Para FAARV refratária apesar de betabloqueador e digitálico

iECA: inibidor da enzima conversora de angiotensina; ICFER: insuficiência cardíaca com fração de ejeção reduzida; FAARV: fibrilação atrial de alta resposta ventricular.

QUADRO 8 Resistência a ação diurética.

Fatores que determinam resistência a ação diurética e como corrigir	
Hiponatremia, hipovolemia relativa	Solução hipertônica
Hipotensão arterial	Suspensão de vasodilatadores e betabloqueadores Uso de inotrópicos
Hipoalbuminemia	Reposição de albumina
Uso crônico de furosemida	Associação de diuréticos tiazídicos e espironolactona
Baixo débito	Uso de inotrópicos e/ou vasodilatadores
Insuficiência renal	Altas doses de diuréticos Ultrafiltração/hemodiálise

Profilaxias

Anticoagulação

- Manter anticoagulação plena se FA, trombo intracavitário, prótese valvar mecânica, miocardiopatia periparto ou não compactada com disfunção ventricular importante e miocardiopatia chagásica com aneurisma apical:
  - Dose: heparina não fracionada (HNF), EV, em bomba de infusão contínua com controle periódico de TTPA ou enoxaparina 1 mg/kg/dose, SC, a cada 12 horas.
  - Se disfunção renal com clearance de creatinina < 30 mL/min, optar por HNF em infusão contínua ou realizar enoxaparina com controle de anti-Xa.
- Profilática: na ausência de indicação para anticoagulação plena:
  - Dose: HNF 5000 UI, SC, a cada 12 ou 8 horas ou enoxaparina sódica 40 mg, SC, uma vez ao dia.

Critérios de encaminhamento ao especialista

- Em caso de choque cardiogênico refratário, avaliar assistência circulatória mecânica ou transplante cardíaco com a equipe especialista.

Critérios e orientações para alta hospitalar

- Resolução do fator precipitante.
- Ajuste da volemia.
- Estabilidade clínica e hemodinâmica por pelo menos 48 horas.
- Medicação via oral por pelo menos 24 horas (incluindo medicações modificadoras de doença).
- Avaliação das comorbidades.
- Estabilização da função renal.
- Fornecer orientações dietéticas e de restrição hidrossalina, cessação de tabagismo e vacinação para influenza e pneumococo.
- Retorno ambulatorial precoce em 7 a 14 dias.
- Encaminhamento para reabilitação cardíaca quando disponível.

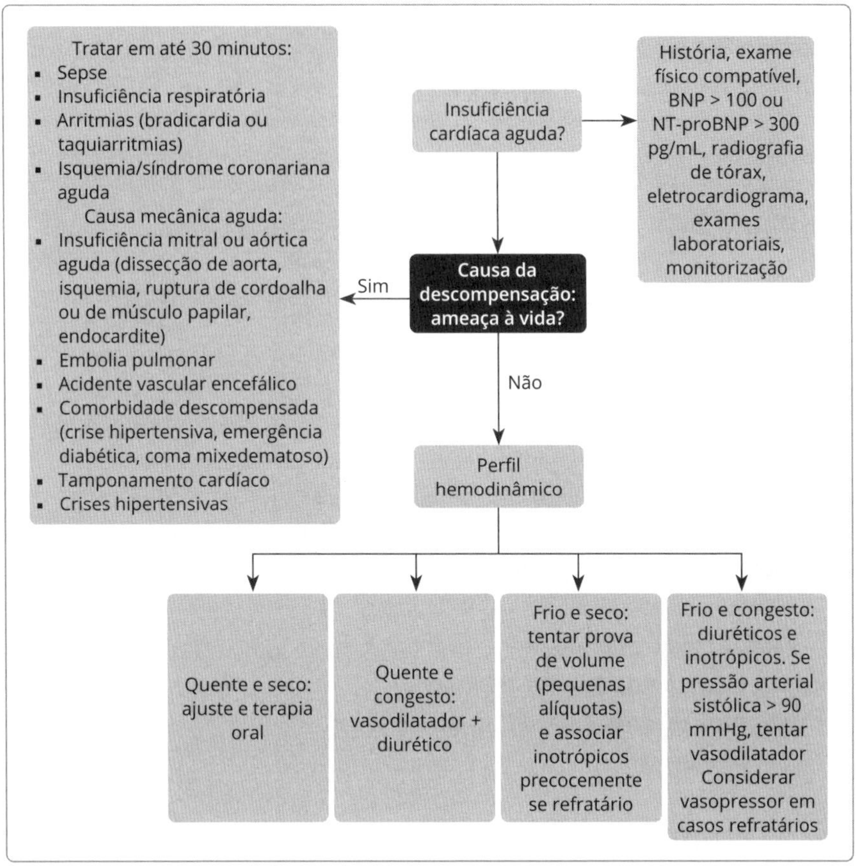

FIGURA 1
Algoritmo para o tratamento.

PRESCRIÇÃO NA PRÁTICA

Exemplo de prescrição (cada caso deve ser avaliado individualmente e a decisão deve ser tomada pelo médico responsável pelo caso).

- Paciente com IC crônica internado por descompensação perfil quente e congesto (perfil B).
- Dieta geral oral hipossódica com restrição hídrica de 1.200 mL.
- Furosemida 40 mg, EV, a cada 8 horas.
- Enalapril 10 mg, VO, a cada 12 horas.
- Carvedilol 25 mg, VO, a cada 12 horas.
  - Não introduzir o betabloqueador em pacientes descompensados. Para aqueles que já fazem uso, considerar manter a dose na ausência de hipotensão ou sinais de baixo débito cardíaco.
- Espironolactona 25 mg, VO, 1 x/dia.
  - Enoxaparina sódica 40 mg, SC, 1 x/dia.
  - Controle de peso diário.
  - Controle de diurese e balanço hídrico.
  - Glicemia capilar uma vez ao dia em jejum.
  - Deambulação.

REFERÊNCIAS

1. Ponikowski P, Voors AA, Anker SD, Bueno H, Cleland JGF, Coats AJS, et al. 2016 ESC Guidelines for the diagnosis and treatment of acute and chronic heart failure. Eur Heart J. 2016;37:2129-200.
2. Rohde LEP, Montera MW, Bocchi EA, Clausell NO, Albuquerque DC de, Rassi S, et al. Diretriz Brasileira de Insuficiência Cardíaca Crônica e Aguda. Arq Bras Cardiol. 2018;111(3):436-539.
3. Yancy CW, Jessup M, Bozkurt B, Butler J, Casey DE Jr, Drazner MH, et al. 2013 ACCF/AHA Guideline for the Management of Heart Failure: Executive Summary. J Am Coll Cardiol. 2013;62:1495-539.

D&T InforMed

SEÇÃO II

CLÍNICA MÉDICA

5

Controle glicêmico hospitalar e hiperglicemia hospitalar: monitorização e tratamento

Marcos Tadashi Kakitani Toyoshima

DEFINIÇÃO

- Hiperglicemia hospitalar: qualquer valor de glicemia acima de 140 mg/dL em ambiente hospitalar.

SINAIS E SINTOMAS DE HIPERGLICEMIA

- Assintomático (maioria dos pacientes).
- Perda de peso.
- Polidipsia (aumento da sede).
- Poliúria.
- Noctúria.
- Polifagia.
- Desidratação.
- Visão embaçada.
- Hálito cetônico.
- Taquipneia.
- Fraqueza.
- Dor abdominal.
- Perda de apetite.
- Fadiga.
- Sonolência.

- Convulsão.
- Coma.

FATORES DE RISCO PARA HIPERGLICEMIA HOSPITALAR

- Diabete melito (DM) prévio.
- Pré-diabete.
- Piora do estado clínico.
- Uso de corticosteroides em doses altas.
- Pancreatite.
- Insuficiência hepática.
- Infusão parenteral de glicose.
- Nutrição enteral.
- Nutrição parenteral.
- Uso de drogas vasoativas.

PILARES DO MANEJO DO CONTROLE GLICÊMICO HOSPITALAR

- Monitorização glicêmica de todos os pacientes, independentemente de os pacientes terem ou não histórico de DM.
- Detecção de hiperglicemia hospitalar em pacientes com ou sem DM.
- Solicitação de hemoglobina glicada (HbA1c) na admissão, caso não tenha nos últimos 3 meses, para todos os pacientes que desenvolverem hiperglicemia hospitalar.
- Tratamento da hiperglicemia hospitalar.
- Protocolo de hipoglicemia hospitalar.
- Educação em diabete.
- Plano de alta.

MONITORIZAÇÃO GLICÊMICA HOSPITALAR

- Glicemia capilar antes das refeições para pacientes que estão em dieta oral.

- Glicemia capilar a cada 4, 6 ou 8 horas para pacientes que estão em jejum, dieta enteral ou dieta parenteral.
- Duração da monitorização:
  - Pacientes com DM conhecido: durante toda a internação hospitalar.
  - Pacientes sem DM e com hiperglicemia persistente: durante toda a internação hospitalar.
  - Pacientes sem DM e com fatores de risco para hiperglicemia hospitalar: monitorar por pelo menos 24-48h. Manter monitorização, caso haja hiperglicemia persistente.

TRATAMENTO DA HIPERGLICEMIA HOSPITALAR

- Tratamento recomendado: insulinoterapia.
- Recomenda-se suspender medicamentos de uso ambulatorial para o DM, incluindo antidiabéticos orais, exceto insulinoterapia. Exceções: internações de curta duração, pacientes em programação de alta hospitalar.
- Quando iniciar insulinoterapia?
  - Hiperglicemia persistente maior que 180 mg/dL.
- Alvos de tratamento:
  - Recomendação de 140-180 mg/dL para a maioria dos pacientes. Alvos mais agressivos (110-140 mg/dL) podem ser adequados, se não houver hipoglicemia frequente.
  - Evitar episódios de hipoglicemias.
- Esquema de insulinoterapia recomendado:
  - Esquema basal-*bolus* ou basal *plus* de insulinoterapia.
- Esquema de insulinoterapia não recomendado:
  - Esquema de escalonamento de doses de insulina, também conhecido pelo termo em inglês *sliding scale insulin* (insulina rápida ou ultrarrápida, conforme glicemia capilar de horário).
- Esquema basal-*bolus*:
  - Definição: uso de insulina basal + insulina rápida ou ultrarrápida em *bolus* antes das refeições + correção da hiperglicemia com insulina rápida ou ultrarrápida.
  - Prescrição inicial recomendada:
    - Insulina basal 0,2 UI/kg/dia (NPH ou glargina, detemir), correspondendo a 50% da dose total diária de insulina.

  - Insulina rápida (regular ou R) ou ultrarrápida (asparte, lispro ou glulisina) em *bolus* prandial 0,2 UI/kg/dia, correspondendo aos outros 50% da dose total diária de insulina.
  - Insulina rápida ou ultrarrápida de correção (suplementar), caso ocorram hiperglicemias antes das refeições (ver Tabela 1).
- As doses totais calculadas de insulina basal e *bolus* prandial devem ser divididas pelo número de aplicações necessárias, respeitando o tempo de ação das insulinas (Figura 1).
- Caso o paciente que esteja em esquema basal-*bolus* de insulina venha a ficar em jejum, deve-se modificar o esquema de insulina para basal *plus* até que alimentação por boca seja reiniciada.

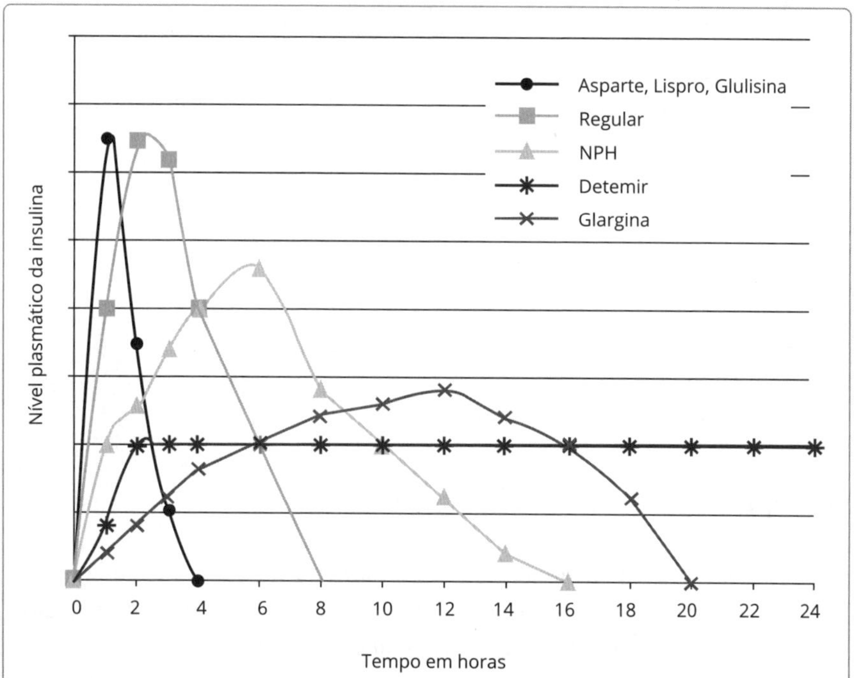

FIGURA 1

Perfil de ação das diferentes insulinas e análogos de insulina: início, pico e duração de ação.

Fonte: adaptada de Horton HB et al., 2016.

- Esquema basal *plus*:
  - Definição: insulina basal + correção da hiperglicemia com insulina rápida ou ultrarrápida.
  - Prescrição inicial recomendada:
    - Insulina basal (NPH ou glargina, detemir) 0,2 UI/kg/dia.
    - Insulina rápida ou ultrarrápida de correção (suplementar), caso ocorram hiperglicemias antes das refeições, de acordo com a glicemia capilar (Tabela 1).

TABELA 1 Suplementação de insulina, de acordo com a glicemia capilar e o grau de resistência insulínica.

Glicemia capilar (mg/dL)	Dose de insulina em paciente mais sensível à insulina (unidades)	Dose de insulina em paciente com sensibilidade usual à insulina (unidades)	Dose de insulina em paciente mais resistente à insulina (unidades)
100-140	Sem necessidade de suplementação	Sem necessidade de suplementação	Sem necessidade de suplementação
141-180	2	4	6
181-220	4	6	8
221-260	6	8	10
261-300	8	10	12
301-350	10	12	14
351-400	12	14	16
> 400	14	16	18

Fonte: adaptada de Umpierrez GE et al., 2012.

Acompanhamento dos pacientes

- Ajuste de doses de insulina: a cada 24-48h. Se a média de glicemia estiver acima do alvo, aumentar de 10-20% a dose total diária de insulina. Caso esteja abaixo do alvo, reduzir a dose total diária de insulina.
- Considerar acionamento de equipe especializada em controle glicêmico (p. ex., médicos endocrinologistas, diabetologistas ou hospitalistas) caso haja grande variabilidade glicêmica (episódios de hiper e hipoglicemias) ou dificuldade para atingir o controle glicêmico adequado.

PRESCRIÇÃO NA PRÁTICA

Exemplo de prescrição (cada caso deve ser avaliado individualmente e a decisão deve ser tomada pelo médico responsável pelo caso).

- Glicemia capilar antes do café da manhã, antes do almoço e antes do jantar, se estiver se alimentando. Glicemia capilar 4/4h, 6/6h ou 8/8h, caso esteja em jejum.
- Insulina NPH 2 a 3 x/dia, glargina 1 x/dia ou detemir 2 x/dia (dose inicial: 0,2 UI/kg/dia).
- Insulina regular, lispro, asparte ou glulisina 3 x/dia (dose inicial: 0,2 UI/kg/dia), se estiver se alimentando.
- Suplementação de insulina regular, lispro, asparte ou glulisina 3 x/dia. Caso esteja em esquema basal-*bolus*: adicionar a dose de insulina ao item 3.
- Protocolo de hipoglicemia hospitalar (glicemia capilar menor que 70 mg/dL).

IMPORTANTE: GLICEMIA E SEGURANÇA DO PACIENTE

- Dados da Sociedade Brasileira de Diabetes (SBD) mostram que a prevalência de diabete em pacientes internados varia de 15-35%, afetando 25% dos internados por cardiopatias, 30% dos portadores de infecções e até 50% dos idosos com demência e em nutrição enteral.
- A omissão ou excesso de doses de insulina chegam a afetar 1/3 dos hospitalizados, podendo desencadear situações de descompensações diabéticas (hiperglicemia) ou a hipoglicemia grave.
- Insulinoterapia subcutânea deve ser o método de escolha, deixando o uso endovenoso apenas quando o paciente estiver em uma UTI ou instável hemodinamicamente.
- Antidiabéticos orais costumam ser ineficazes para o controle glicêmico intra-hospitalar, sendo muito úteis no preparo para alta.
- Hiperglicemia em pessoas hospitalizadas com ou sem diagnóstico prévio de diabete se associa com desfechos adversos e prolongamento da internação.

- Muitos pacientes internados requererão esquema basal-*bolus* para mimetizar a fisiologia pancreática. Para os que nunca fizeram uso, calcule a dose total diária de insulina. É bem mais seguro.
- O alvo glicêmico varia de acordo com os diferentes pacientes! Os muito críticos e os estáveis requerem abordagens diversificadas.
- Individualize o tratamento: não siga protocolos sem cuidadosa análise de cada caso.
- O controle glicêmico deve variar conforme o tipo de dieta. Veja o item Prescrição na prática.
- Cuidado com hipoglicemia. Previna-a!
- Analise e monte uma estratégia com base na evidência para usuários domiciliares de bomba de infusão de insulina, dieta enteral ou glicocorticoides.
- Atenção redobrada para persistência de hiperglicemia.
- Atenção na transição do cuidado.
- Prepare o paciente e a família.
- Lembre-se da equipe interprofissional. Interaja!
- As redes sociais estão ganhando espaço a fim de incentivar o cuidado e a atenção com os índices de glicemia.

REFERÊNCIAS

1. American Diabetes Association. Diabetes Care in the Hospital: Standards of Medical Care in Diabete: 2020. Diabete Care 2020; 43(Suppl. 1): S193-S202.
2. Horton HB; Subauste JS. Top 10 facts to know about inpatient glycemic control. The American Journal of Medicine. 2016;129(2):139-42.
3. Inzuchi SE. Management of hyperglycemia in the hospital setting. N Engl J Med 2006;355:1903-11.
4. Sociedade Brasileira de Diabetes. Diretrizes da Sociedade Brasileira de Diabetes 2019-2020.
5. Sociedade Brasileira de Diabetes. Controle da glicemia no paciente hospitalizado.
6. Toyoshima MT, de Souza AB, Admoni SN, Cukier P, Lottenberg SA, Latronico AC, et al. New digital tool to facilitate subcutaneous insulin therapy orders: an inpatient insulin dose calculator. Diabetol Metab Syndr. 2015;21(7):114.
7. Toyoshima MT, de Souza AB, Nery M. Aplicativo InsulinAPP [Internet]. [cited 2020 Feb 14].
8. Umpierrez GE, Hellman R, Korytkowski MT, Kosiborod M, Maynard GA, Montori VM, et al.; Endocrine Society. Management of hyperglycemia in hospitalized patients in non-critical care setting: an endocrine society clinical practice guideline. J Clin Endocrinol Metab. 2012;97(1):16-38.

9. Umpierrez GE, Smiley D, Hermayer K, Khan A, Olson DE, Newton C, et al. Randomized study comparing a basal-bolus with a basal plus correction insulin regimen for the hospital management of medical and surgical patients with type 2 diabetes: basal plus trial. Diabetes Care. 2013;36(8):2169-74.

6

Distúrbio acidobásico: diagnóstico e tratamento

Aline Alves de Deus

DEFINIÇÃO

- Desequilíbrio no controle da regulação acidobásica corporal, geralmente controlada por meio dos sistemas tampão, respiratório e renal.
- A avaliação do distúrbio acidobásico pode ser feita a partir de três abordagens: avaliação fisiológica (mais usada na prática e por isso a destacada nesta revisão), abordagem de excesso de base (a seguir o conceito de excesso de base – utilizada como substituto do bicarbonato) e físico-química (necessita de cálculos complexos, aplicabilidade baixa para uso rotineiro).
- Ácido: molécula capaz de doar hidrogênio.
- Base: molécula capaz de receber hidrogênio.

IMPORTÂNCIA

- A regulação do equilíbrio acidobásico é fundamental para manutenção da vida, pois a desregulação dos íons de hidrogênio interfere nas funções de proteínas e membranas celulares corporais.

EQUAÇÃO DE HENDERSON-HASSELBALCH

- A representação dos níveis de hidrogênio (H+) no plasma se faz pelo pH (logaritmo negativo da concentração).
- pH = pK + log10 (bicarbonato [HCO_3−] ÷ [0,03 × pressão parcial de dióxido de carbono ($PaCO_2$)])
  - pk: constante de dissociação do ácido.
- Valores de referência (amostra de sangue arterial):
  - pH: 7,35-7,45.
  - $PaCO_2$: 35-45 mmHg.
  - [HCO_3-]: 21-27 mmol/L.
- Excesso de base ou *base excess* (BE): pode ser utilizado para avaliação do componente metabólico, em vez do bicarbonato no distúrbio acidobásico. Conceito: representa a quantidade de ácido ou base que deve ser adicionada a 1 L de sangue exposto *in vitro* sob uma $PaCO_2$ de 40 mmHg para atingir o pH normal médio de 7,40.
- É necessário ácido quando o pH do sangue for superior a 7,40 (BE positivo ou excesso de base), ao passo que álcali é necessário quando o pH do sangue for inferior a 7,40 (BE negativo ou déficit de base). Em circunstâncias normais, o BE médio no sangue é zero.

TERMOS IMPORTANTES

- Acidemia: pH corporal < 7,35 (ácido).
- Alcalemia: pH corporal > 7,45 (alcalino).
- Acidose: processo em que a concentração de H+ é aumentada.
- Alcalose: processo em que a concentração de H+ é reduzida.

CLASSIFICAÇÃO DOS DISTÚRBIOS PRIMÁRIOS

- O distúrbio primário (desencadeador) pode ter origem respiratória ($PaCO_2$) ou metabólica (HCO_3):
  - Acidose respiratória: retenção ou aumento de CO_2.
  - Acidose metabólica: consumo de HCO_3 ou aumento da produção de ácidos ou retenção de H+.

- Alcalose metabólica: perda de H+, aumento de HCO_3.
- Alcalose respiratória: redução ou diminuição de CO_2.

RESPOSTA SECUNDÁRIA

- Quando ocorre o distúrbio primário, é esperado que o organismo gere uma resposta compensatória secundária, que pode ser respiratória (mais rápida, desenvolve-se em horas) ou renal (mais tardia, ocorrendo em 2 a 5 dias).
  - Acidose respiratória: busca da compensação pela alcalose metabólica.
  - Acidose metabólica: compensação pela alcalose respiratória.
  - Alcalose respiratória: compensação pela acidose metabólica.
  - Alcalose metabólica: compensação pela acidose respiratória.
- Distúrbio misto é quando existe mais de um distúrbio acidobásico associado (ocorreu uma resposta secundária diferente da esperada).
- Em geral, os valores de pH apresentam-se próximos do normal.
- Obs.: a resposta secundária pode demorar de horas a dias, dependendo do distúrbio primário.

QUADRO 1 Etiologia do distúrbio acidobásico.

Alcalose metabólica	Perda de íon H+	Gastrointestinal	Vômitos Diarreia – cloridorreia congênita (raros)
		Renal	Excesso de mineralocorticoide primário (hiperaldosteronismo primário, síndrome de Cushing) Síndrome de Liddle Diuréticos tiazídicos Diuréticos de alça Síndrome de Bartter Síndrome de Gitelman
	Hipopotassemia grave causando desvio (*shift*) de H+ do espaço intracelular para o espaço extracelular e excreção de H+ por via renal		Abuso de laxativos Adenoma viloso

(continua)

QUADRO 1 Etiologia do distúrbio acidobásico. (*continuação*)

Alcalose metabólica *(cont.)*	Administração de álcali com disfunção renal associada		Síndrome leite-álcali Ingestão ou infusão de bicarbonato em paciente com disfunção renal ou por erro de prescrição ou infusão
	Alcalose de contração (desidratação)		
Acidose metabólica	*Anion gap* normal (hiperclorêmica)	Perda de bicarbonato ou seus precursores	Diarreia Vômitos com secreção pancreática Síndrome do intestino curto Acidose tubular renal tipo 2 (proximal) Inibidores da anidrase carbônica
		Diminuição da excreção renal de ácidos	Acidose tubular renal tipo 1 (distal) Acidose tubular renal tipo 4 (hipoaldosteronismo) Doença renal crônica com disfunção tubular
	Anion gap aumentado	Aumento da produção de ácidos	Acidose lática Cetoacidose diabética Cetoacidose alcoólica Intoxicação (metanol, etilenoglicol, dietilenoglicol, salicilatos)
		Diminuição da excreção renal de ácidos	Doença renal crônica
	Obs.: pode coexistir acidose metabólica com *anion gap* normal e elevado nas seguintes situações: doença renal crônica (fases iniciais da doença com *anion gap* normal e piora da perda da capacidade de excreção de ácidos evolui para *anion gap* aumentado), cetoacidose diabética		
Alcalose respiratória	Crise de pânico/ansiedade Síndrome de hiperventilação Doenças intracranianas (tumores, acidente vascular encefálico, meningoencefalite)		

(continua)

QUADRO 1 Etiologia do distúrbio acidobásico. (*continuação*)

Alcalose respiratória	Intoxicação por salicilato Febre Pneumotórax Embolia pulmonar Pneumonia Altas altitudes Ventilação mecânica mal ajustada ou intencional Gravidez Hipertireoidismo Anemia grave Doença hepática crônica	
Acidose respiratória	Neuromuscular	Síndrome de Guillain-Barré Miastenia grave Esclerose lateral amiotrófica Deformidade de caixa torácica Distrofias musculares Poliomielite
	Pulmonar	DPOC Barotrauma SARA Fibrose pulmonar
	Vias aéreas	Asma Compressão extrínseca da via aérea Obstrução superior: laringite, presença de corpo estranho
	Depressão do *drive* respiratório	Uso de sedativos (benzodiazepínicos etc.) AVC SAOS Hipoventilação da obesidade Hipotireoidismo
	Outras	Distúrbios eletrolíticos (hipomagnesemia, hipofosfatemia) Alcalose metabólica (até o limite de O_2 compatível com a vida) Uso de bloqueadores neuromusculares Sepse

AVC: acidente vascular cerebral; DPOC: doença pulmonar obstrutiva crônica; SARA: síndrome da angústia respiratória aguda; SAOS: apneia obstrutiva do sono.

DIAGNÓSTICO

Sinais e sintomas

- Alcalose metabólica:
  - Assintomática.
  - Sintomas relacionados à hipovolemia (queda do volume arterial efetivo): hipotensão, fadiga, câimbra, tontura, náuseas, vômitos.
  - Poliúria, polidipsia.
  - Sintomas relacionados à hipopotassemia (fraqueza muscular, arritmias).
  - Agitação, confusão mental.
  - Parestesia, tetania (se distúrbios de cálcio e magnésio associado – tubulopatias ou uso de diuréticos).
  - Sintomas relacionados à hipervolemia (em pacientes com volume arterial efetivo adequado): dispneia, edema, ascite.
- Acidose metabólica:
  - Respiração de Kussmaul.
  - Arritmias.
  - Distensão abdominal.
- Alcalose respiratória:
  - Tontura/vertigem.
  - Dispneia.
  - Síncope, espasmo carpopedal, tetania, confusão mental (casos graves).
  - Convulsão.
  - Arritmia.
  - Parestesias.
  - Câimbras.
- Acidose respiratória:
  - Rebaixamento do nível de consciência.
  - Dispneia.
  - Uso de musculatura acessória.
  - Sonolência.
  - Asteríxis, mioclonias (casos graves).

Exames diagnósticos

- Dosagem sérica:

- Ureia e creatinina: medida de agravo renal.
- Eletrólitos* (cálcio, fósforo, sódio, potássio, cloro): repercussão sistêmica, cálculo de *anion gap* sérico.
- Gasometria arterial*: principal exame para avaliação do distúrbio acidobásico.
- Glicose, dosagem de cetoácidos (corpos cetônicos), TSH, T4 livre, CPK: busca do mecanismo e diagnósticos diferenciais.
- Lactato arterial: repercussão sistêmica (sepse).
- Hemograma: avaliar glóbulos vermelhos (p. ex., policitemia relacionada a distúrbios respiratórios - DPOC).
- Pesquisa de tóxicos (casos selecionados): suspeita de intoxicação exógena.

- Dosagem urinária:
  - Urina I: avaliar pH urinário, presença de corpos cetônicos, glicosúria, leucocitúria, hematúria.
  - Sódio, potássio, cloro, ureia, glicose (coletado em amostra isolada de urina I): avaliar perda renal de ácidos (cálculo do *anion gap* urinário e osmolaridade urinária).
  - Osmolaridade urinária: avaliação da capacidade renal de excreção de ácidos.
- Exames de imagem:
  - Radiografia de tórax: avaliação de distúrbios respiratórios.

*Exames fundamentais para a avaliação inicial.

TRATAMENTO

- Analisar a gasometria arterial e identificar o distúrbio acidobásico primário.
- Avaliar resposta compensatória secundária: ventilatória (aguda ou crônica) ou renal.
- Descartar a presença de distúrbios mistos associados.
- Tratar conforme a etiologia específica.

Tratamento da alcalose metabólica

- Definida como: pH > 7,45 e bicarbonato >26 mEq/L.

- A avaliação deve levar em consideração o *status* volêmico (volume extracelular/pressão arterial efetiva), depleção de cloro e função renal.
- Calcular resposta respiratória esperada ($PaCO_2$ esperado):
  - Avaliar o resultado esperado da pressão parcial de gás carbônico compensatório em distúrbios metabólicos.
    - $PaCO_2 = 0{,}7 \times ([HCO_3]-24) + 40 \pm 2$ mmHg ou $PCO_2 = [HCO_3] + 10$
- Avaliar a perda de ânion (cloro) nos casos que a etiologia da alcalose metabólica não é evidente.
  - Dosar cloro (Cl) urinário (Cloro ur): avalia se o distúrbio pode ser corrigido com reposição do cloro (cloro-responsiva) ou não (cloro não responsiva ou sal-resistente).
- Interpretação:
  - [Cloro ur] < 20 mEq/L: indica que o volume de líquido extracelular ou volume arterial efetivo está reduzido. Em geral quadros de diarreia, vômitos e uso de diuréticos causam depleção do volume extracelular, hipocloremia e alcalose metabólica.

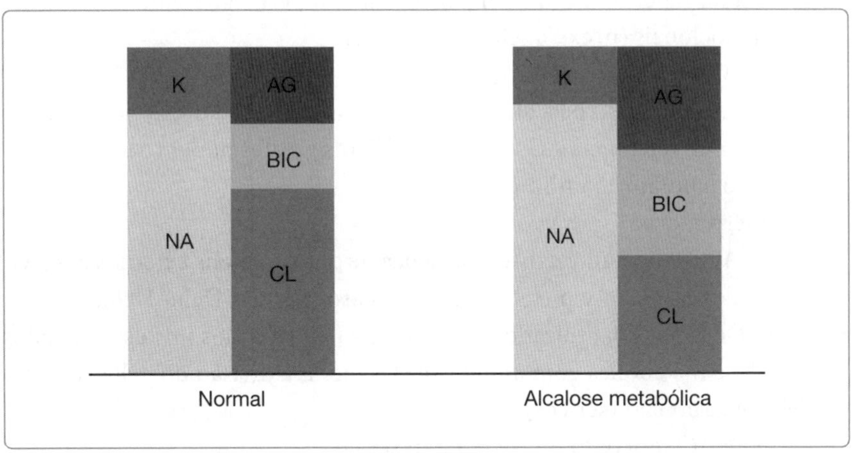

FIGURA 1

Em geral, quando ocorre aumento dos níveis de bicarbonato, é necessária a redução de algum ânion para manter o equilíbrio de cargas negativas. Em geral ocorre redução do cloro. O *anion gap* (AG) sofre pequeno aumento, atribuído ao aumento da densidade de cargas negativas das proteínas.

AG: *anion gap*; BIC: bicarbonato; CL: cloro; K: potássio; NA: sódio.
Fonte: adaptada de Emmett, 2020.

- [Cloro ur] > 20 mEq/L: nestes casos, a pressão arterial efetiva e o volume extracelular estão preservados (p. ex., hiperaldosteronismo primário, síndrome de Bartter, síndrome de Gitelman, hipopotassemia).

Tratamento da acidose metabólica

- Definida como: pH < 7,35 e bicarbonato < 22 mEq/L.
- Calcular resposta respiratória esperada ($PaCO_2$ esperada):
  - Avaliar o resultado esperado da pressão parcial de gás carbônico compensatório em distúrbios metabólicos. Lembrando que a redução máxima da $PaCO_2$ alcançada pelo organismo é de 8 a 12 mmHg (ocorre fadiga muscular respiratória).
    - $PaCO_2 = 1{,}5 \times [HCO_3] + 8 \pm 2$ mmHg ou $PCO_2 = [HCO_3] + 15$
- Calcular o *anion gap* sérico (AG):
  - Serve para avaliação dos ânions e cátions não mensuráveis (diferenças entre cargas negativas e positivas devem ser iguais no organismo). Lembrar que o *anion gap* pode ser alterado quando existem hipoalbuminemia, hiperpotassemia, hipercalcemia, hipermagnesemia e proteínas monoclonais (p. ex., mieloma múltiplo).
    - AG= [Sódio] – [HCO_3 + Cloro]
    - AG corrigido pela albumina (AGc) = AG + 2,5 × (4,5 – [albumina])
  - Valor de referência AG: 8 +-4 mmol/L (os valores podem variar conforme o laboratório utilizado).
  - Interpretação:
    - AG aumentado: existe a presença de outros ânions externos envolvidos na acidose metabólica. Neste caso, calcular Delta-Delta.
- Delta/Delta (D/D): utilizado para pesquisa de distúrbios mistos associados à acidose metabólica com *anion gap* elevado. É a divisão do delta AG pelo delta bicarbonato (séricos).
  - D/D: AG sérico – 12/25 – [HCO_3] sérico
  - Interpretação:
    - D/D < 1: sugere acidose metabólica com *anion gap* normal (hiperclorêmica) associada; acidose metabólica com *anion gap* aumentado com função renal preservada e o ânion sendo excretado na urina; acidose tubular renal com insuficiência renal precoce.
    - D/D = 1: sugere ausência de outro distúrbio associado.

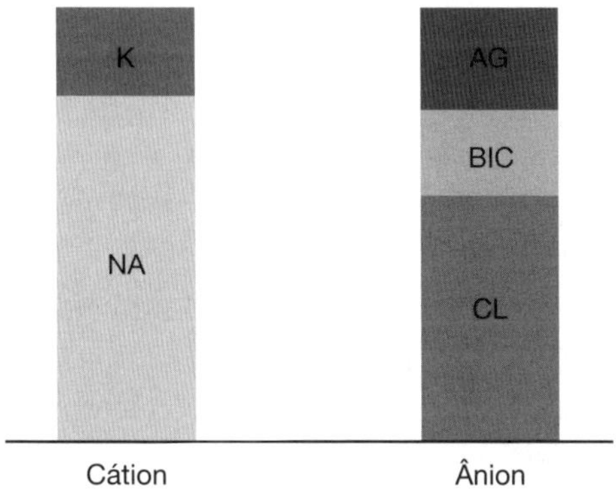

FIGURA 2
Ilustração esquemática dos cátions e ânions plasmáticos em *status* acidobásico normal.

AG: *anion gap*; BIC: bicarbonato; CL: cloro; K: potássio; NA: sódio.
Fonte: adaptada de Adrogué et al., 2009.

    - D/D entre 1 e 2: sugere acidose metabólica com *anion gap* elevado associado a disfunção renal; alcalose metabólica coexistente com acidose metabólica com *anion gap* elevado; níveis de bicarbonato elevado em decorrência de acidose respiratória crônica.
    - D/D > 2: sugere alcalose metabólica coexistente com acidose metabólica com *anion gap* elevado; níveis de bicarbonato elevado em decorrência de acidose respiratória crônica.
- Calcular o *anion gap* (AG) sérico:
  - Interpretação:
    - AG normal: a causa é secundária ao aumento da concentração de cloro (ganho externo ou incapacidade renal de excreção) ou à perda de cátions com retenção de cloro (gastrointestinal). Neste caso, calcular *anion gap* urinário (AG ur).
- *Anion gap* urinário (AG ur):
  - Avalia de forma indireta a excreção renal de amônio (mecanismo renal normal esperado para a compensação em casos de acidose metabólica). A dosagem urinária de amônio não é realizada de forma rotineira.
    - AG ur: [Sódio ur + Potássio ur] – [Cloro ur]
  - Interpretação:

    - Negativo (entre -20 e -50 mEq/L): ocorre aumento da excreção de amônio (p. ex., diarreia).
    - Positivo (entre 20 e 90 mEq/L): normal ou baixa capacidade renal de excreção de amônio (p. ex., acidose tubular renal).
    - Resultado próximo de zero (entre +20 e -20mEq/L): não pode ser interpretado.
  - Obs.: não é possível realizar este cálculo do AG ur quando ocorrem doença renal crônica, poliúria, pH urinário > 6,5 e sódio urinário < 20 mmol. Nesses casos, deve-se utilizar o cálculo do *gap* osmolar urinário.
- *Gap* osmolar urinário (*Gap* Osm ur):
  - Cálculo da diferença entre osmolaridade urinária medida e osmolaridade urinária calculada. Reflete os valores de amônio urinário.
  - Osmolaridade urinária (Osm ur):
    - Osm ur (mOsmol/kg): (2 × [Sódio + Potássio]) + (Ureia [mg/dL] ÷ 6) + (Glicose urinária [mg/dL] ÷ 18)
  - Valor de referência (normal): 10-100 mOsmol/kg.
  - Interpretação:
    - GapOsm ur < 150 mOsmol/kg: indica disfunção da excreção urinária de amônio (sugerindo doença renal, p. ex., acidose tubular renal).
    - GapOsm ur > 400 mOsmol/kg: capacidade de excreção renal está intacta (sugere causas de origem gastrointestinal e intoxicação).
  - Obs.: uso limitado do *gap* osmolar urinário em casos de infecção urinária bacteriana ou intoxicação por álcool.
- Pode-se calcular também o *gap* osmolar sérico: diferença entre osmolaridade sérica calculada e osmolaridade sérica medida quando se suspeita de intoxicação exógena (presença de outros solutos capazes de aumentar a osmolaridade sérica).
- Osmolaridade sérica calculada (Osm sérica):
  - Osm sérica (mOsmol/kg): 2 × [Sódio (mmol/L)] + [Ureia (mg/dL)]/6 + [Glicose (mg/dL)]/18
  - Interpretação:
    - *Gap* osmolar sérico -10 a 10 mOsm/kg: valor de referência habitual considerado em pessoas saudáveis.
    - *Gap* osmolar sérico > 10 mOsm/kg: sugere acúmulo de substância osmoticamente ativa no sangue.

QUADRO 2 Causas de alteração do *gap* osmolar.

Acidose metabólica com *anion gap* normal	Acidose metabólica com *anion gap* aumentado
▪ Etanol ▪ Isopropanol ▪ Infusão de manitol, sorbitol ou glicina ▪ Pseudo-hiponatremia (dislipidemia ou hipoproteinemia grave)	*Gap* osmolar aumentado: ▪ Ingestão de etilenoglicol ▪ Ingestão de metanol ▪ Propilenoglicol (diluentes de medicamentos comumente usados: diazepam, fenitoína, sulfametoxazol-trimetroprima, lorazepam etc.)
	Gap osmolar com aumento discreto (pouco usado para estes casos): ▪ Doença renal crônica sem diálise ▪ Cetoacidose (diabética ou alcoólica) ▪ Acidose lática ▪ Ingestão de paraldeído

Tratamento da alcalose respiratória

- Definida como: pH > 7,45 e PCO_2 < 35 mmHg.
- Avaliar o grau de instalação da alcalose respiratória se aguda (em geral pH > 7,45) ou crônica (pH compensado ou próximo da normalidade).
- Calcular resposta renal esperada (bicarbonato esperado):
  - Avaliar o resultado esperado da concentração de bicarbonato sérico compensatório em distúrbios respiratórios.
  - Para casos agudos: $[HCO_3]$ esperado= 24 + [(40 – $PaCO_2$) × 0,2]
    - Compensação aguda: $[HCO_3]$ diminui 2 mmol/L para cada $PaCO_2$ – diminuição de 10 mmHg abaixo de 40 mm Hg.
  - Para casos crônicos: $[HCO_3]$ esperado= 24 + [(40 – $PaCO_2$) × 0,4]
    - Compensação crônica: $[HCO_3]$ diminui 4–5 mmol/L para cada $PaCO_2$ – diminuição de 10 mmHg abaixo de 40 mmHg.

Tratamento da acidose respiratória

- Definida como: pH < 7,35 e PCO_2 > 45 mmHg.
- Avaliar o grau de instalação da acidose respiratória se aguda (em geral pH < 7,35) ou crônica (pH compensado ou próximo da normalidade, uma vez que o rim não apresenta disfunção).

- Calcular o gradiente alvéolo-arterial (gradiente A-a) se for possível (quando existe hipoxemia associada à hipercapnia):
  - Serve para diferenciar se a retenção de CO_2 é decorrente de hipoventilação global ou de alteração na troca gasosa alveolar (distúrbio ventilação/perfusão).
    - Gradiente A-a = (FiO_2%/100) × (Patm - 47 mmHg) - ($PaCO_2$/0,8) - PaO_2
      - » FiO_2: fração inspiratória de oxigênio.
      - » Patm: pressão atmosférica.
      - » Obs.: calcular com gasometria em ar ambiente ou em casos de ventilação com FiO_2 conhecida (todas as unidades em mmHg).
  - Interpretação:
    - < 20 mmHg: sugere hipoventilação.
    - > 20 mmHg: existe doença pulmonar subjacente que pode ter contribuído para a hipercapnia.
- Resposta renal esperada (bicarbonato esperado): avalia o resultado esperado da concentração de bicarbonato sérico compensatório em distúrbios respiratórios.
  - Para casos agudos: [HCO_3] esperado = 24 + [($PaCO_2$ - 40) × 0,1]
    - Compensação aguda: [HCO_3] aumenta 1 mmol/L para cada $PaCO_2$ - aumento de 10 mmHg acima de 40 mmHg.
  - Para casos crônicos (em geral doenças ventilatórias): [HCO_3] esperado= 24 + [($PaCO_2$ - 40) × 0,5]
    - Compensação crônica: [HCO_3] aumenta 4-5 mmol/L para cada $PaCO_2$ - aumento de 10 mmHg acima de 40 mmHg.

PRESCRIÇÃO NA PRÁTICA

Exemplo de prescrição (cada caso deve ser avaliado individualmente e a decisão deve ser tomada pelo médico responsável pelo caso).

- Alcalose metabólica:
  - Utilizar medicamentos que reduzem secreção de ácido clorídrico (inibidores da bomba de prótons, bloqueadores de secreção de H_2) no caso de náuseas ou vômitos.
  - Corrigir queda/redução do volume arterial efetivo circulante (em caso de perdas como náuseas ou vômitos, realizar expansão volêmica).
  - O uso de diuréticos é comum para a compensação clínica de estados edematosos (p. ex., síndrome nefrótica, cirrose, insuficiência cardíaca). Nestes casos, verificar sempre os níveis de potássio, realizar correção em casos de hipopotassemia e considerar o uso de diuréticos poupadores de potássio (espironolactona).
  - Sempre que possível, descontinuar o uso exógeno de substâncias básicas, como bicarbonato e citrato.
  - Corrigir a hipopotassemia.
  - Avaliar a presença de disfunção renal associada. Considerar diálise em casos selecionados de alcalose metabólica e disfunção renal associada.
  - Lembrar-se de que caso o paciente esteja em terapia de hemodiálise contínua, é esperado ocorrer alcalose metabólica em decorrência do uso de citrato (utilizado para anticoagulação do sistema de terapia extracorpórea) e pela reposição de bicarbonato durante o tratamento, sendo necessário ajustar parâmetros.
- Acidose metabólica:
  - Considerar reposição de bicarbonato de sódio em casos de acidose metabólica aguda grave (pH < 7,1) ou casos moderados (pH entre 7,1-7,2) associados à lesão renal aguda critérios KDIGO 2 ou 3. O BICAR-ICU *Trial* [Jaber et al., 2018] comprovou benefício, com retardo da necessidade de terapia de substituição renal e melhora da sobrevida em 28 dias.

(continua)

(*continuação*)

- O uso de bicarbonato de sódio pode ter efeitos colaterais como hipernatremia, aumento de volume extracelular, hipopotassemia e alcalose metabólica.
- Cálculo estimado do déficit de bicarbonato:
  - Déficit [HCO_3] = 0,7 × peso × (Bicarbonato desejado – bicarbonato sérico)
- Tratamento específico deve ser direcionado conforme etiologia desencadeadora da acidose metabólica tanto na sua forma aguda quanto crônica.

- Alcalose respiratória:
  - Tratar a causa subjacente: uso de ansiolítico (inibidores da recaptação de serotonina, benzodiazepínico), analgésicos para controle da dor.
  - Avaliação psiquiátrica se necessário, pois há associação com depressão, ansiedade, distúrbio do pânico.
  - Acompanhamento psicológico em casos selecionados.
  - Se pacientes intubados, realizar manobras para reduzir a ventilação alveolar (p. ex., sedação, redução da frequência respiratória e/ou volume corrente).
- Acidose respiratória:
  - Avaliar sinais vitais (neste distúrbio específico: nível de consciência, oximetria e frequência respiratória). Garantir que a via aérea esteja pérvia e a respiração, adequada.
  - Suporte com oxigenoterapia (cateter, nebulização, máscara, ventilação não invasiva) se hipoxemia associada.
  - Realizar intubação orotraqueal quando indicado.
  - Utilizar antídotos quando a hipercapnia decorrer do abuso de substâncias sedativas (naloxona para opioides, flumazenil para benzodiazepínicos).
  - Medidas para resolução do broncoespasmo na asma ou exacerbação da DPOC.
  - Nos casos de hipercapnia crônica, tentar manter níveis de PCO_2 no limite anterior do paciente.
  - Não realizar terapia com reposição de álcali (bicarbonato de sódio) quando se tratar de distúrbio de acidose respiratória isolada.

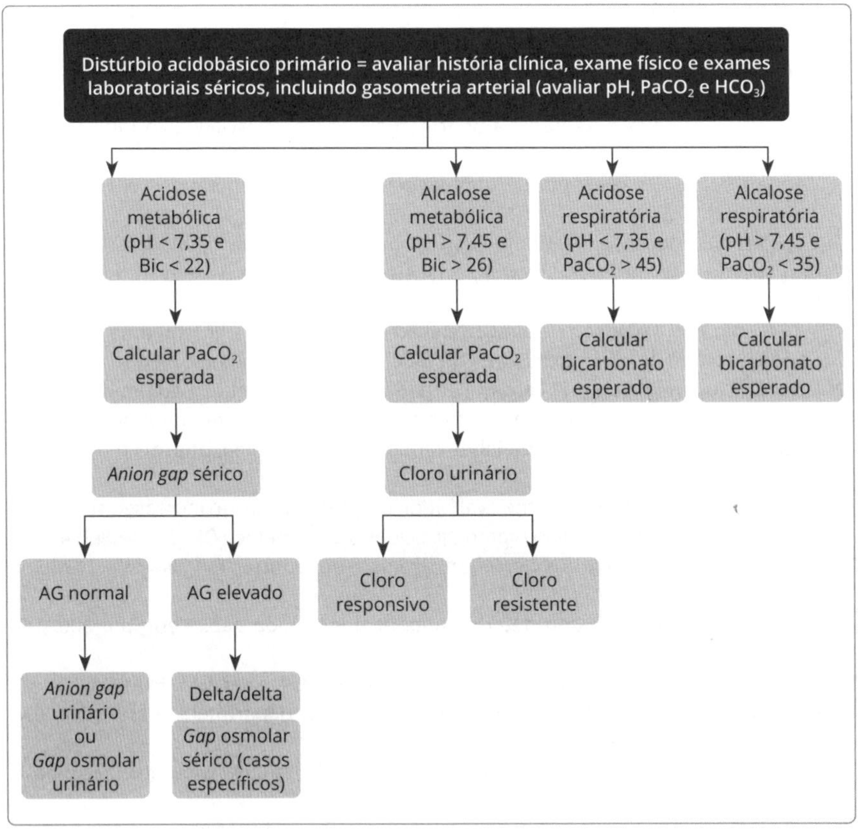

FIGURA 3

Algoritmo para avaliação do distúrbio acidobásico.

AG: *anion gap*; BIC: bicarbonato.

REFERÊNCIAS

1. Adrogué HJ, Gennari FJ, Galla JH, Madias NE. Assessing acid–base disorders. Kidney Int. 2009;76:1239-47.
2. Adrogué HJ, Madias NE. Alkali therapy for respiratory acidosis: a medical controversy. Am J Kidney Dis. 2020;75(2):265-71.
3. Adrogué HJ, Madias NE. Secondary responses to altered acid-base status: the rules of engagement. J Am Soc Nephrol. 2010;21:920-3.
4. Al-Jaghbeer M, Kellum, JA. Acid-base disturbances in intensive care patients: etiology, pathophysiology and treatment. Nephrol Dial Transplant. 2015;30:1104-11.
5. Berend K, de Vries AP, Gans RO. Physiological approach to assessment of acid-base disturbances. N Engl J Med. 2014;371:1434-45.

6. Carlotti APCP. Abordagem clínica dos distúrbios do equilíbrio ácido-base. Medicina (Ribeirão Preto). 2012;45(2):244-62.
7. Emmett M. Anion-gap interpretation: the old and the new. Nat Clin Pract Nephrol. 2006 Jan;2(1):4-5.
8. Emmett M. Metabolic alkalosis: a brief pathophysiologic review. Clin J Am Soc Nephrol. 2020 Jun 25:CJN.16041219.
9. Gennari FJ. Current concepts. Serum osmolality. Uses and limitations. N Engl J Med. 1984;310(2):102.
10. González SB, Menga G, Raimondi GA, Tighiouart H, Adrogué HJ, Madias NE. Secondary response to chronic respiratory acidosis in humans: a prospective study. Kidney Int Rep. 2018;3(5):1163-70.
11. Ha LY, Chiu WW, Davidson JS. Direct urine ammonium measurement: time to discard urine anion and osmolar gaps. Ann Clin Biochem. 2012;49:606-8.
12. Jaber S, Paugam C, Futier E, Lefrant JY, Lasocki S, Lescot T, et al. Sodium bicarbonate therapy for patients with severe metabolic acidaemia in the intensive care unit (BICAR-ICU): a multicentre, open-label, randomised controlled, phase 3 trial. Lancet. 2018;392:31-40.
13. Kraut JA, Xing SX. Approach to the evaluation of a patient with an increased serum osmolal gap and high-anion-gap metabolic acidosis. Am J Kidney Dis. 2011;58(3):480-4.
14. Luke RG, Galla JH. Is chloride depletion alkalosis, not contraction alkalosis. J Am Soc Nephrol. 2012;23:204-7.
15. Oh M, Carroll HJ. Value and determinants of urine anion gap. Nephron. 2002;90: 252-5.
16. Pfortmueller CA, Pauchard-Neuwerth SE, Leichtle AB, Fiedler GM, Exadaktylos AK, Lindner G. Primary hyperventilation in the emergency department: a first overview. PLoS One. 10(6):e0129562.
17. Rastegar A. Use of the DeltaAG/DeltaHCO$_3$ ratio in the diagnosis of mixed acid-base disorders. J Am Soc Nephrol. 2007;18:2429-31.
18. Seifter JL. Integration of acid-base and electrolyte disorders. N Engl J Med. 2014;371:1821-31.

7

Lesão renal aguda: diagnóstico e tratamento

Aline Alves de Deus

DEFINIÇÃO

- Piora aguda (horas ou dias) da função renal avaliada por meio do débito de diurese e/ou níveis de creatinina sérica.

TABELA 1 Classificação *Kidney Disease Improving Global Outcomes*.

	Níveis de creatinina	Débito urinário
KDIGO 1	Aumento ≥ 0,3 mg/dL em 48 horas ou Aumento 1,5-1,9 vez o basal	< 0,5 mL/kg/hora por 6 a 12 horas
KDIGO 2	Aumento 2,0-2,9 vezes o basal	<0,5 mL/kg/hora por período ≥ 12 horas
KDIGO 3	Aumento 3,0 vezes o basal ou Aumento da creatinina ≥ 4,0 mg/dL ou Início de terapia renal substitutiva ou Em pacientes < 18 anos, redução da taxa de filtração glomerular < 35 mL/min/1,73m²	< 0,3 mL/kg/hora por período ≥ 24 horas ou Anúria por período ≥ 12 horas

KDIGO: Kidney Disease Improving Global Outcomes.

IMPORTÂNCIA DA LESÃO RENAL AGUDA

- A lesão renal aguda (LRA) pode se associar a:
  - Aumento da mortalidade hospitalar.

  - Risco de progressão para doença renal crônica.
- Idealmente pacientes que evoluíram com LRA devem ter sua função renal reavaliada após 3 meses do evento inicial.

DIAGNÓSTICO

Sinais e sintomas

- Assintomática.
- Redução do débito de diurese – oligúria (< 400 a 500 mL/dia) ou anúria (< 50 a 100 mL/dia).
- Náuseas.
- Vômitos.
- Hemorragia digestiva.
- Confusão mental, sonolência, convulsão.
- Flapping.
- Edema.
- Dispneia.
- Derrames cavitários (pleural, pericárdico, ascite).
- Hipertensão arterial.
- Edema agudo de pulmão.
- Arritmias.
- Taquipneia.
- Desidratação.

Fatores de risco

- Idade > 65 anos.
- Comorbidades associadas (hipertensão arterial sistêmica, diabete melito, insuficiência cardíaca congestiva, doença renal crônica).
- LRA prévia.
- Terapia renal substitutiva prévia.

Etiologia

- Pré-renal (causam hipofluxo renal): desidratação, diarreia, vômitos, sangramentos, medicamentos (bloqueadores do receptor de angiotensina, inibidores da enzima conversora de angiotensina, anti-inflamatórios não esteroidais, antibióticos: vancomicina, aminoglicosídeos, polimixinas, quimioterápicos), síndrome hepatorrenal, síndrome cardiorrenal, síndrome compartimental abdominal.
- Renal: pode ser subdividida em doenças glomerulares, túbulo-intersticiais ou vasculares:
  - Glomerulares: glomerulonefrites rapidamente progressivas.
  - Túbulo-intersticiais: necrose tubular aguda (NTA), nefrite intersticial aguda (NIA), sepse, síndrome de lise tumoral, nefropatia por cilindros, rabdomiólise, uso de contraste.
  - Vasculares:
    - Pequenos vasos – vasculites: púrpura trombocitopênica trombótica, síndrome hemolítico-urêmica, hipertensão maligna.
    - Grandes vasos: dissecção de aorta, embolia de colesterol, trombose de veia renal, estenose de artéria renal.
- Pós-renal (obstrução das vias urinárias): hiperplasia prostática benigna, tumores de próstata/bexiga/rim, cálculo renal obstrutivo, massa abdominal com compressão extrínseca da via urinária (ovário, útero, intestino etc.), fibrose retroperitoneal.

QUADRO 1 Exames diagnósticos.

Exames		Indicação
Dosagem sérica	Ureia*	Medida de agravo renal
	Creatinina	Medida de agravo renal
	Eletrólitos (cálcio, fósforo, sódio, potássio, cloro)*	Repercussão sistêmica (avaliar presença de hiperpotassemia, hiper/hipocalcemia, hiperfosfatemia)

(continua)

QUADRO 1 Exames diagnósticos. (*continuação*)

Exames		Indicação
Dosagem sérica	Gasometria venosa*	Avaliar presença de distúrbio ácido-base associado (acidose metabólica)
	Lactato arterial	Repercussão sistêmica (sepse)
	Creatinofosfoquinase	Em casos de suspeita de rabdomiólise
	Ácido úrico	Quando há suspeita de rabdomiólise, lise tumoral
	Hemograma completo	Repercussão sistêmica
	Fator antinúcleo, anti-DNA, ANCA, sorologias para hepatite B/C/HIV, complemento – C3/C4	Casos selecionados com suspeita de glomerulonefrite
Dosagem urinária	Urina I*	Avaliar presença de proteinúria, hematúria, cilindros, eosinofilúria
	Osmolaridade urinária	Ferramenta para ajudar no diagnóstico diferencial de causas LRA pré ou renal (ver tabela a seguir)
	FENa - Solicitar em amostra isolada de urina Fórmula: [Na] urina/[Na] sangue x 100% [Creat] urina/[Creat] sangue	Avalia a integridade da reabsorção tubular sendo ferramenta auxiliar no diagnóstico diferencial de LRA pré ou renal (ver tabela a seguir) Na LRA pré-renal o túbulo está com função preservada, portanto reabsorve o sódio, o que não ocorre na LRA renal (o túbulo está lesionado)
	FEUr - Solicitar em amostra isolada de urina Fórmula: [Ureia] urina/[Ureia] sangue x 100% [Creat] urina/[Creat] sangue	Avalia a integridade da reabsorção tubular sendo ferramenta auxiliar no diagnóstico diferencial de LRA pré ou renal (ver tabela a seguir) Pode ser usada em vez da FENa nos pacientes em uso de diurético

(continua)

QUADRO 1 Exames diagnósticos. (*continuação*)

Exames		Indicação
Dosagem urinária	Biomarcadores urinários: Diagnósticos: KIM-1, NGAL, IL-18, L-FABP Prognósticos: TIMP-2, IGFBP-7	Não utilizados de rotina, permanecendo uso em estudos Posteriormente podem ter papel no auxílio diagnóstico/prognóstico da LRA, uma vez que atualmente só se dispõe da creatinina
Exames de imagem	Eletrocardiograma*	Avaliar repercussão eletrocardiográfica na hiperpotassemia
	Ultrassonografia de rins e vias urinárias*	Avaliar tamanho do rim, diferenciação córtico-medular, espessura do parênquima renal, forma da bexiga, pesquisar sinais de obstrução do trato urinário (hidronefrose, cálculo)
	Ultrassonografia de próstata com pesquisa de resíduo pós-miccional	Pesquisar aumento prostático que sugira hiperplasia, sinais de bexiga de esforço, avaliar retenção de urina pós-micção
	Tomografia de abdome total	Pesquisar causas de obstrução da via urinária intrínseca (cálculo) ou extrínseca (massa, fibrose de retroperitônio)
	Biópsia renal	Utilizada em casos selecionados quando se suspeita de glomerulopatia

* Exames necessários para a avaliação inicial da etiologia da LRA.
FENa: fração de excreção de sódio; FEUr: fração de excreção de ureia; IGFBP-7: proteína 7 de ligação ao fator de crescimento semelhante à insulina; IL-18: interleucina-18; KIM-1: molécula de injúria renal-1; L-FABP: proteína ligadora de ácidos graxos hepáticos; LRA: lesão renal aguda; NGAL: lipocaína associada à gelatinase neutrofílica; TIMP-2: inibidor tecidual de metaloproteinases-2.

TABELA 2 Diagnóstico diferencial de lesão renal aguda pré-renal x renal.

	Pré-renal	Renal
FENa	< 1%	> 1%
FEUr	< 35%	> 35%
Na urinário (mEq/L)	< 10	> 20
Osmolaridade urinária (mOsm/kg)	> 500	< 250
Densidade urinária	> 1.020	~ 1.010
Cilindros	Hialinos	Granulosos
Relação ureia/creatinina	> 40	< 15

FENa: fração de excreção de sódio; FEUr: fração de excreção de ureia.

TRATAMENTO

- Identificar a etiologia da lesão renal aguda.
- Quantificar débito de diurese (considerar passagem de sonda vesical de demora, após avaliação e superação dos riscos e benefícios).
- Avaliar status volêmico do paciente:
  - Hipovolêmico – realizar prova de volume e avaliar fluidorresponsividade.
  - Euvolêmico ou hipervolêmico – realizar teste de estresse de furosemida.
- Evitar balanço hídrico positivo quando não indicado.
- Suspender medicamentos nefrotóxicos.
- Ajustar dose de medicamentos que apresentam excreção renal (antibióticos, antifúngicos, antivirais, opioides, gabapentina etc.).
- Corrigir distúrbios hidroeletrolíticos (acidose metabólica, hiperpotassemia).
- Controle glicêmico – manter glicemia entre 140 e 180 mg/dL em pacientes hospitalizados conforme protocolo realizado na prática rotineira.*
- Solicitar avaliação do nefrologista caso o paciente não apresente melhora clínica, em casos suspeitos de glomerulopatias e se houver necessidade de indicação de terapia renal substitutiva.

* Lembrar que o rim é órgão responsável pelo metabolismo da insulina e glicose (pacientes com LRA estão sujeitos à hipoglicemia). Ver hipo e hiperglicemia.

Ressuscitação volêmica

- Uso de cristaloides como primeira opção para ressuscitação volêmica:
  - Usar soluções balanceadas (Ringer lactato, Plasma-Lyte).
  - Evitar uso de solução salina 0,9% (concentração maior de cloro pode causar os seguintes desfechos: acidose metabólica hiperclorêmica, morte e necessidade de terapia renal substitutiva).
- Uso de soluções coloides (albumina) restrito a condições específicas (hepatopatas), não devendo ser empregado de forma rotineira.

Teste de estresse de furosemida

- Dose: iniciar com 1 mg/kg endovenoso em pacientes virgens de diuréticos ou 1,5 mg/kg endovenoso em pacientes com uso prévio de diuréticos nos últimos 7 dias. A resposta esperada é débito urinário de 200 mL após 2 horas da infusão do medicamento.
- Caso não haja resposta, é possível dobrar a dose do diurético (máximo: 200 mg/dose) e avaliar novamente o débito urinário.
- A furosemida é carreada por proteínas (albumina) e necessita ser secretada pelo túbulo proximal para realizar sua ação na alça de Henle, sugerindo que o túbulo precisa ter algum grau de integridade para que a ação do diurético possa ocorrer.
- Alguns estudos sugerem associação entre a ausência de resposta (diurese < 200 mL/2 horas) e risco de progressão de classe de LRA e necessidade de terapia renal substitutiva.

Indicações clássicas de terapia renal substitutiva

- Hiperpotassemia refratária.
- Hipervolemia refratária.
- Acidose metabólica refratária.
- Intoxicação exógena de medicamentos dialisáveis.
- Sintomas urêmicos (confusão mental, sangramento relacionado à disfunção plaquetária da uremia).

PRESCRIÇÃO NA PRÁTICA

Exemplo de prescrição (cada caso deve ser avaliado individualmente e a decisão deve ser tomada pelo médico responsável pelo caso).

- Expansão volêmica com cristaloide (solução balanceada) EV em casos de hipovolemia ou Teste de estresse com furosemida 1-1,5 mg/kg EV em casos de euvolemia/hipervolemia.
- Ajuste de dose de medicamentos (antibióticos, opioides).
- Passagem de sonda vesical de demora.
- Quantificar diurese 1x/dia.

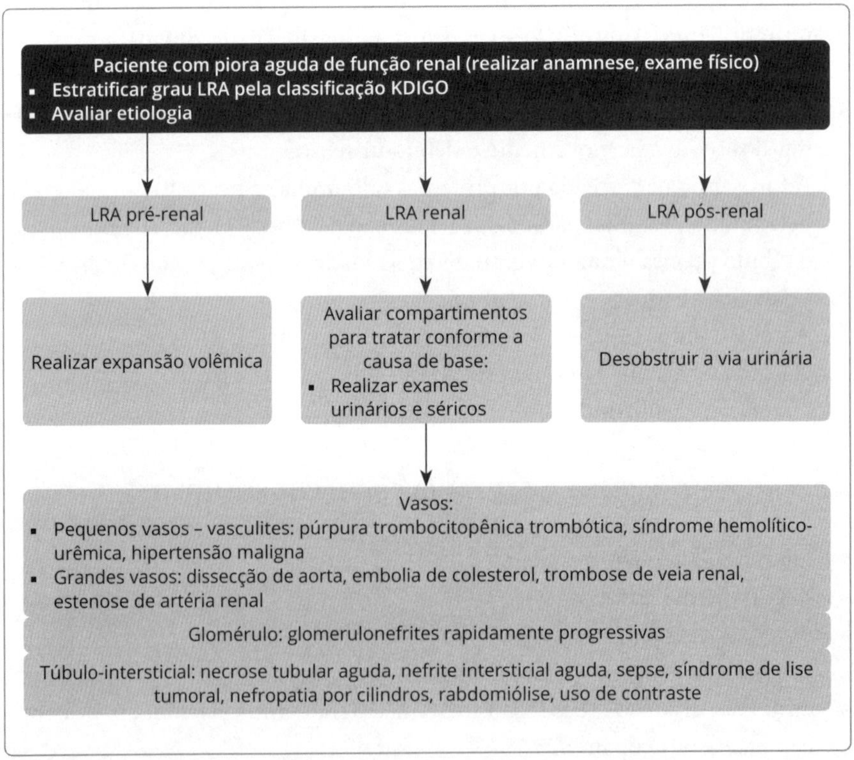

FIGURA 1
Algoritmo para a avaliação do paciente com piora aguda de função renal.
LRA: lesão renal aguda; KDIGO: Kidney Disease Improving Global Outcomes.

REFERÊNCIAS

1. Chawla LS, Davison DL, Brasha-Mitchell E, Koyner JL, Arthur JM, Shaw AD, et al. Development and standardization of a furosemide stress test to predict the severity of acute kidney injury. Crit Care. 2013;17:R207.
2. Griffin BR, Liu KD, Teixeira JP. Critical care nephrology: core curriculum 2020. Am J Kidney Dis. 2020;75(3):435-52.
3. Kidney Disease Improving Global Outcomes (KDIGO). KDIGO Clinical Practice Guideline for Acute Kidney Injury. Kidney International Supplements. 2012;2:19-36.
4. Koyner JL, Davison DL, Brasha-Mitchell E, Chalikonda DM, Arthur JM, Shaw AD, et al. Furosemide stress test and biomarkers for the prediction of AKI severity. J Am Soc Nephrol. 2015;26:2023-31.
5. Martins HS, Brandão Neto RA, Scalabrini Neto A, Velasco IT. Emergências clínicas – abordagem prática. 10 ed. rev. e atual. Barueri: Manole; 2015.
6. Matsuura R, Komaru Y, Miyamoto Y, Yoshida T, Yoshimoto K, Isshiki R, et al. Response to different furosemide doses predicts AKI progression in ICU patients with elevated plasma NGAL levels. Ann Intensive Care. 2018;8:8.
7. Moore PK, Hsu RK, Liu KD. Management of acute kidney injury: core curriculum 2018. Am J Kidney Dis. 2018;72(1):136-48.
8. Nephrology Self-Assessment Program. Acute kidney injury and critical care nephrology. NephSAP. 2017;16(2).
9. Self WH, Semler MW, Wanderer JP, Wang L, Byrne DW, Collins SP, et al. Balanced crystalloids versus saline in noncritically ill adults. N Engl J Med. 2018;378:819-28.
10. Semler MW, Self WH, Wanderer JP, Ehrenfeld JM, Wang L, Byrne DW, et al. Balanced crystalloids versus saline in critically ill adults. N Engl J Med. 2018;378:829-39.
11. van der Voort PH, Boerma EC, Pickkers P. The furosemide stress test to predict renal function after continuous renal replacement therapy. Crit Care. 2014;18:429.
12. Yu L, Santos BF, Burdmann EA, Suassuna JHR, Batista PBP. Diretrizes da AMB Sociedade Brasileira de Nefrologia – Insuficiência Renal Aguda. Comitê da Insuficiência Renal Aguda da Sociedade Brasileira de Nefrologia; 2007.

8

Lúpus eritematoso sistêmico: diagnóstico e tratamento

Ariel Fernando V. Agreda

DEFINIÇÃO

- O lúpus eritematoso sistêmico é uma doença multissistêmica, autoimune e crônica que, geralmente, acomete mulheres jovens (9:1) na idade fértil. Caracteriza-se pelo acometimento de múltiplos órgãos e sistemas e pela produção de autoanticorpos.
- As manifestações clínicas são muito variáveis e podem ter um amplo espectro de gravidade, sendo mais frequente os acometimentos cutâneo (fotossensível), articular e renal.
- É uma doença que cursa com fases de remissões e exacerbações, portanto o tratamento deve ser individualizado, conforme as manifestações clínicas.

MANIFESTAÇÕES CLÍNICAS

- Sintomas constitucionais:
  - Fadiga, febre, mialgia e perda de peso estão presentes na maioria dos pacientes com lúpus eritematoso sistêmico (LES).
- Artrite e artralgias:
  - Artrite com inflamação demonstrável tende a ser migratória, geralmente não causa erosão e raramente é deformante. Ocasionalmente acontece artrite erosiva deformante.

- Ocorrem em mais de 90% dos pacientes e costumam ser das primeiras manifestações.

- Mucocutâneo:
  - Erupção facial, também conhecida como "em asa de borboleta", avermelhada (eritematosa), com distribuição malar nas bochechas e no nariz (poupa as dobras nasolabiais) e que aparece após exposição ao sol.
  - Fotossensibilidade.
  - Alopecia não cicatricial (pode ocorrer alopecia cicatricial no lúpus eritematoso discoide).
  - Úlceras orais e/ou nasais, geralmente indolores, e que podem causar perfuração do septo nasal.
  - A maioria dos pacientes desenvolve lesões de pele e em membranas mucosas no curso da doença.
- Cardíacas:
  - Pericardite, com ou sem derrame, é a manifestação cardíaca mais comum.
  - Endocardite verrucosa (de Libman-Sacks). Clinicamente silenciosa, mas que pode provocar insuficiência valvar.
  - Miocardite é incomum, mas pode ser grave.
- Fenômeno de Raynaud:
  - Processo vasoespástico induzido pelo frio em até 50% dos pacientes.
  - Caracterizado por palidez acral (de extremidades) intermitente, seguida de cianose e eritrodermia.
- Vasculite:
  - O envolvimento de pequenos vasos é o mais comum e frequentemente se manifesta como lesões cutâneas (púrpura palpável, petéquias, lesões papulonodulares, livedo reticular, paniculite, hemorragia em estilhaços e úlceras superficiais).
  - Vasculite mesentérica, hepática, pancreática, coronariana, pulmonar e retiniana, bem como sistema nervoso central e periférico.
- Doença tromboembólica:
  - Particularmente, no contexto de anticorpos antifosfolípides, pode complicar a doença, afetando as circulações venosa e arterial.
- Envolvimento renal:
  - É clinicamente aparente em aproximadamente 50% dos pacientes e uma causa significativa de morbidade e mortalidade.

- Deve-se realizar triagem periódica para a presença de nefrite lúpica com quantificação de proteinúria e estimativa da taxa de filtração glomerular (TFG) (Quadro 1).
- A biópsia é realizada para definir o tipo e extensão do envolvimento renal.

QUADRO 1 Classificação de nefrite lúpica (2003).

Classe I	
Mesangial mínima	Depósitos imunes mesangiais na microscopia eletrônica
Classe II	
Mesangial proliferativa	Hipercelularidade apenas no mesângio
Classe III	
Focal	Depósitos imunes subendoteliais em < 50% dos glomérulos
Classe IV	
Difusa	Depósitos imunes subendoteliais em > 50% dos glomérulos
Classe V	
Membranosa	Depósitos imunes subepiteliais
Classe VI	
Esclerosante	Avançada ≥ 90% glomérulos globalmente esclerosados

Fonte: Sociedade de Nefrologia Internacional/Sociedade de Patologia Renal.

- Envolvimento gastrointestinal:
  - Esofagite, pseudo-obstrução intestinal, enteropatia perdedora de proteínas, hepatite lúpica, pancreatite aguda, vasculite mesentérica, isquemia mesentérica, peritonite.
  - Outros sintomas gastrointestinais são causados por reações adversas a medicamentos e infecções virais ou bacterianas.
- Pulmonar:
  - Pleurite com ou sem efusão, pneumonia, doença pulmonar intersticial, hipertensão pulmonar, síndrome do pulmão encolhido (*shrink lung*), hemorragia alveolar.
- Neurológico e psiquiátrico:
  - Convulsão, acidente vascular cerebral, disfunção cognitiva, delírio, psicose e/ou neuropatias periféricas, neuropatias cranianas, mielite, meningite.

- Hematológicas:
  - Podem acometer todas as linhagens de células sanguíneas.
  - Anemia de doença crônica mais comum, anemia hemolítica autoimune.
  - Leucopenia, podendo ser decorrente de linfopenia e/ou neutropenia secundária, neutropenia podendo estar associada à toxicidade dos medicamentos imunossupressores.
  - Trombocitopenia.
  - Aumento dos linfonodos, comumente em associação a LES em atividade.
  - Esplenomegalia também está associada à atividade da doença.
- Oftalmológico:
  - Qualquer estrutura do olho pode estar envolvida, sendo a ceratoconjuntivite seca a mais comum, podendo estar associada à síndrome de Sjögren secundária.
  - Outras manifestações incluem neurite óptica, coroidopatia, episclerite, esclerite e uveíte anterior.
  - Glândula lacrimal, músculos extraoculares e outros tecidos orbitais também podem estar envolvidos, causando dor, proptose, edema palpebral e diplopia.
- Outras condições e complicações associadas podem estar relacionadas à doença subjacente ou à terapia, como:
  - Imunodeficiências.
  - Síndrome antifosfolípide.
  - Fibromialgia.
  - Osteonecrose.
  - Osteoporose.

TESTES DE LABORATÓRIO

QUADRO 2 Exames e resultados.

Exames para avaliação diagnóstica	Resultados esperados
Hemograma	Citopenias: anemia Leucopenia: linfopenia e neutropenia
VHS e PCR	Aumentadas (na vigência de inflamação sistêmica)

(continua)

QUADRO 2 Exames e resultados. (*continuação*)

Exames para avaliação diagnóstica	Resultados esperados
Creatinina	Avaliar nefrite lúpica, especialmente se aumentada
Urina 1 e proteinúria (relação proteína/creatinina em amostra isolada ou proteinúria de 24 horas)	Presença de proteinúria, hematúria dismórfica
FAN	O teste de FAN é importante para a triagem de doenças autoimunes, porém outras condições clínicas alteram esse exame, sendo, portanto, pouco específico. Carrega em si três informações: a presença ou a ausência de autoanticorpos; a concentração do autoanticorpo no soro, ou título; o padrão de fluorescência
C3 e C4	Diminuídos na atividade da doença
Autoanticorpos	Anti-dsDNA: alta especificidade
	Anti-Sm: maior especificidade, baixa sensibilidade
	Anti-Ro, anti-La: associadas a lesões cutâneas, subagudas e crônicas, síndrome de Sjögren e lúpus neonatal
	Anti-P ribossomal: relação com psicose lúpica
	Antifosfolípides: em relação com síndrome antifosfolípide
Sorologias: HIV, HBV, HCV, sífilis	Devem ser solicitadas para todo paciente em avaliação de imunossupressão

FAN: fator antinúcleo; VHS: velocidade de hemossedimentação.

OUTROS EXAMES

- Imagens diagnósticas: não devem ser obtidas rotineiramente, a menos que indicado pela presença de sintomas, achados clínicos ou laboratoriais.
  - Radiografias simples: por exemplo, derrame pleural, articulações edemaciadas.
  - Ultrassonografia musculoesquelética: por exemplo, dor articular para detectar sinovite, tenossinovite nas mãos e punhos.

- Tomografia computadorizada (TC): por exemplo, para dor abdominal, suspeita de pancreatite, doença pulmonar intersticial.
- Ressonância magnética (MRI): por exemplo, para déficits neurológicos focais ou disfunção cognitiva.

- Ecocardiograma: indicado para avaliação de hipertensão pulmonar, derrame pericárdico, pericardite, endocardite.
- Biópsia renal: indicada na presença de diminuição da TFG sem mecanismo conhecido ou causa aparente, proteinúria > 1 g, na urina de 24 horas, na ausência de outras causas.

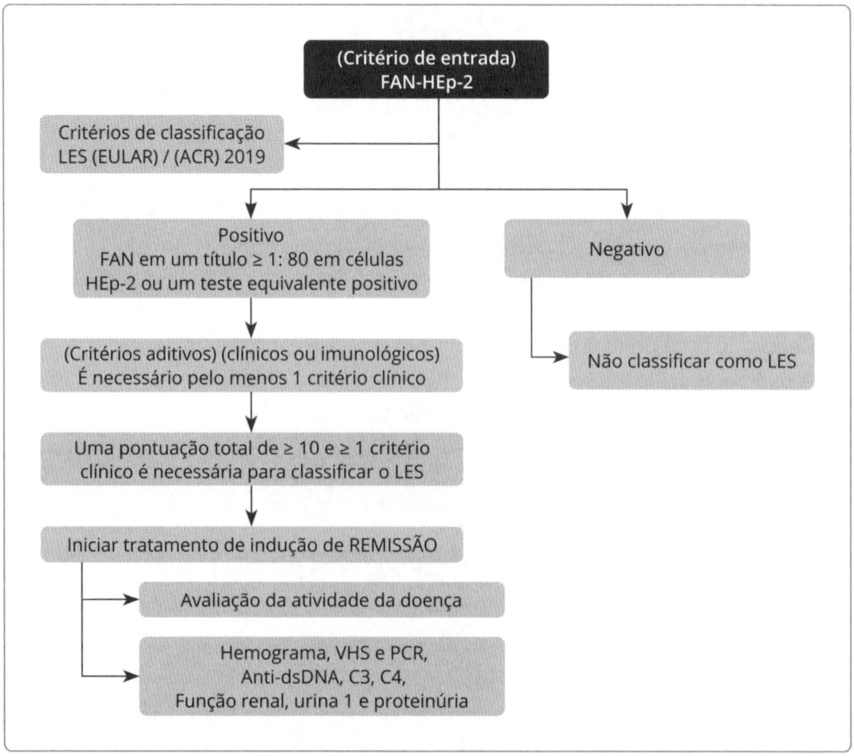

FIGURA 1

Suspeita clínica do lúpus eritematoso sistêmico.

LES: lúpus eritematoso sistêmico; EULAR: European League Against Rheumatism; ACR: American College of Rheumatology; FAN: fator antinúcleo; VHS: velocidade de hemossedimentação.

DIAGNÓSTICO

- O diagnóstico é geralmente baseado em achados clínicos e laboratoriais após a exclusão de diagnósticos alternativos, sendo usados os critérios de classificação para ajudar a identificar algumas características sobressalentes ao fazer o diagnóstico.

Critérios para classificação

QUADRO 3 Critérios para classificação de lúpus eritematoso sistêmico – *2019 European League Against Rheumatism e American College of Rheumatology.*

O critério de entrada é necessário para classificar o lúpus eritematoso sistêmico	
Critério de entrada:	
FAN em um título ≥ 1: 80 em células HEp-2 ou teste equivalente positivo	
É necessário pelo menos 1 critério clínico para classificar o LES. Critérios aditivos (clínicos ou imunológicos) são contados para a pontuação total	
Critérios aditivos:	
▪ Não conte um critério se houver uma explicação mais provável do que o LES ▪ A ocorrência de um critério em ≥ 1 ocasião é suficiente ▪ Os critérios não precisam ocorrer simultaneamente ▪ Dentro de cada domínio (por exemplo, mucocutâneo, proteínas do complemento), apenas o critério de maior ponderação é contado para a pontuação total se mais de 1 estiver presente	
Domínios e critérios clínicos	Peso
Constitucional	
Febre	2
Hematológico	
Leucopenia	3
Trombocitopenia	4
Hemólise autoimune	4
Neuropsiquiátrico	
Delírio	2
Psicose	3
Convulsão	5
Mucocutâneo	

(continua)

QUADRO 3 Critérios para classificação de lúpus eritematoso sistêmico – *2019 European League Against Rheumatism e American College of Rheumatology.* (*continuação*)

Alopecia sem cicatrizes	2
Úlceras orais	2
Lúpus cutâneo subagudo ou discoide	4
Lúpus cutâneo agudo	6
Seroso	
Derrame pleural ou pericárdico	5
Pericardite aguda	6
Musculoesquelético	
Envolvimento articular	6
Renal	
Proteinúria > 0,5 g/24 horas	4
Biópsia renal nefrite lúpica de classe II ou V	8
Biópsia renal classe III ou nefrite lúpica IV	10
Domínios e critérios de imunologia	**Peso**
Anticorpos antifosfolipídios	
Anticorpos anticardiolipina ou anticorpos anti-beta-2GP1 ou anticoagulante lúpico	2
Proteínas do complemento	
C3 baixo ou C4 baixo	3
C3 baixo e C4 baixo	4
Anticorpos específicos para SLE	
Anticorpo anti-dsDNA ou anticorpo anti-Smith	6

Uma pontuação total de ≥ 10 e ≥ 1 critério clínico é necessária para classificar o LES.
FAN: fator antinúcleo; LES: lúpus eritematoso sistêmico.

TRATAMENTO

- Objetivos:
  - Primários: tratar atividade de doença.
  - Secundários:
    - Remissão da doença.
    - Evitar surtos de atividade.

    - Prevenir danos da doença e do tratamento.
    - Manter qualidade de vida.
- Medidas gerais:
  - Educação – letramento do paciente sobre a sua condição clínica: a maior causa de falha no tratamento é a má adesão.
  - Fotoproteção.
  - Vacinação.
  - Anticoncepção: utilizar preferencialmente DIU de progesterona, evitar estrógeno.
  - Prevenção de osteoporose:
    - Reposição de cálcio (preferencialmente pela dieta), se necessário com suplemento.
    - Manter níveis de vitamina D adequados.
  - Cessar tabagismo.
  - Atividade física.
- Tratamento de indução de remissão (primeiros 6 meses de tratamento):
  - Hidroxicloroquina:
    - Dose de 400 mg/dia (máximo de 5 mg/kg/dia) VO, para todos os pacientes, exceto os que têm contraindicações.
    - Deve-se realizar campimetria e fundo de olho (anual após 5 anos de uso).
  - Glicocorticoide:
    - Alvo: redução para < 10 mg/dia em 6 meses.
    - Grave: prednisona 1 mg/kg/dia VO, com redução de 10 mg por mês.
    - Se necessário, associar metilprednisolona 1g EV por 3 dias.
    - Moderado: prednisona 0,5 mg/kg/dia VO, com redução de 5 mg por mês.
    - Se necessário, associar metilprednisolona 500 mg EV por 3 dias.
    - Leve: prednisona < 20 mg/dia VO, com redução mensal programada.
  - Imunossupressores:
    - Azatioprina:
      - » Considerar em casos mais leves sem envolvimento renal.
      - » Dose 2 a 3 mg/kg/dia VO.
    - Metotrexato:
      - » Considerar no envolvimento articular e quadros leves.
      - » Dose de 10 a 25 mg VO/semanal e ácido fólico 5 a 10 mg/semana.
    - Micofenolato de mofetila:

» Primeira opção de tratamento para preservar função ovariana e diminuir risco infeccioso.
» Dose de 3 g/dia VO, iniciar com 1 g/dia e aumento gradual para reduzir efeitos adversos/diarreia.
- Ciclofosfamida:
  » Primeira opção quando se considera dificuldade de aderência ou absorção VO, comprometida.
- Protocolo EuroLupus:
  » 6 pulsos de ciclofosfamida de 500 mg (quinzenais).

– Outras drogas para controle da doença:
  - Talidomida: considerar quando houver lesões cutâneas.
  - Dapsona: considerar em lesões cutâneas, em especial quadros bolhosos.

- Tratamento de manutenção de remissão (após indução):
  – Hidroxicloroquina:
    - Dose de 400 mg/dia (máximo de 5 mg/kg/dia) VO, para todos os pacientes, exceto os que têm contraindicações.
    - Deve-se realizar campimetria e fundo de olho (anual após 5 anos de uso).
  – Glicocorticoide:
    - Alvo: retirada.
    - Manter redução lenta até retirada.
  – Imunossupressores: manter pelo menos 3 anos.
    - Azatioprina:
      » Considerar redução da dose para 1 a 2 mg/kg/dia VO.
    - Metotrexato:
      » Considerar no envolvimento articular e quadros leves.
      » Dose de 10 a 25 mg VO/semanal e ácido fólico 5 a 10 mg/semana.
    - Micofenolato de mofetila:
      » Reduzir para 2 g/dia VO.
  – Imunobiológicos: geralmente reservados a pacientes refratários ou intolerantes a pelo menos dois imunossupressores:
    - Belimumabe.
    - Rituximabe.
    - Abatacepte.
- Outras medidas além da imunossupressão:
  – Controle rigoroso da pressão arterial:

    - Optar inicialmente pelos inibidores da enzima conversora de angiotensina (IECA) e os antagonistas do receptor da angiotensina II (ARA II).
    - Alvo: ≤ 130 x 80 mmHg.
  - Controle rigoroso da proteinúria:
    - Alvo: redução de pelo menos 50% em 6 meses e ≤ 0,8 g/dia em 12 meses.
    - Optar inicialmente pelos IECA ou ARA II em dose máxima.

ACOMPANHAMENTO

- Avaliação da atividade da doença:
  - Hemograma: avaliar citopenias, provável atividade da doença, ou toxicidade do tratamento.
  - VHS e PCR: aumentados na vigência de inflamação sistêmica indicando atividade da doença.
  - Anti-dsDNA: elevada na atividade da doença.
  - C3 e C4: geralmente diminuídos na presença da atividade da doença.
  - Creatinina; urina 1 e proteinúria (relação proteína/creatinina em amostra isolada ou proteinúria de 24 horas): avaliar presença de nefrite lúpica.
  - TGO, TGP, FA e GGT: avaliar hepatotoxicidade pelas medicações.

PRESCRIÇÃO NA PRÁTICA

Exemplo de prescrição (cada caso deve ser avaliado individualmente e a decisão deve ser tomada pelo médico responsável pelo caso).

- Paciente de 70 kg.
- Hidroxicloroquina 400 mg 1 x/dia (máximo de 5 mg/kg/dia) VO.
- Prednisona:
  - Grave: 70 mg, 1 x/dia VO, com redução de 10 mg por mês ou metilprednisolona 1 g EV por 3 dias.

(continua)

(continuação)

- Moderado: 35 mg, 1 x/dia VO, com redução de 5 mg por mês.
- Leve: 20 mg, 1 x/dia VO, com redução mensal programada.

- Imunossupressor:
  - Azatioprina: 50 a 100 mg, 1 x/dia VO. Progredir dose 50 mg por semana.
  - Metotrexato: 2,5 mg/cp*, 6 cp a cada 7 dias VO; progredir dose em 5 mg por semana.
  - Ácido fólico: 5 mg, 1 cp por semana, 2 dias antes ou depois do metotrexato.

REFERÊNCIAS

1. Aragón C, Tafúr R-A, Suárez-Avellaneda A, Martínez T, Las Salas A, Tobón GJ. Urinary biomarkers in lupus nephritis. J Transl Autoimmun. 2020;3:100042.
2. Aringer M, Costenbader K, Daikh D, Brinks R, Mosca M, Ramsey-Goldman R, et al. 2019 European League Against Rheumatism/American College of Rheumatology Classification Criteria for Systemic Lupus Erythematosus. Arthritis Rheumatol. 2019;71(9):1400-12.
3. Danila MI, Pons-Estel GJ, Zhang J, Vilá LM, Reveille JD, Alarcón GS. Renal damage is the most important predictor of mortality within the damage index: data from LUMINA LXIV, a multiethnic US cohort. Rheumatology (Oxford). 2009;48(5):542-5.
4. Dhillon PK, Adams MJ. Thrombosis in systemic lupus erythematosus: role of impaired fibrinolysis. Semin Thromb Hemost. 2013;39(4):434-40.
5. Fuller R, Pereira RMR. Manual de Reumatologia para Graduação em Medicina. 2. ed. Faculdade de Medicina da Universidade de São Paulo; 2016.
6. Greco CM, Rudy TE, Manzi S. Adaptation to chronic pain in systemic lupus erythematosus: applicability of the multidimensional pain inventory. Pain Med. 2003;4(1):39-50.
7. Kreps A, Paltoo K, McFarlane I. Cardiac Manifestations in Systemic Lupus Erythematosus: A Case Report and Review of the Literature. Am J Med Case Rep. 2018;6(9):180-3.
8. Kumar V, Abbas AK, Fausto N, Aster JC. Robbins and Cotran Pathologic basis of disease. 8th ed. Saunders; 2009.
9. Liu C-C, Kao AH, Manzi S, Ahearn JM. Biomarkers in systemic lupus erythematosus: challenges and prospects for the future. Ther Adv Musculoskelet Dis. 2013;5(4):210-33.

* Medicamento potencialmente perigoso (MPP) ou de alta vigilância (MAV). Requer orientação na prescrição, dispensação e monitoramento do paciente.

10. Mok CC, Birmingham DJ, Ho LY, Hebert LA, Song H, Rovin BH. Vitamin D deficiency as marker for disease activity and damage in systemic lupus erythematosus: a comparison with anti-dsDNA and anti-C1q. Lupus. 2012;21(1):36-42.
11. Rosenbaum JT, Trune DR, Barkhuizen A, et al. Ocular, aural, and oral manifestations. In: Wallace DJ, Hahn BH, editores. Dubois' Lupus Erythematosus and Related Syndromes. 8th ed. Filadélfia: Elsevier; 2013. p. 393.
12. Sammaritano LR, Bermas BL, Chakravarty EE, Chambers C, Clowse MEB, Lockshin MD, et al. 2020 American College of Rheumatology Guideline for the Management of Reproductive Health in Rheumatic and Musculoskeletal Diseases. Arthritis Care Res (Hoboken). 2020;72(4):461-88.
13. Tian X-P, Zhang X. Gastrointestinal involvement in systemic lupus erythematosus: insight into pathogenesis, diagnosis and treatment. World J Gastroenterol. 2010;16(24):2971-7.

9

Neutropenia febril: diagnóstico e tratamento

D&T

Hérico Neto

DEFINIÇÃO

- Febre associada à neutropenia no contexto de pacientes submetidos à quimioterapia citotóxica.*
- Febre:
  - Temperatura oral ≥ 38,3°C em uma aferição OU ≥ 38°C que perdure por pelo menos 1 hora.
  - Aferição axilar é desencorajada pela *Infectious Disease Society of America* (IDSA); entretanto, no Brasil a medida axilar é a mais comumente empregada.
  - Obs. 1: como a temperatura oral é 3 a 4 décimos maior do que a axilar, pode-se aceitar como limiar de febre uma temperatura axilar >37,8°C para o diagnóstico.
  - Obs. 2: mesmo na ausência de febre, alguns pacientes neutropênicos devem ser abordados como se estivessem com neutropenia febril, na vigência de indícios clínicos de infecção como dispneia, hipotensão arterial, hipotermia, dentre outros.

---

* Não utilizar esses conceitos para pacientes com neutropenia de outras causas (p. ex., aplasia medular).

- Neutropenia:
  - Contagem absoluta de neutrófilos < 500 células/mm^3 OU com expectativa de queda para < 500 células/mm^3 nas próximas 48 horas.[†]
  - Profunda: < 100 células/mm^3.
  - Funcional: pacientes com leucemias podem apresentar contagem elevada à custa de blastos, com número reduzido de neutrófilos funcionais. Considerar paciente como alto risco para infecções.

ETIOLOGIA

- Apenas 20 a 30% dos sítios de infecção identificados.
- Bacteremia ocorre em aproximadamente 10 a 25% dos casos (principalmente na vigência de neutropenia intensa).
- Sítios mais comuns variam pouco em relação a pacientes em geral: pulmão, vias urinárias, trato gastrointestinal, pele e tecidos moles.
- Atenção: avaliar sempre a possibilidade de infecção de corrente sanguínea (ICS) relacionada a cateter venoso central (CVC).

INFECÇÕES BACTERIANAS

- Principais situações e agentes patogênicos nesse grupo de pacientes:
  - Maior utilização de fluoroquinolonas e cefalosporinas nas últimas décadas se relaciona ao aumento na incidência de bactérias Gram-negativas multirresistentes (MDR), com destaque para pseudomonas aeruginosa.
  - Utilização de CVC de longa permanência é associada a aumento na incidência de infecções por bactérias Gram-positivas (destaque para *Staphylococcus aureus* oxacilino-resistente – OXA-R).
- Neutropenia intensa e prolongada determina maior incidência de infecções fúngicas invasivas:

---

† Para avaliar provável evolução da contagem neutrofílica, levar em conta tipo e data da última quimioterapia. Por exemplo, se o paciente se apresenta com 900 neutrófilos no 12º dia pós-quimioterapia de um esquema que leva ao vale neutrofílico após 14 a 16 dias, considera-se que este terá queda mantida e, provavelmente, apresentará contagem inferior a 500 leucócitos nos próximos dias.

- Infecções por *Candida* ocorrem em geral após uma semana de neutropenia.
- Infecções por *Aspergillus* (e outros tipos de fungos do tipo "bolor") ocorrem em geral a partir de duas semanas de neutropenia.

DIAGNÓSTICO

- Aferir temperatura na chegada (e após 1 hora, se necessário).
- Avaliar tipo de quimioterapia utilizada e data da última dose para prever evolução de neutrófilos:
  - Em geral, maior risco entre o 10º e o 20º dia pós-quimioterapia.
  - Se não houver informações detalhadas sobre quimioterapia, considerar como paciente de risco todos os que realizaram ciclo nas últimas 6 semanas.
- Administrar antibiótico intravenoso de amplo espectro na primeira hora após chegada do paciente à unidade de saúde antes mesmo de sair o resultado do hemograma.

Anamnese

- Valorizar todas as queixas possivelmente infecciosas, mesmo que inespecíficas.
- Avaliar sobre infecções e uso de antibiótico prévios: maior risco de agente MDR.

Exame físico: busca ativa de sítios infecciosos

- Procurar ativamente por focos de infecção e valorizar pequenas alterações.
  - Esses pacientes em geral não apresentam sinais evidentes de inflamação.
- Pele e partes moles: procurar infecções e/ou possíveis portas de entrada.
- Sítios venosos:
  - Acessos venosos atuais de longa permanência.
  - Avaliar região onde estiveram implantados acessos, já retirados.
  - Avaliar todo e qualquer local de injeções prévias (p. ex., vacinas).
- Oroscopia: procurar mucosite.
- Pulmão: trato respiratório é um dos focos mais frequentes.

- Abdome e períneo:
  - Enterocolite neutropênica deve ser suspeitada na presença de dor abdominal, principalmente em quadrante inferior direito.[‡]
  - Dor à palpação de períneo pode indicar processo infeccioso de alto risco (possível evolução para síndrome de Fournier).
  - Não realizar toque retal (pelo risco de translocação bacteriana).

Exames complementares gerais

- Laboratório:
  - Hemograma, ureia, creatinina, eletrólitos, aminotransferases e bilirrubinas.
- Hemoculturas: pelo menos dois sítios de acesso periférico:
  - Aeróbio e anaeróbio em cada sítio.
  - Se CVC: realizar coleta de cada lúmen (aeróbio e anaeróbio).
- Coleta de culturas:
  - Sempre que houver suspeita de infecção relacionada a cateter de natureza sistêmica (não restrita ao local), colher, imediatamente após a retirada do cateter, dois frascos de hemocultura de veia periférica, de locais diferentes, e encaminhar a ponta do cateter (< 5 cm) para cultura.[§]
  - Não há indicação para cultura da ponta do cateter venoso central na rotina, exceto se houver evidências de infecção relacionada a este ou quando os cateteres são retirados de pacientes gravemente enfermos ou imunodeprimidos.[§]
- Pareamento: se diferença de crescimento > 120 minutos entre central e periférico, considerar ICS relacionada a CVC.[¶]
- Imagem de tórax:
  - IDSA recomenda imagem apenas em pacientes sintomáticos.

---

‡ Exame de imagem (US/TC) pode ser útil para diferenciação diagnóstica com outras doenças, como apendicite e avaliação de complicações, como isquemia intestinal e perfuração.

§ Fonte: Anvisa.

¶ Indicações para retirada do CVC: infecção por pseudomonas, *S. aureus*, fungo ou micobactéria; tunelite ou infecção de bolsa de *port-a-cath*; instabilidade hemodinâmica, endocardite ou evidência de embolia séptica; culturas positivas após 72 horas de terapia adequada. Demais ICS relacionadas a CVC podem ser tratadas com antibioticoterapia sistêmica com ou sem terapia "*lock*".

  - Baixo risco (ver escores a seguir): radiografia.[**]
  - Alto risco (ver escores a seguir): tomografia sem contraste.
- Lavado broncoalveolar:
  - Importância: diagnóstico de hemorragia alveolar e infecções fúngicas.
  - Galactomanana[††] tem maior sensibilidade em relação à cultura de fungos, mantendo alta especificidade, quando analisada no LBA.
  - Considerar pesquisa de galactomanana em todo paciente com quadro pulmonar grave ou que não responde às terapias antimicrobianas instituídas.
- Urina (rotina e urocultura):
  - Solicitar se sinais ou sintomas de infecção do trato urinário (ITU).
  - Solicitar quando houver sonda vesical de demora.
  - Pacientes neutropênicos podem apresentar ITU sem leucocitúria; a presença de marcadores clínicos, com cultura positiva, fecha o diagnóstico.
- Liquor – LCR:
  - Coletar se houver alteração de *status* mental (achado mais frequente), cefaleia, rigidez de nuca ou crises epilépticas novas.
  - Pleocitose deve sempre ser valorizada, mesmo que discreta.
- Fezes:
  - Pesquisar toxina *Clostridium difficile* na ocorrência de diarreia.
  - Coprocultura pode ser útil para pesquisa de *Criptosporidium*.
  - O protoparasitológico de fezes (PPF) deve ser solicitado se houver história de diarreia há mais de 14 dias ou história sugestiva de exposição.

Marcadores de infecção fúngica

- Galactomanana:
  - Falsos positivos: reação cruzada com antibióticos, Histoplasma e *Blastomyces*.
  - Falsos negativos: terapia antifúngica já estabelecida.

[**] Atenção: caso permaneça suspeita de foco respiratório, na vigência de radiografia normal, solicitar tomografia sem contraste.

[††] As galactomananas são polissacarídeos que consistem em um eixo estrutural de manose com grupos laterais de galactose. É um componente da parede da célula do *Aspergillus*, sendo liberada durante o crescimento. A detecção de galactomanana no sangue é utilizada para diagnosticar a aspergilose em seres humanos.

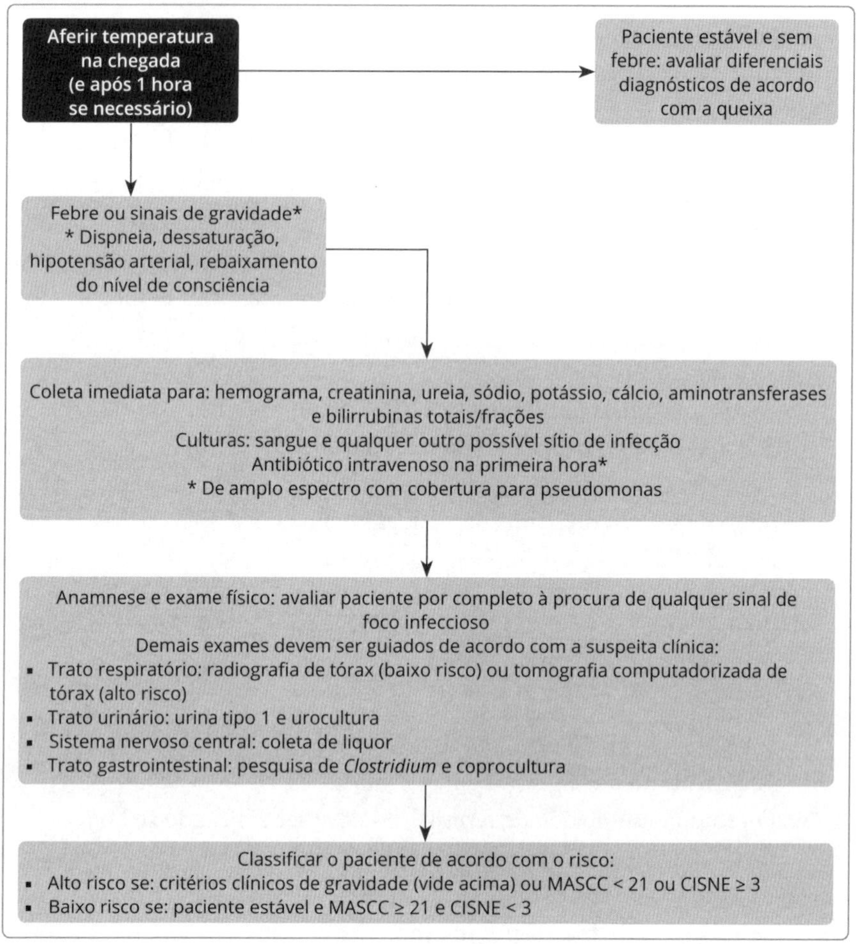

FIGURA 1
Algoritmo para atendimento inicial do paciente oncológico com suspeita de infecção.

- Sensibilidade e especificidade dependem do *cut-off* (limite de corte) utilizado.
- *Cut-off* de 0,5 apresenta sensibilidade de 78% e especificidade de 85%.
- *Cut-off* de 1,5 apresenta sensibilidade de 63% e especificidade de 93%.
- Levando em consideração a prevalência média de aspergilose invasiva nessa população (em torno de 10%). Adotar o *cut-off* = 1,5 com avaliações seriadas diminui o risco de tratar pacientes sem infecção fúngica.

- 1,3-beta-D-glucano (BDG):
  - Carboidrato da parede celular comum a várias espécies de fungos (exceto *Mucorales* e *Cryptococcus* spp.).
  - Falsos positivos: exposição a celulose (gaze, filtros de hemodiálise), bactérias Gram-positivas, utilização de amoxicilina-clavulanato.
  - *Cut-off* varia de acordo com o kit utilizado (avaliar qual é o limiar sugerido pelo teste utilizado no serviço onde o paciente se encontra).

Estratificação de risco

- Métodos disponíveis: classificação clínica e por escores.
- Como utilizar:
  - Aplicar todos possíveis (utilizar *Clinical Index of Stable Febril Neutropenia* – CISNE apenas para tumores sólidos).
  - Se paciente de alto risco por qualquer um dos critérios, conduzir como tal.

Critérios clínicos

- Alto risco:
  - Neutropenia predita prolongada (maior do que 7 dias) e intensa após quimioterapia citotóxica E/OU
  - Condições clínicas desfavoráveis: mau estado geral; comorbidades significativas; hipotensão; alterações neurológicas agudas; lesão hepática (aumento de transaminases igual a 5 vezes o limite superior da normalidade); lesão renal (clearance de creatinina < 30 mL/min); mucosite com repercussão importante (paciente que não consegue se alimentar ou apresenta diarreia intensa); pneumonia; dor abdominal nova.
- Baixo risco: ausência dos critérios já citados → paciente estável com neutropenia que se resolverá em menos de 7 dias.

Escore *Multinational Association for Supportive Care in Cancer* (MASSC)

- Atenção: quanto menor a pontuação, mais grave é o paciente.
  - Pontuação ≥ 21 prediz paciente de baixo risco.
  - Pontuação < 20 prediz paciente de alto risco.

QUADRO 1 Escore *Multinational Associonismo for Supportive Care in Cancer.*

MASSC		Pontos
Intensidade dos sintomas	Assintomático	5
	Sintomas leves	5
	Sintomas moderados ou graves	3
Ausência de hipotensão		5
Ausência de doença pulmonar obstrutiva crônica		4
Tumor sólido ou neoplasia hematológica sem infecção fúngica prévia		4
Ausência de desidratação		3
Não hospitalizado ao aparecimento da febre		3
Idade abaixo de 60 anos		2

Escore *Clinical Index of Stable Febril Neutropenia* (CISNE)

- Avaliação de risco para complicações graves em pacientes com tumores sólidos.
  - 0-2 pontos: baixo risco; candidato à terapia ambulatorial.
  - ≥ 3 pontos: alto risco; realizar tratamento em regime de internação.

QUADRO 2 Escore *Clinical Index of Stable Febril Neutropenia.*

CISNE	Pontos
Performance *status* do *Eastern Cooperative Oncology Group* ≥ 2[1]	2
Hiperglicemia induzida por estresse[2]	2
Doença pulmonar obstrutiva crônica[3]	1
Doença cardiovascular crônica[4]	1
Mucosite grau ≥ 2 pelo *National Cancer Institute*[5]	1
Monócitos < 200 células/UL	1

1. *Eastern Cooperative Oncology Group* ≥ 2 = capaz de autocuidado, porém sem atividades de trabalho e permanece > 50% do dia fora da cama.
2. Glicose inicial ≥ 121 mg/dL, em diabéticos ou em usuários de corticosteroides.
3. Enfisema, bronquite crônica, redução dos volumes expiratórios forçados ou terapia com um dos demais: corticosteroides, oxigênio suplementar ou broncodilatadores.
4. História de doença cardiovascular: insuficiência cardíaca, cardiomiopatia, miocardiopatia hipertensiva, arritmias, doença valvar, outras cardiomiopatias estruturais, cor pulmonale. Exclui história de episódio único de fibrilação atrial.

(continua)

QUADRO 2 Escore *Clinical Index of Stable Febril Neutropenia.* (*continuação*)

CISNE
5. Eritema doloroso, edema, ulcerações irregulares ou pseudomembranas ou dor suficiente para modificação de dieta. A prevalência de complicações graves na coorte de validação foi: ▪ Classe 1 (0 ponto): 1,1% ▪ Classe 2 (1-2 pontos): 6,2% ▪ Classe 3 (≥ 3 pontos): 36%

TRATAMENTO DO PACIENTE DE ALTO RISCO

- Preconizada utilização de betalactâmico capaz de cobrir pseudomonas.

Quando associar vancomicina?

- Critério clínico: instabilidade hemodinâmica.
- Critério microbiológico: cultura prévia para germe Gram-positivo MDR, cultura atual identificando Gram-positivos (antes de sair antibiograma).

PRESCRIÇÃO NA PRÁTICA

Exemplo de prescrição (cada caso deve ser avaliado individualmente e a decisão deve ser tomada pelo médico responsável pelo caso).

- Cefepima 2 g IV a cada 8 horas (evitar em idosos pelo risco potencial de deflagrar delirium).
- Piperacilina-tazobactam 4,5 g IV a cada 8 horas.
- Meropeném 1 g IV a cada 8 horas.
- Não associar aminoglicosídeos de forma empírica:
  - Evidências de não redução de mortalidade.
  - Aumento de eventos adversos, principalmente relacionados à nefrotoxicidade.

- Sítio infeccioso: pneumonia, infecção de pele e partes moles, mucosite grave‡‡ ou suspeita de ICS relacionada a cateter.

Quando associar terapia antifúngica?

- Estratégia de tratamento empírico:
  - Iniciar antifúngicos na persistência de febre após 4 a 7 dias de antibioticoterapia adequada, com duração da neutropenia esperada para além de 7 dias.
- Estratégia de tratamento preemptivo (prevenção adquire um ideal de preservação futura, a preempção advoga ao bem de uma certeza passada):
  - Iniciar antifúngicos se persistência de febre após 4 a 7 dias de antibioticoterapia adequada associada a:
    - Instabilidade clínica.
    - Tomografia computadorizada (TC) de tórax ou seios da face sugestiva de infecção fúngica.
    - Evidência microbiológica: hemocultura, biomarcadores ou reação em cadeia de polimerase (PCR) positivos para fungos.
- Estratégia empírica x preemptiva:
  - Sem diferença em mortalidade e detecção de infecção fúngica invasiva.
  - Menor uso de antifúngicos com terapia preemptiva.
- Qual é o antifúngico a utilizar na terapia empírica do paciente de alto risco?
  - Voriconazol 6 mg/kg IV a cada 12 horas no primeiro dia, seguido de 4 mg/kg IV a cada 12 horas.
  - Anfotericina B lipossomal 3 a 5 mg/kg/dia.
  - Micafungina 100 a 150 mg IV 1x/dia.
  - Caspofungina 70 mg IV no primeiro dia, seguido de 50 mg IV 1x/dia.
  - NÃO utilizar fluconazol para pacientes de alto risco.

Quando associar terapia antiviral?

- Herpes-vírus e varicela-zóster: tratamento apenas se houver evidência clínica ou laboratorial de infecção viral ativa.
- Neutropenia febril não é fator de risco para infecção por citomegalovírus.

---

‡‡ Se paciente em profilaxia prévia com fluoroquinolonas e uso de ceftazidima como antibióticos empíricos, pelo risco de sepse por *Streptococcus viridans*.

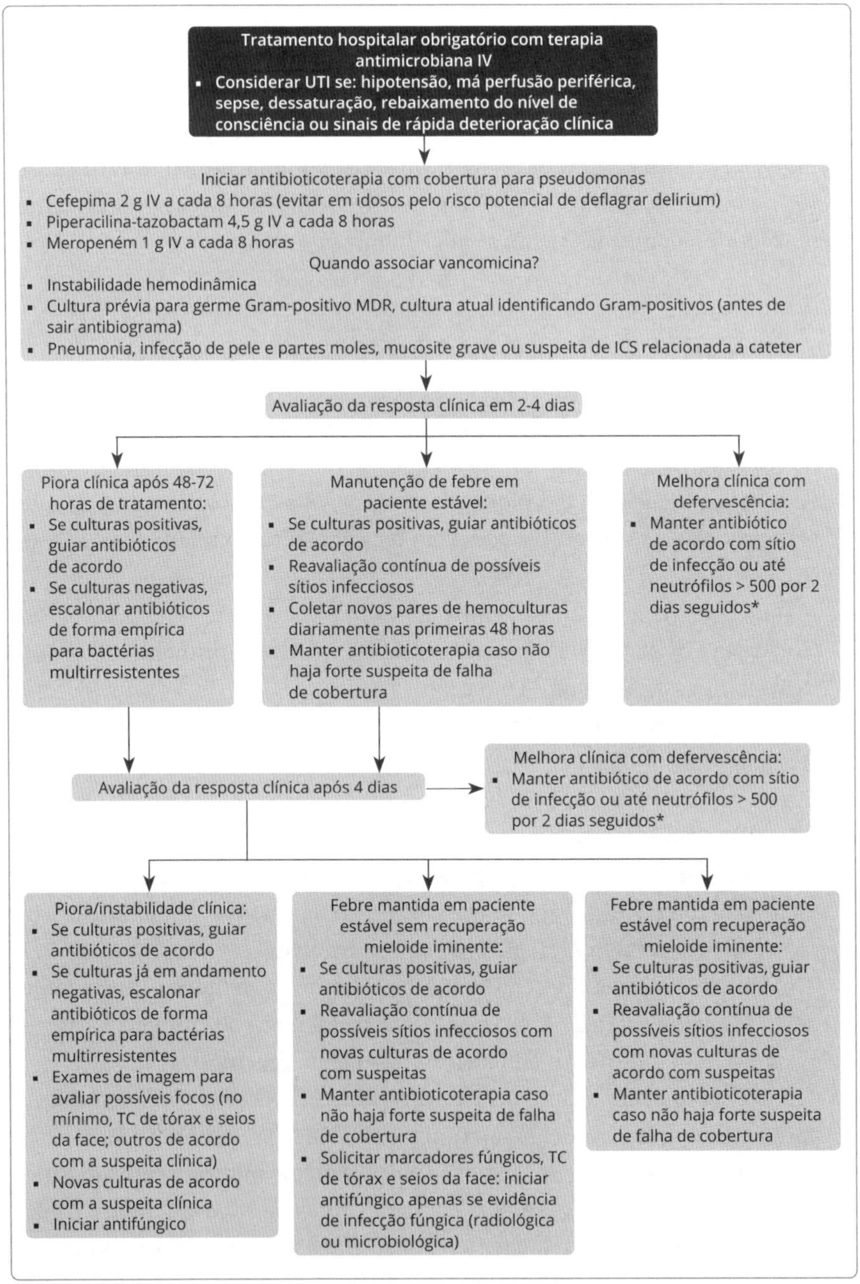

FIGURA 2

Algoritmo para o manejo do paciente de alto risco.

* Caso não seja identificado o sítio.
ICS: infecção de corrente sanguínea; IV: intravenoso; UTI: unidade de terapia intensiva; MDR: bactérias Gram-negativas multirresistentes; TC: tomografia computadorizada.

- Quando há sintomas respiratórios superiores, como coriza ou tosse, avaliar realização de testes para vírus *Influenza* (se disponível no serviço).
- Indicado tratamento com oseltamivir em pacientes que apresentam sintomas gripais e: evidência microbiológica de infecção por *influenza*; história de exposição a indivíduo com *influenza* confirmada; ou em período de surto/epidemia.
  - Dose preconizada: 75 mg a cada 12 horas por 5 dias.

ACOMPANHAMENTO DO PACIENTE DE ALTO RISCO

- Infecções documentadas devem ser tratadas com cobertura guiada por sítio ou resultado de culturas.
- Pacientes instáveis ou em piora clínica após 48 a 72 horas, apesar de terapia apropriada para seu risco, devem ter cobertura ampliada para agentes MDR.
- Manutenção da febre no paciente estável após 2 a 4 dias.
- Coletar novos pares de hemoculturas diariamente nas primeiras 48 horas.
- Reavaliar possíveis sítios de infecção.
- Não alterar esquema antibiótico se não houver forte suspeita de cobertura falha ou piora clínica.
- Manutenção de febre após 4 dias.
- Reavaliar possíveis sítios de infecção.
- Clinicamente estável com recuperação mieloide iminente: conduta expectante; não alterar esquema de tratamento se não houver indícios clínicos, radiológicos ou microbiológicos de cobertura falha.
- Clinicamente estável sem recuperação mieloide aparente: solicitar marcadores fúngicos e TC de tórax e seios da face; iniciar antifúngicos caso os exames sejam indicativos de infecção (estratégia preemptiva).
- Clinicamente instável ou em piora do quadro clínico: exames de imagem para avaliar possíveis focos (no mínimo, TC de tórax e seios da face - avaliar outros sítios de acordo com a suspeita clínica); cultura/biópsia de sítios prováveis de infecção (pesquisar bactérias, fungos e vírus); ampliar cobertura para agentes MDR e iniciar terapia antifúngica (estratégia preemptiva).

TRATAMENTO DO PACIENTE DE BAIXO RISCO

- Podem ser utilizadas drogas via oral ou intravenosa, em regime ambulatorial ou de internação.
- Primeira dose de antibiótico sempre deve ser administrada via intravenosa, em até 60 minutos, na unidade de saúde.
- Somente transicionar para drogas por via oral se paciente com condições adequadas de ingestão e absorção gastrointestinal.

Condições para realização de tratamento ambulatorial

- Avaliar condição clínica geral, entendimento sobre a doença e os riscos, além de suporte social/familiar.
- Assegurar retorno a serviço de saúde, a cada 24 horas, para reavaliação.
- Paciente deve ter condições de transporte para unidade de saúde a qualquer momento, em caso de piora do quadro; de preferência, o transporte não deve demorar mais do que 1 hora.

PRESCRIÇÃO NA PRÁTICA

Exemplo de prescrição (cada caso deve ser avaliado individualmente e a decisão deve ser tomada pelo médico responsável pelo caso).

- Prescrição na prática de antibióticos de escolha para tratamento empírico via oral:
  - Ciprofloxacino 750 mg a cada 12 horas + amoxicilina-clavulanato 500-125 mg a cada 8 horas.
  - Alternativas: levofloxacino 750 mg/dia isolado; ciprofloxacino + clindamicina.
  - Não utilizar fluoroquinolonas se o paciente já utiliza esta classe como profilaxia. Nestes casos, optar por betalactâmicos.
- Atenção: persistência de febre por 48 horas ou sinais de piora clínica indicam internação e tratamento como alto risco.

- Primeira dose de antibiótico já deve ter sido administrada de maneira intravenosa (ver Figura 1)
- Em seguida, transicionar para ciprofloxacino 750 mg a cada 12 horas + amoxicilina-clavulanato 500-125 mg a cada 8 horas

Condições para tratamento ambulatorial:

- Paciente deve ser capaz de entender sobre sua condição, gravidade e riscos
- Suporte familiar e social: garantir presença de apoio caso paciente apresente piora do quadro clínico e precise retornar ao pronto-socorro*
- Capacidade de ingestão/absorção de drogas preservada
- Decisão deve ser compartilhada entre médico e paciente

Tratamento hospitalar:

- Tempo de terapia antibiótica de acordo com o sítio de infecção
- Caso o sítio não seja identificado, manter antibióticos até defervescência com neutrófilos > 500 por 2 dias seguidos
- Se paciente estável, só mudar a terapia antibiótica caso guiado por cultura
- Avaliar diariamente a possibilidade de transição para cuidados ambulatoriais

- Em caso de piora/instabilidade clínica, ou persistência de febre por mais de 48 horas, o paciente deve ser tratado como de alto risco

Tratamento ambulatorial:

- Paciente deve ser reavaliado a cada 24 horas em pronto-socorro ou hospital-dia
- Tempo de terapia antibiótica de acordo com sítio de infecção
- Caso o sítio não seja identificado, manter antibióticos até defervescência com neutrófilos > 500 por 2 dias seguidos
- Se paciente estável, só mudar a terapia antibiótica caso guiado por cultura

- Em caso de piora/instabilidade clínica, ou persistência de febre por mais de 48 horas, o paciente deve ser internado e tratado como de alto risco

FIGURA 3

Algoritmo para o manejo do paciente de baixo risco.

* O paciente não deve gastar mais de 1 hora de transporte entre domicílio e pronto-socorro de referência.

Duração do tratamento

- Pacientes com identificação de sítio infeccioso:
  - Tempo de terapia de acordo com o sítio.
  - Em geral, 10 a 14 dias de antibióticos são suficientes para resolução das infecções mais comuns.
  - Manter tratamento inicial pelo menos até recuperação mieloide (neutrófilos $\geq$ 500 células/mm^3) ou garantia de ausência de infecção.

  - Pacientes com resolução completa da infecção após curso adequado de antibióticos e manutenção de neutropenia: considerar transição para fluoroquinolona profilática via oral.
- Pacientes sem sítio infeccioso identificado:
  - Manter até ausência de febre por pelo menos 2 dias e neutrófilos ≥ 500 células/mm^3.

QUANDO CONSIDERAR PROFILAXIA?

- Pacientes de alto risco, sem febre,[§§] e expectativa de neutropenia prolongada (> 7 dias) e intensa.
- Drogas de escolha: ciprofloxacino ou levofloxacino via oral.

REFERÊNCIAS

1. De Heer K, Gerritsen MG, Visser CE, Leeflang MMG. Galactomannan detection in broncho-alveolar lavage fluid for invasive aspergillosis in immunocompromised patients. Cochrane Database Syst Rev. 2019;5(5):CD012399.
2. Freifeld AG, Bow EJ, Sepkowitz KA, Boeckh MJ, Ito JI, Mullen CA, et al. Clinical Practice Guideline for the Use of Antimicrobial Agents in Neutropenic Patients with Cancer: 2010 Update by the Infectious Diseases Society of America. Clin Infect Dis. 2011;52(4):e56-93.
3. Leeflang MMG, Debets-Ossenkopp YJ, Wang J, Visser CE, Scholten RJ, Hooft L, et al. Galactomannan detection for invasive aspergillosis in immunocompromised patients. Cochrane Database Syst Rev. 2015(12):CD007394.
4. Rodrigues FG, Dasilva G, Wexner SD. Neutropenic enterocolitis. World J Gastroenterol. 2017;23(1):42-7.
5. Taplitz RA, Kennedy EB, Bow EJ, Crews J, Gleason C, Hawley DK, et al. Outpatient management of fever and neutropenia in adults treated for malignancy: American Society of Clinical Oncology and Infectious Diseases Society of America Clinical practice guideline update. J Clin Oncol. 2018;36:1443-53.

[§§] Presença de febre indica tratamento para neutropenia febril, conforme discutido anteriormente.

10

Nódulos tireoidianos: rastreamento e abordagem inicial

Marcos Tadashi Kakitani Toyoshima

DEFINIÇÃO

- Nódulo tireoidiano: lesão dentro da glândula tireoide que é radiologicamente distinta do parênquima tireoidiano adjacente.
- CID 10: E04.1 (bócio não tóxico uninodular); E04.2 (bócio não tóxico multinodular).

SINAIS E SINTOMAS

- Assintomático (na MAIORIA DOS PACIENTES é um achado incidental de exame físico ou de exame de imagem).
- Nódulo visível e/ou palpável em região cervical anterior.
- Dificuldade de deglutição.
- Dor na região anterior do pescoço.
- Rouquidão.
- Tosse frequente.
- Dispneia.
- Se o nódulo for hiperfuncionante, sintomas de hipertireoidismo.

RASTREAMENTO

- O *US Preventive Services Task Force* (USPSTF) não recomenda que o rastreamento de nódulos ou câncer de tireoide seja realizado rotineiramente em pacientes assintomáticos.
- O câncer de tireoide é raro diante da alta prevalência de nódulos tireoidianos.
- Políticas de rastreamento em massa não alteraram a taxa de mortalidade em câncer de tireoide.

QUANDO PESQUISAR NÓDULO TIREOIDIANO?

- Quando notado pelo paciente.
- Quando o paciente se queixa de sinais ou sintomas que possam estar relacionados a nódulos tireoidianos.
- Quando notado pelo médico durante exame físico geral.
- Quando é achado incidental de exame de imagem.

ABORDAGEM INICIAL

- História e exame físico detalhados.
- Dosagem de TSH sérico.
- Ultrassonografia de tireoide.

História e exame físico detalhados

- A história e o exame físico, em geral, têm baixa acurácia para predizer câncer de tireoide.
- Dados de história importantes:
  - História de exposição à radiação em região de cabeça e pescoço.
  - Nódulos de crescimento rápido, sintomas de compressão, endurecidos, pouco móveis, aderidos a planos profundos.
  - Paralisia de corda vocal associada.
  - Linfadenomegalia cervical.
  - Antecedente familiar importante de câncer de tireoide (um ou mais familiares de primeiro grau).

- Antecedente familiar de síndromes genéticas que envolvam o câncer de tireoide (neoplasia endócrina múltipla do tipo 2, complexo de Carney, síndrome de Cowden, síndrome de Pendren, síndrome de Werner, polipose adenomatose familiar).
- Exame físico:
  - Pesquisa de linfadenopatia cervical.
  - Nódulos não palpáveis têm o mesmo risco de malignidade do que os nódulos palpáveis do mesmo tamanho e confirmados por ultrassonografia.

Dosagem de TSH sérico

- TSH abaixo do valor de referência: solicitar exame de cintilografia de tireoide marcado com iodo. Se o nódulo palpável coincidir com imagem de nódulo quente ao exame de cintilografia, o risco de malignidade desse nódulo é muito baixo.
- TSH normal ou elevado: não realizar cintilografia de tireoide.

Ultrassonografia de tireoide

- Realizar em todos os pacientes com nódulos tireoidianos conhecidos ou suspeitos.
- Não realizar o exame de rotina em pacientes sem suspeita de nódulo tireoidiano.

Características ultrassonográficas dos nódulos que oferecem maior risco de malignidade

- Presença de microcalcificações.
- Nódulo hipoecogênico.
- Margens irregulares.
- Na visão transversal do exame, se a altura do nódulo for maior que a sua largura.
- Linfonodomegalia suspeita.
- Vascularização central ao exame de Doppler.

Indicações de punção aspirativa por agulha fina (PAAF) guiada por ultrassonografia

- Nódulos maiores que 1 cm na maior dimensão.
- Obs.: cistos ou nódulos puramente císticos não necessitam ser puncionados.

TABELA 1 Classificação citopatológica de Bethesda (2017), risco de malignidade e manejo recomendado.

Bethesda	Categoria diagnóstica	Risco de malignidade	Manejo usual recomendado
I	Não diagnóstico ou insatisfatório	5-10%	Repetir PAAF guiada por USG
II	Benigno	0-3%	Seguimento clínico e ultrassonográfico
III	Lesão folicular ou atipia de significado indeterminado	6-30%	Repetir PAAF, teste molecular ou lobectomia
IV	Neoplasia folicular ou suspeito para neoplasia folicular	10-40%	Teste molecular ou lobectomia
V	Suspeito de malignidade	45-75%	Tireoidectomia ou lobectomia
VI	Maligno	94-99%	Tireoidectomia ou lobectomia

PAAF: punção aspirativa por agulha fina; USG: ultrassonografia.
Fonte: adaptada de Cibas ES et al., 2017.

REFERÊNCIAS

1. Bibbins-Domingo K, Grossman DC, Curry SJ, Barry MJ, Davidson KW, Doubeni CA, et al. Screening for thyroid cancer: US preventive services task force recommendation statement. JAMA. 2017;317(18):1882-7.
2. Cibas ES, Ali SZ. The 2017 Bethesda System for Reporting Thyroid Cytopathology. Thyroid. 2017;27(11):1341-6.
3. Haugen BR, Alexander EK, Bible KC, Doherty GM, Mandel SJ, Nikiforov YE, et al. 2015 American Thyroid Association Management Guidelines for Adult Patients with Thyroid Nodules and Differentiated Thyroid Cancer: The American Thyroid Association Guidelines Task Force on Thyroid Nodules and Differentiated Thyroid Cancer. Thyroid. 2016;26(1):1-133.

11
Osteoartrite: diagnóstico e tratamento

D&T

Ariel Fernando V. Agreda

DEFINIÇÃO

- A osteoartrite é uma doença articular degenerativa, condição na qual se verifica dano qualitativo e quantitativo da cartilagem articular, determinando neoformação óssea subcondral em associação a algum grau de inflamação secundária.
- A doença caracteriza-se pelo desgaste da cartilagem articular e por alterações ósseas desencadeadas ou agravadas pela ação de fatores biológicos (como genéticos, inflamatórios, metabólicos, hormonais, envelhecimento) e mecânicos (como trauma, displasia óssea, obesidade, desalinhamentos, neuropatias com perda de propriocepção etc.).
- É a forma mais comum de artrite com acentuada variabilidade. No Brasil, a prevalência na população geral é de 4,1% e de 15,8% após 55 anos de idade.

CLASSIFICAÇÃO

- Osteoartrite (OA) única ou múltipla:
  - Tem predileção pelos joelhos, quadris, articulações interfalangianas, primeiras articulações carpometacarpianas (CMC), primeiras articulações metatarsofalangianas (MTP) e articulações apofisárias.
- OA generalizada:

- Implica um subconjunto poliarticular de OA que normalmente envolve articulações interfalangianas distais, base do polegar (primeiras articulações CMC e articulações trapeziosesfoides), primeiras articulações MTF, articulações facetárias cervicais e lombares inferiores, joelhos e quadris.
- Caracteriza-se pelo acúmulo lento de envolvimento de múltiplas articulações ao longo de vários anos.
- O marcador ao exame clínico, para OA generalizada, é a presença de múltiplos nódulos de Heberden, que são nódulos duros posterolaterais das articulações interfalangianas distais, frequentemente acompanhados por nódulos nas articulações interfalangianas proximais (nódulos de Bouchard).
- Não existe um número de articulações afetadas para classificação como OA generalizada, mas as orientações são:
  - Presença de OA na coluna vertebral e pelo menos em outras duas regiões articulares (*American College of Rheumatology* – ACR).
  - Presença de OA nas mãos e pelo menos em outras duas regiões articulares (*European League Against Rheumatism* – EULAR).

QUADRO CLÍNICO

- Dor articular:
  - Do tipo mecânica protocinética: piora com o uso das articulações e alivia com o repouso.
  - Piora no final da tarde e no início da noite, mas também pode piorar pela manhã, logo após o despertar, que dura em torno de 30 minutos.
  - Também pode haver dor noturna na osteoartrite (OA) intensa que pode interferir no sono.
- Limitação de movimento:
  - Amplitude do movimento reduzida, consequência, principalmente, dos osteófitos marginais e espessamento capsular.
- Deformidade articular:
  - Causados por remodelação óssea e da cartilagem, subluxação articular.
  - Sinal de dano articular avançado.
- Instabilidade articular:
  - Ceder ou dobrar é um sintoma comum.

  - Ocasionalmente, as pessoas podem tropeçar e cair, mas geralmente é um sentimento de apreensão e falta de confiança para carregar o peso.
- Quadro clínico da OA de mãos:
  - Dor.
  - Rigidez.
  - Incapacidades: manuseio de chaves, talheres, dificuldade para escrita, abrir potes, abotoadura.
  - Nódulos ósseos.
  - Desvios articulares.
  - Perda de força da preensão palmar.
  - Perda de força para pinça.
  - Rizartrose: dor em face volar e dorsorradial da mão.
- Quadro clínico da OA de quadril:
  - Dor em região inguinal, glútea e face anterior da coxa.
  - Rigidez.
  - Perda de mobilidade: rotação interna com a coxa fletida.
  - Incapacidades: entrar e sair do carro, colocar sapatos.
  - Marcha antálgica.
- Quadro clínico da OA de joelhos:
  - Dor.
  - Rigidez.
  - Perda funcional: ajoelhar, pegar objetos no chão, subir escadas.

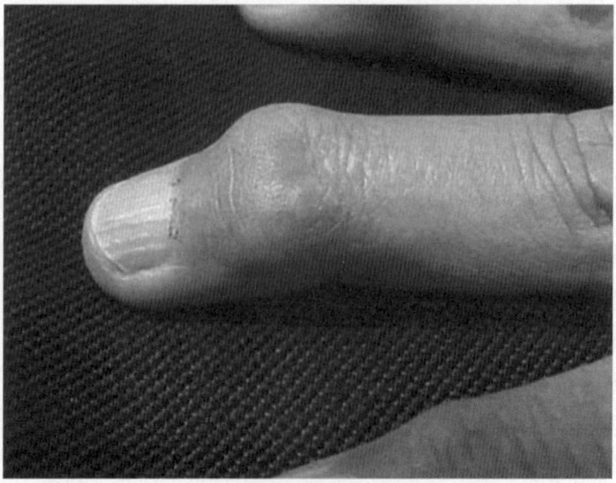

FIGURA 1
Nódulos de Heberden.

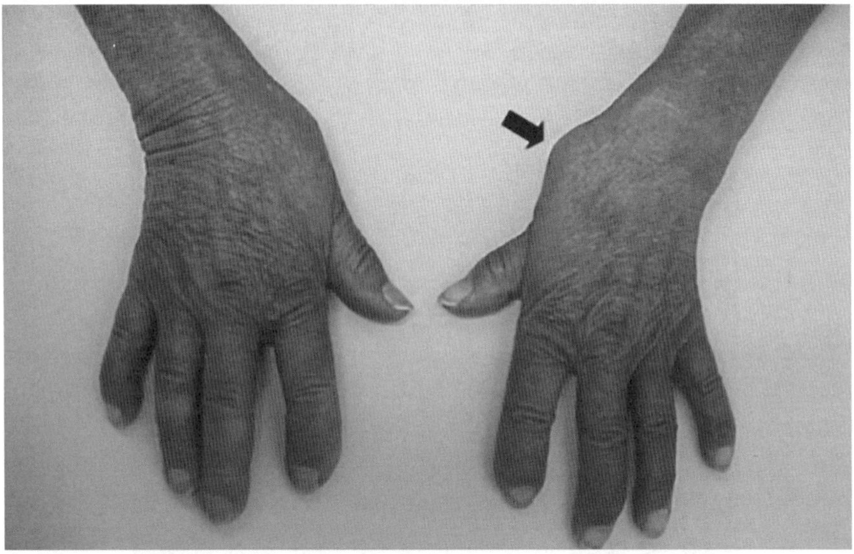

FIGURA 2
Osteoartrite da articulação carpometacarpiana do polegar ou rizartrose.

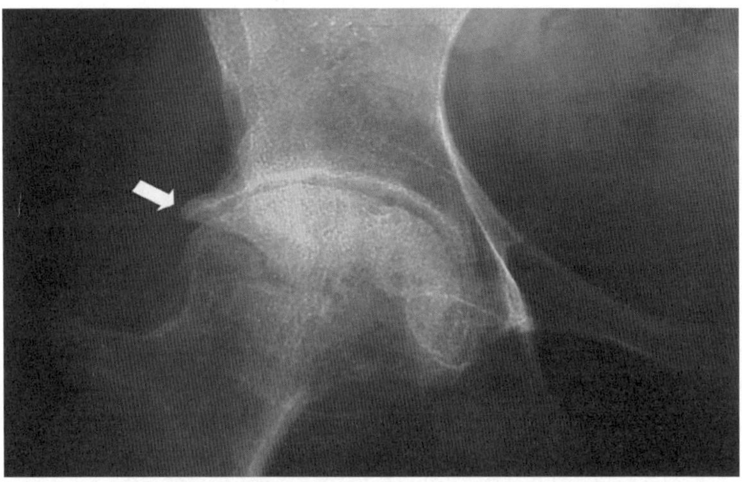

FIGURA 3
Radiografia de quadril. Notar redução significativa do espação articular e um grande osteófito acetabular (seta).

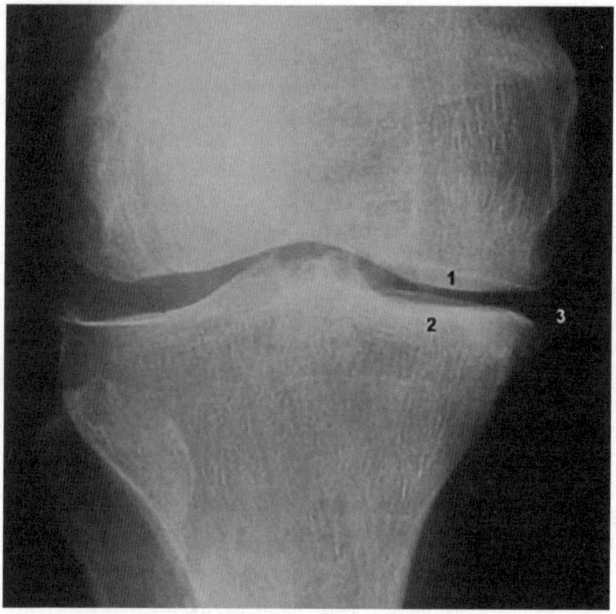

FIGURA 4
Radiografia de joelhos: (1) redução do espaço articular, (2) esclerose óssea subcondral e (3) osteófitos.

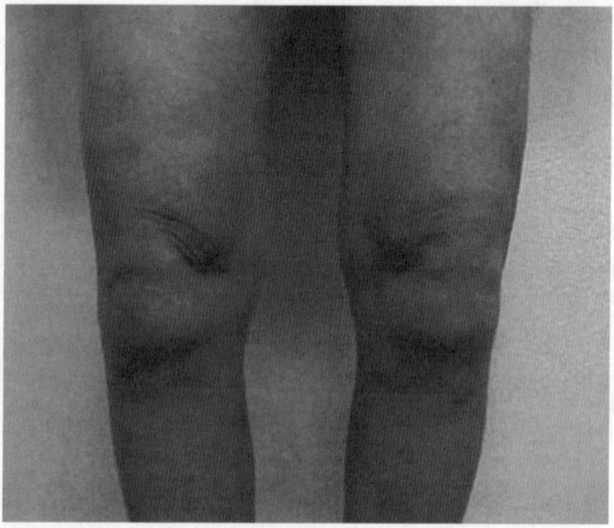

FIGURA 5
Osteoartrite dos joelhos com deformidade em varo.

DIAGNÓSTICO

- O diagnóstico é clínico (dor na articulação acometida) e pode ser complementado com exame de imagem, principalmente a radiografia da articulação acometida. É possível solicitar também tomografia ou ressonância magnética, dispensável na maioria das vezes.
- Radiografia convencional:
  - Permite a detecção de características incluindo osteófitos marginais, estreitamento do espaço articular, esclerose subcondral e cistos.
  - Pode ser usada para medir o estreitamento do espaço articular.
- Ressonância magnética:
  - Não é necessária para a maioria dos pacientes com sintomas sugestivos de osteoartrite (OA).
  - Pode identificar OA em estágios iniciais da doença.
  - A sensibilidade da ressonância magnética é menor do que a das técnicas clínicas e radiográficas no diagnóstico da OA, e não há indicação do uso na prática clínica de rotina, para o diagnóstico de OA.

Critérios de diagnóstico

QUADRO 1 Critérios de classificação da osteoartrite de mãos (ACR, 1990).

1. Dor ou rigidez das mãos na maior parte dos dias do último mês
2. Alargamento do tecido duro articular em duas ou mais de dez articulações selecionadas
3. Edema em duas ou menos articulações metacarpofalangianas
4a. Alargamento do tecido duro em duas ou mais articulações interfalangianas
4b. Deformidade em duas ou mais de dez articulações selecionadas
Admite-se a osteoartrite quando estão presentes os itens 1, 2, 3, 4a ou 1, 2, 3, 4b

QUADRO 2 Critérios de classificação da osteoartrite de joelhos (ACR, 1986).

Clínico	Clínico e radiográfico
1. Dor nos joelhos na maior parte dos dias do último mês	1. Dor nos joelhos na maior parte dos dias do último mês
2. Crepitação na movimentação ativa	2. Osteófitos à radiografia
3. Rigidez manual com duração ≤ 30 minutos	3. Líquido sinovial típico de osteoartrite
4. Idade ≥ 38 anos	4. Idade ≥ 40 anos
5. Alargamento ósseo no exame físico do joelho	5. Rigidez matinal com duração ≤ 30 minutos
	6. Crepitação na movimentação ativa
Admite-se osteoartrite quando estão presentes os itens:	
1, 2, 3, 4 ou 1, 2, 5 ou 1, 4, 5	1, 2 ou 1, 3, 5, 6 ou 1, 4, 5, 6

QUADRO 3 Critérios de classificação da osteoartrite de joelhos (ACR, 1986).

Clínico e radiográfico
1. Dor nos quadris na maior parte dos dias do último mês
2. Hemossedimentação ≤ 20 mm/h
3. Osteófitos femorais e/ou acetabulares à radiografia
4. Redução do espaço articular à radiografia
Admite-se a osteoartrite quando estão presentes os itens 1, 2, 3 ou 1, 2, 4, 5 ou 1, 3, 4

TRATAMENTO

- Objetivos:
  - Alívio de sintomas.
  - Redução da incapacidade funcional e melhora funcional:
    - Prevenção de quedas.
    - Independência funcional.
    - Manutenção da capacidade laboral.
  - Retardo da progressão da doença.

Tratamento não farmacológico

- Educação:
  - Orientação sobre a doença.
  - Explicar que não é consequência da idade.
  - Associação a fatores mecânicos.
  - O paciente é o agente do tratamento; somente medicamentos não resolvem.
- Redução da carga articular:
  - Todas as medidas para minimizar a carga sobre determinado segmento musculoesquelético.
- Perda de peso:
  - Se sobrepeso ou obesidade.
  - Meta: perda de 2 pontos do índice de massa corpórea ou 10% do peso.
- Exercício físico:
  - Aeróbico de baixo impacto: caminhada, hidroginástica, natação, remo, bicicleta.
  - Alongamento.
  - Fortalecimento muscular.
  - Equilíbrio – recomendação condicional (baixa evidência).
- Práticas mente-corpo:
  - Tai chi – joelhos e quadris (recomendação forte).
  - Yoga – joelho (recomendação condicional).
  - Terapia cognitivo-comportamental (recomendação condicional).
- Órtese:
  - De mão – osteoartrite CMC (recomendação forte), condicional para outras articulações.
- Assistência à deambulação:
  - Bengala – quadril e joelho (recomendação forte).
  - Braçadeira tibiofemoral – joelho (recomendação forte).
  - Braçadeira patelofemoral (recomendação condicional).
- Acupuntura:
  - Recomendação condicional.
- Métodos físicos:
  - Calor ou frio – mão, quadril e joelho (recomendação condicional).
- Ablação por radiofrequência – joelho (recomendação condicional).

Tratamento farmacológico

- Sintomáticos:
  - Analgésicos comuns:
    - Dipirona.
    - Acetaminofeno: recomendação condicional a favor, ACR 2020 e efeito sintomático questionável.
  - Anti-inflamatório não esteroide (AINE) tópico:
    - Joelho (recomendação forte).
    - Mãos (recomendação condicional).
  - Capsaicina tópica:
    - Joelho (recomendação condicional a favor), ACR 2020.
  - AINE oral:
    - Fortemente recomendado.
    - Inibidores seletivos e não seletivos de cicloxigenase-2.
    - Menor dose e tempo possíveis.
    - Períodos de piora da dor e inflamação.
    - Atenção para efeitos adversos: trato gastrointestinal, renais e cardiovasculares.
    - Grupos de risco: idosos, doente renal crônico, uso concomitante de corticoide, antiagregante plaquetário e anticoagulantes.
  - Duloxetina:
    - Recomendação condicional a favor, ACR 2020.
  - Tramadol:
    - Recomendação condicional a favor, ACR 2020.
- Recomendação condicional contra, ACR 2020:
  - Colchicina.
  - Vitamina D.
  - Bisfosfonatos.
  - Hidroxicloroquina.
  - Metotrexato.
  - Glicosamina e condroitina (joelho e quadril).
- Intra-articular:
  - Corticoide articular:
    - Osteoartrite de joelhos e quadril (recomendação forte).
    - Guiado por ultrassom em quadril.
  - Ácido hialurônico:

- Joelhos e primeira CMC (recomendação condicional contra), ACR 2020.
- Quadril (recomendação forte contra).

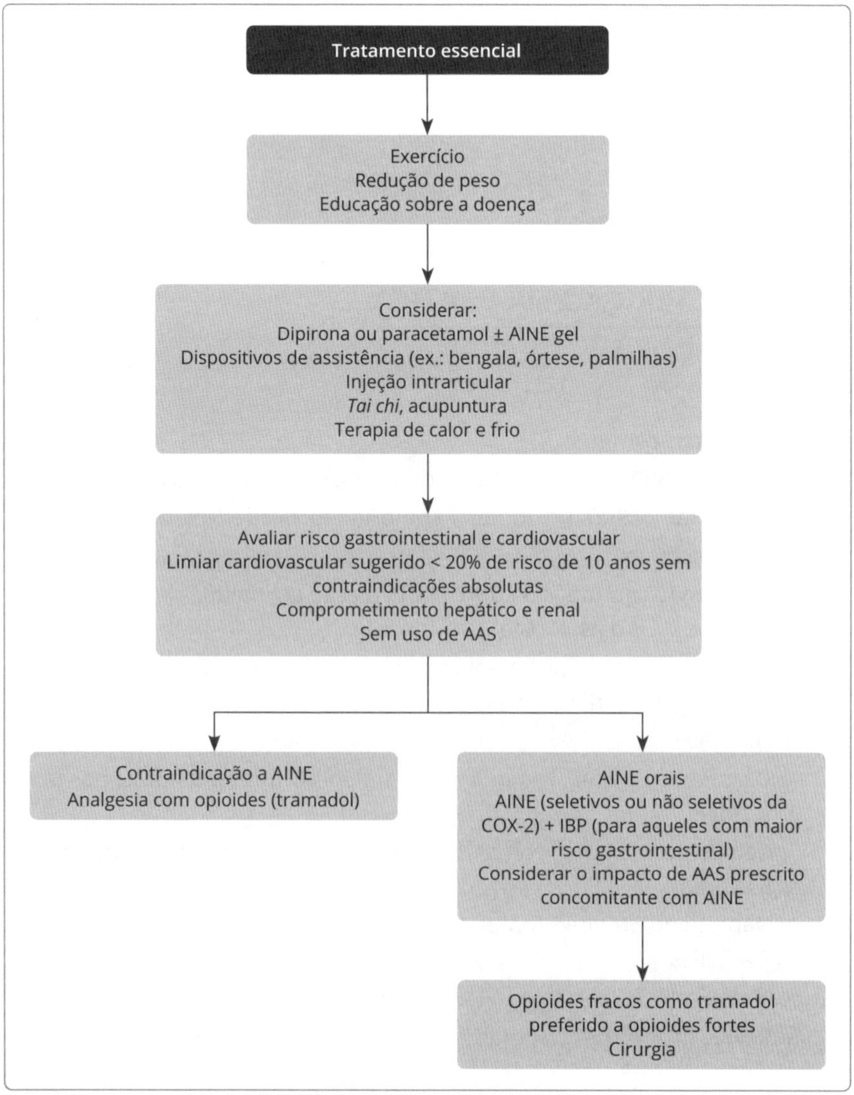

FIGURA 6

Algoritmo para o tratamento da osteoartrite.

AAS: ácido acetilsalicílico; AINE: anti-inflamatório não esteroide; IBP: inibidor da bomba de prótons.
Fonte: adaptado Adebajo A, 2012.

- Cirurgia:
  - Doença grave (lesão em imagem).
  - Limitação funcional e dor sem resposta ao tratamento clínico.
  - Ausência de contraindicações clínicas e ortopédicas.
  - Vontade do paciente.
  - Opções:
    - Osteotomia.
    - Artroplastia.
    - Artroscopia.

PRESCRIÇÃO NA PRÁTICA

Exemplo de prescrição (cada caso deve ser avaliado individualmente e a decisão deve ser tomada pelo médico responsável pelo caso).

- Analgésicos comuns:
  - Dipirona 500 mg, tomar 1 a 2 comprimido a cada 6 horas, VO.
  - Paracetamol 500 mg, tomar 1 comprimido a cada 6 horas, VO.
- AINE tópico:
  - Diclofenaco gel, aplicar sobre a articulação acometida de até 3-4 x/dia, por 5 a 7 dias, tópico.
  - Cetoprofeno gel, aplicar sobre a articulação acometida de até 3-4 x/dia, por 5 a 7 dias, tópico.
- AINE oral:
  - Diclofenaco 50 mg, tomar 1 comprimido VO a cada 8 horas, por 5 a 7 dias.
  - Cetoprofeno 50 mg, tomar 1 comprimido VO a cada 8 horas, por 5 a 7 dias.
  - Naproxeno 500 mg, tomar 1 comprimido VO a cada 8 horas, por 5 a 7 dias.
  - Meloxicam 7,5 mg, tomar 1 comprimido ao dia VO, por 5 a 7 dias.
  - Celecoxibe 200 mg, tomar 1 comprimido 1-2 x/dia VO, por 5 a 7 dias.
- Opioides:
  - Tramadol 50 mg, tomar 1 comprimido a cada 6 horas, VO.

REFERÊNCIAS

1. Adebajo A. Non-steroidal anti-inflammatory drugs for the treatment of pain and immobility-associated osteoarthritis: consensus guidance for primary care. BMC Fam Pract. 2012;13:23.
2. Carreira ACG, Jones A, Natour J. Assessment of the effectiveness of a functional splint for osteoarthritis of the trapeziometacarpal joint on the dominant hand: a randomized controlled study. J Rehabil Med. 2010;42(5):469-74.
3. Fuller R, Pereira RMRP. Manual de Reumatologia para Graduação em Medicina. 2nd ed. Pontes; 2016.
4. Glyn-Jones S, Palmer AJR, Price AJ, Vincent TL, Weinans H, Carr AJ. Osteoarthritis. Lancet. 2015;386(9991):376-87.
5. Hayashi D, Roemer FW, Guermazi A. Imaging for osteoarthritis. Ann Phys Rehabil Med. 2016;59(3):161-9.
6. Kolasinski SL, Neogi T, Hochberg MC, Oatis C, Guyatt G, Block J, et al. 2019 American College of Rheumatology/Arthritis Foundation Guideline for the Management of Osteoarthritis of the Hand, Hip, and Knee. Arthritis Rheumatol. 2020;72(2):220-33.
7. Meneses SR, Goode AP, Nelson AE, Lin J, Jordan JM, Allen KD, et al. Clinical algorithms to aid osteoarthritis guideline dissemination. Osteoarthritis Cartilage. 2016;24(9):1487-99.
8. Nelson AE, Allen KD, Golightly YM, Goode AP, Jordan JM. (2014, June). A systematic review of recommendations and guidelines for the management of osteoarthritis: the chronic osteoarthritis management initiative of the US bone and joint initiative. Semin Arthritis Rheum. 2014;43(6):701-12.
9. Neto NSR, Fuller R. Osteoartrite. Manual do residente de clínica médica. 2nd ed. Barueri: Manole; 2017.
10. Roemer FW, Eckstein F, Hayashi D, Guermazi A. The role of imaging in osteoarthritis. Best Pract Res Clin Rheumatol. 2014;28(1):31-60.

12

Síndrome consumptiva: diagnóstico e tratamento

D&T

Raif Restivo Simão

Anna Louise Stellfeld Monteiro

Felipe Carvalho Barros Sousa

Glauco Cabral Marinho Plens

DEFINIÇÃO

- Perda de 5% do peso em 6-12 meses.
- Em pacientes com mais de 100 kg, uma perda ponderal de 5 kg já é considerada significativa e, se não intencional, deve ser investigada.
- Outros termos frequentemente associados, porém distintos, são:
  - Caquexia: perda ponderal advinda da perda de massa muscular.
  - Sarcopenia: conceito geriátrico que engloba perda de massa e força musculares.

DIAGNÓSTICO

- Deve ser individualizado. É extremamente importante realizar anamnese e exame clínico detalhados, considerando as possíveis causas, e, assim, individualizar a investigação complementar para cada paciente.

Anamnese

- Deve-se quantificar a perda ponderal, questionar a duração de tal queixa, alterações de apetite, realização de atividades físicas e indagar sobre queixas ativas e sintomas que possam direcionar a investigação: saúde oral, alterações de humor, sudorese, disgeusia, disfonia, disfagia, odinofagia, febre, tosse, dispneia, ortopneia, dispneia paroxítica noturna, dores, alterações de trato geniturinário, alterações de trato gastrointestinal, náuseas e vômitos, por exemplo.

- Em se tratando de pacientes idosos, é fundamental recordar os 9 "D's" (Quadro 1), uma forma de memorizar as causas de perda ponderal mais comuns em pacientes desse grupo específico. São eles:
  - Dentição: atentar para eventual necessidade de prótese dentária ou prótese mal ajustada.
  - Disgeusia: alteração de paladar, que pode ser causada por diversas medicações, por exemplo. É importante recordar que muitos desses pacientes são submetidos a polifarmácia.
  - Disfagia: alterações de deglutição, por causas orais, esofágicas ou outras.
  - Diarreia: leva à perda de nutrientes que, muitas vezes, não são suficientemente repostos na alimentação.
  - Doenças crônicas: muitas dessas doenças cursam com perda ponderal. Por isso, deve-se sempre checar se as comorbidades do paciente estão sendo tratadas de modo adequado.
  - Demência: pode cursar com alterações neurológicas que inviabilizam ou dificultam horários de alimentação, o acesso à comida e a alimentação adequada.
  - Depressão: condição clínica frequentemente subdiagnosticada em idosos, apesar de não ser rara nessa população.
  - Disfunção: dependência para atividades básicas e instrumentais de vida diária. Muitos pacientes apresentam perda ponderal por serem incapazes de preparar suas refeições ou mesmo por dificuldade de acesso aos alimentos.
  - Drogas: efeitos colaterais de medicações de uso contínuo ou esporádico (incluindo fitoterápicos) ou de drogas (lícitas ou ilícitas). Entre as principais estão anticonvulsivantes, antidiabéticos, antitireoidianos e inibidores de acetilcolinesterase.
- Em resumo, essas são as causas de perda ponderal não intencional. Os nove "D's" a serem investigados em quadro de síndrome consumptiva:
  - Dentição.
  - Disgeusia.
  - Disfagia.
  - Diarreia.
  - Doenças crônicas.

- Depressão.
- Demência.
- Disfunção.
- Drogas.

Exame físico

- As alterações de exame físico são variáveis e dependem da etiologia do quadro.
- Achados comuns em casos mais avançados incluem: redução do índice de massa corpórea – IMC (< 18,5 kg/m^2), diminuição de musculatura da região temporal com afundamento das têmporas, acentuação de proeminências ósseas e redução da circunferência das panturrilhas (< 31 cm).
- O exame físico deve conter:
  - Geral qualitativo: qualificação do grau de coloração de mucosas, de hidratação, de icterícia, de cianose.
  - Geral quantitativo: aferição de peso, altura, IMC, temperatura axilar, pressão arterial, frequência cardíaca, frequência respiratória, saturação periférica de O_2, tempo de enchimento capilar, circunferência de panturrilhas.
  - Oroscopia: análise de dentição, presença de lesões em cavidade oral, presença de monilíase oral, glossite, queilite angular, halitose.
  - Cutâneo: pesquisa de aranhas vasculares, lesões ou infecções cutâneas, análise dos fâneros.
  - Neurológico: nível de consciência, orientação temporoespacial, testes cognitivos e exames para avaliação de demência, avaliação de pares cranianos.
  - Cabeça e pescoço: palpação de tireoide.
  - Palpação de cadeias linfonodais.
  - Cardiovascular: ausculta cardíaca, pesquisa de estase jugular, refluxo hepatojugular, palpação de pulsos periféricos.
  - Pulmonar: ausculta e percussão pulmonares.
  - Abdominal: pesquisa de circulação colateral, flapping, palpação com pesquisa de massas e visceromegalias, pesquisa de sinais de ascite, hepatimetria, palpação hepática, percussão e palpação do baço, pesquisa de dor à palpação, toque retal.
  - Ginecológico: inspeção genital à procura de lesões e infecções; em mulheres: toque vaginal, exame especular.

- Membros: pesquisa de edema periférico.

Exames complementares

- Exames de avaliação inicial:
  - Exames laboratoriais: hemograma completo, VHS, PCR, glicemia de jejum, ureia, creatinina, TGO (AST), TGP (ALT), fosfatase alcalina, gama glutamil transferase, eletrólitos, eletroforese de proteínas séricas, TSH, T4 livre, sorologias (HIV, sífilis, VHB, VHC), ácido fólico, vitamina B12, perfil de ferro (ferro, ferritina, transferrina, saturação de transferrina, capacidade total de ligação ao ferro), proteínas totais e frações, DHL, urina tipo 1 (EAS).
  - Exames de imagem: radiografia de tórax, ultrassonografia de abdome.
  - Outros: rastreamento de neoplasias baseado em evidências, de acordo com sexo e faixa etária (Quadro 1).

QUADRO 1 *US Preventive Service Task Force* – Recomendações de rastreamento de neoplasias com nível de evidência A e B.

	Grau de evidência	Data de liberação da recomendação
Rastreamento para câncer de mama A USPSTF recomenda realizar mamografia de rastreamento, com ou sem exame das mamas, a cada 1-2 anos, para mulheres com 40 anos ou mais	B	Setembro de 2002
Rastreamento para câncer de colo de útero A USPSTF recomenda rastreamento para câncer de colo de útero a cada 3 anos, com colpocitologia oncótica, em mulheres entre 21-29 anos. Para mulheres entre 30-65 anos, a USPSTF recomenda rastreamento a cada 3 anos com colpocitologia oncótica; a cada 5 anos com pesquisa de HPV de alto risco; ou a cada 5 anos com colpocitologia oncótica somada à pesquisa de HPV de alto risco	A	Agosto de 2018

(continua)

QUADRO 1 *US Preventive Service Task Force* – Recomendações de rastreamento de neoplasias com nível de evidência A e B. (*continuação*)

	Grau de evidência	Data de liberação da recomendação
Rastreamento para câncer colorretal A USPSTF recomenda rastreamento para câncer colorretal para pacientes entre 50-75 anos	A	Junho de 2016
Rastreamento para câncer de pulmão A USPSTF recomenda rastreamento anual para câncer de pulmão com tomografia computadorizada de baixa dose em adultos entre 55-80 anos, que tenham carga tabágica maior ou igual a 30 maços/ano e que sejam tabagistas ativos ou com cessação há menos de 15 anos O rastreamento deve ser descontinuado caso o paciente não tenha fumado tabaco nos últimos 15 anos ou caso desenvolva um problema de saúde que limite substancialmente a expectativa de vida ou o *status-performance* para ser submetido a cirurgia curativa	B	Dezembro de 2013
Aconselhamento sobre câncer de pele A USPSTF recomenda aconselhamento de adultos jovens, adolescentes, crianças e pais de crianças sobre a minimização da exposição à UV para pacientes entre 6 meses e 24 anos com tipos de pele clara, a fim de reduzir o risco de desenvolvimento de câncer de pele	B	Março de 2018

HPV: papilomavírus humano; USPSTF: US Preventive Service Task Force; UV: radiação ultravioleta.
Fonte: traduzido e adaptado de https://www.uspreventiveservicestaskforce.org/Page/Name/uspstf-a-and-b-recommendations/.

- Conforme a presença de queixas gastrointestinais, indicar de acordo com as evidências: radiografia de esôfago contrastada, endoscopia digestiva alta, colonoscopia, anticorpo antiendomísio, análise de fezes (pesquisa de gordura e linfócitos nas fezes).

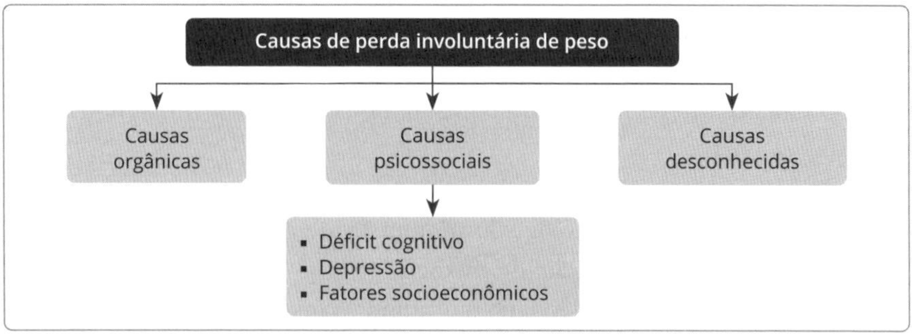

FIGURA 1
Algoritmo para causas de perda ponderal involuntária.

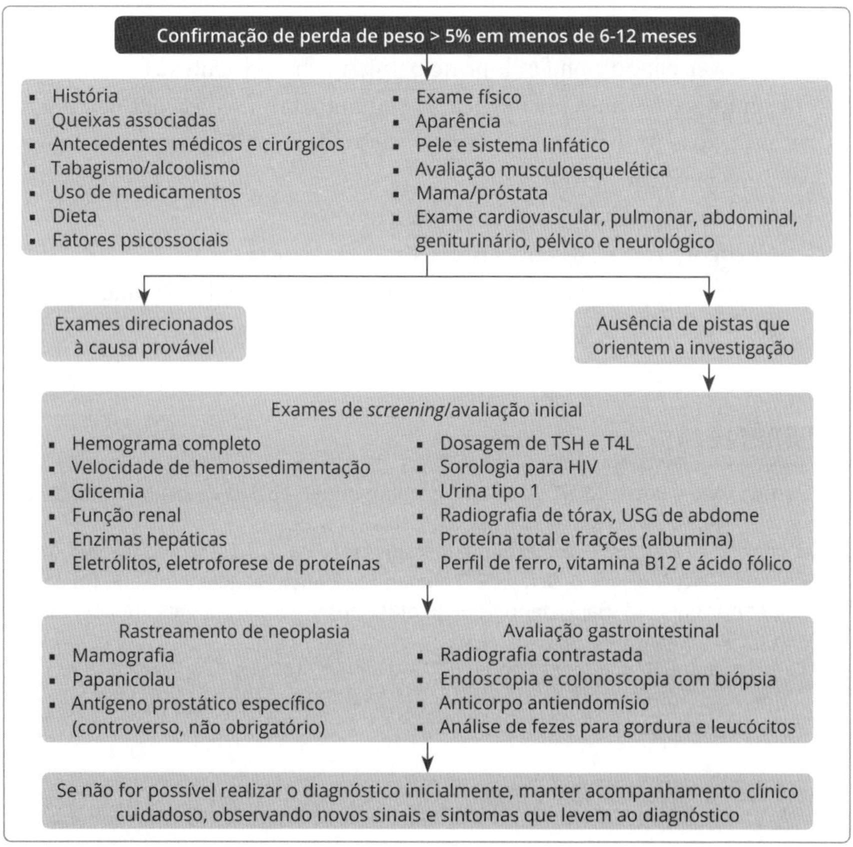

FIGURA 2
Algoritmo de investigação de perda ponderal.

TSH: hormônio estimulante da tireoide; T4L: tiroxina livre; USG: ultrassonografia.

TRATAMENTO

- O tratamento deve ser individualizado, de acordo com o diagnóstico de cada paciente.
- A abordagem multidisciplinar é fundamental: o paciente deve, idealmente, ser avaliado por fonoaudiólogo, nutricionista, dentista, psicólogo, fisioterapeuta e educador físico, além do médico.
- Deve-se elaborar dieta adequada que supra as necessidades fisiológicas do paciente e lhe permita recuperar o peso perdido.
- O IMC que define eutrofia na população geral encontra-se entre 18,5-25 kg/m^2.
- Em idosos, porém, o IMC alvo está entre 22-27 kg/m^2.
- Ademais, existem algumas medicações utilizadas para estimular o apetite e promover ganho ponderal, principalmente em pacientes com síndrome consumptiva de causa oncológica. No entanto, tais medicações não devem ser utilizadas rotineiramente: em vez disso, deve-se diagnosticar e tratar a causa da perda de peso.
- Medicamentos utilizados após rigorosa análise:
  - Corticosteroides: dexametasona 4 mg VO 1x/dia.
  - Progestágenos: acetato de medroxiprogesterona 1 g IM 1x/dia.
  - Antidepressivos: mirtazapina 15-45 mg VO 1x/dia.

REFERÊNCIAS

1. Macedo AV de, Rocha MOC. Avaliação e tratamento da perda de peso involuntária e significativa. Rev Med Minas Gerais. 2010;20(1):115-23.
2. Martins M, et al. Manual do residente de clínica médica. 2. ed. Barueri: Manole; 2017.
3. Schulber GHC, Mulsant B, Schulz R, Rollman BL, Houck PR, Reynolds C F. Characteristics and course of major depression in older primary care patients. Int J Psychiatry Med. 1998;28(4):421-36.
4. USPSTF A and B Recommendations. U.S. Preventive Services Task Force, 2019.

13

Transtorno depressivo maior: diagnóstico e tratamento

Daniela Engelender Abreu

Renato Antunes dos Santos

DEFINIÇÃO

- O termo "depressão" adquiriu significado popular. No entanto, no campo da saúde mental se refere à variação do humor caracterizada por tristeza (hipotimia), vazio (anedonia), ansiedade, falta de motivação, vontade (hipobulia ou abulia) e desesperança.
- Existem diversas classificações em saúde mental, sendo as mais utilizadas em nosso meio na clínica o CID (atualmente em sua 11ª edição) e, nas publicações científicas de origem norte-americana, o *Diagnostic and Statistical Manual of Mental Disorder* – DSM (atualmente na 5ª edição).
- Didaticamente, vamos nos concentrar na depressão maior, na depressão menor e na distimia.
- Os sintomas depressivos podem estar presentes no transtorno depressivo, bem como em outras condições clínicas: transtorno bipolar, esquizofrenia, transtornos de ansiedade, transtorno depressivo relacionado ao uso de substâncias psicoativas (p. ex., abstinência de cocaína e intoxicação por depressores), sequela de lesão em sistema nervoso central ou secundária a outras condições clínicas ou ao uso de medicamentos como para hipotireoidismo, anemias importantes, síndromes paraneoplásicas, uso de corticoesteroides e imunomoduladores.
- O transtorno depressivo maior tem etiologia multifatorial, sendo uma combinação de fatores psicossociais, ambientais e genéticos.
- Estima-se que em torno de 15% da população mundial será diagnosticada com transtorno depressivo ao longo da vida, sendo considerada uma das

principais causas de incapacidade laboral no mundo. É duas vezes mais frequente em mulheres, com início entre 20-25 anos e pico entre 15-45 anos de idade.

DIAGNÓSTICO

- Explique para os seus pacientes a diferença entre tristeza e depressão.
- A tristeza é um sentimento passageiro.
  - Tem motivo.
  - É uma reação psicológica normal e natural que não indica nenhum transtorno mental. A pessoa sabe que está triste.
  - A pessoa triste pode ter sintomas no corpo, como sentir aperto no peito, taquicardia, chorar.
- Fale para seus pacientes que, nos casos de depressão, não tenham vergonha de procurar ajuda! Familiares, amigos, colegas, guias espirituais, profissionais de saúde.

Sinais e sintomas

Quando suspeitar?

- O quadro clínico é complexo e pode comprometer diferentes esferas do funcionamento do indivíduo.
- O diagnóstico é baseado na anamnese, história clínica e exame do estado mental. Na maioria das vezes, mais de um encontro, com tempo disponível para escuta, será fundamental para excluir diagnósticos diferenciais.
- Existem testes e escalas disponíveis para avaliação, sendo úteis como guias referenciais sobre "o que perguntar?", porém estes não substituem uma boa anamnese.
- Pela CID-10, o diagnóstico é estabelecido quando pelo menos 5 dos sintomas a seguir estão presentes, em um período de ao menos 2 semanas (a presença dos 2 primeiros dos sintomas a seguir é imperativa):
  - Humor deprimido na maior parte do dia.
  - Perda do interesse ou do prazer em todas ou quase todas as atividades diárias.
  - Alterações do sono (insônia ou hipersonia).
  - Alterações do peso sem motivo aparente (5% ao longo do mês).

  - Lentificação ou agitação psicomotora observada por terceiros.
  - Fadiga e/ou perda de energia.
  - Falta de concentração e/ou incapacidade de tomar decisões.
  - Pensamentos de culpa excessiva ou menos-valia.
  - Pensamentos recorrentes de morte e/ou ideação suicida.
- Caracteristicamente, a depressão apresenta distúrbios nas seguintes esferas do exame mental:
  - Humor:
    - Deprimido (hipotimia), caracterizando-se tristeza e sofrimento ativamente produtivos.
    - Disforia: apresentando quadro de ansiedade e/ou irritabilidade.
    - Anedonia: sensação de "falta de sensações".
    - "Achatado": com redução da capacidade de modular sua intensidade, quando o paciente se queixa de "não conseguir ficar mais nem muito feliz, nem muito triste".
  - Vontade:
    - A esfera da vontade pode estar alterada com hipobulia (redução da vontade) ou abulia (perda total da vontade).
  - Pensamento:
    - Pensamentos de menor valor, culpa, desesperança, morte e ideias suicidas.
    - Pode haver ainda pensamentos repetitivos e ruminantes com conteúdo por vezes niilista (pessimismo, ceticismo).
  - Concentração e memória:
    - Pode haver também alterações na concentração e memória.
- Os sintomas somáticos da depressão incluem alterações do sono, apetite ou peso, energia, libido e atividade psicomotora. Sintomas como alterações no sono, apetite, peso e funcionamento psicomotor são potencialmente bidi-

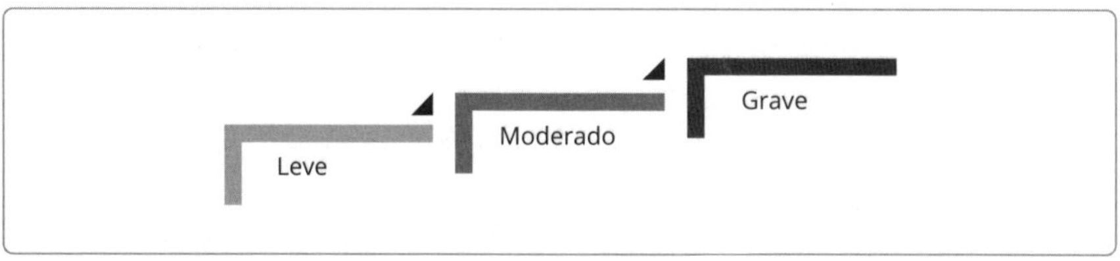

FIGURA 1
Sintomas de depressão.

recionais; já a perda de energia ou libido ocorre em apenas uma "direção" (diminuída).

Classificação (subtipos)

- O DSM-5 classifica a depressão maior nos seguintes subtipos:
  - Ansiosa: transtorno depressivo com altos níveis de sintomas ansiosos (podem ser difíceis de serem distinguidos de transtornos de ansiedade).
  - Atípica: pode ser responsável por 15-50% dos episódios depressivos e estar associada à hipocortisolemia e a uma história de trauma.
  - Melancólica (também chamada de depressão endógena): humor depressivo não reativo, anedonia, prejuízo cognitivo, retardo ou agitação psicomotora, insônia terminal, perda de peso e piora pela manhã.
  - Catatônica: flexibilidade cérea (cera), excitação psicomotora, negativismo, mutismo, maneirismos e estereotipias, ecolalia e ecopraxia (rara e geralmente ligada à psicose).
  - Psicótica: sintomas psicóticos como alucinações e delírios.
  - Puerperal: início na gravidez ou em até 4 semanas após o parto.
  - Sazonal: ocorrência em estações específicas do ano, geralmente inverno, tendendo a melhorar após a mudança de estação (verão).

Exames complementares

- Os exames complementares são geralmente desnecessários na ausência de comorbidades clínicas, embora sejam recomendados em depressão de início recente na qual o contexto psicossocial e os fatores desencadeantes não estão claros, nas depressões mais graves com sintomas psicóticos ou melancólicas e nas depressões resistentes ao tratamento.
- O painel de exames solicitados pode incluir:
  - Hemograma, glicemia, eletrólitos, função renal e tireoidiana, beta gonadotrofina coriônica humana (BHCG), gestação, vitamina B12 e ácido fólico, exame toxicológico (substâncias psicoativas), eletrocardiograma (ECG) e até mesmo exame de neuroimagem nos casos de forte suspeita de comorbidade estrutural.
- Tais exames devem ser solicitados nos casos de instalação incomum, início súbito, sintomas psicóticos ou início após os 60 anos.

TRATAMENTO

- A combinação de psicoterapia e tratamento farmacológico é a melhor opção, atingindo maiores taxas de remissão, embora cada uma das terapêuticas isoladas também seja eficaz.
- Diferentes classes de antidepressivos são eficazes no tratamento da depressão maior, devendo-se levar em conta a presença de fatores como comorbidades, possíveis interações medicamentosas e efeitos colaterais.
- Os inibidores seletivos da recaptação de serotonina (IRSR), como sertralina, fluoxetina, citalopram e escitalopram, costumam ser a primeira escolha por apresentarem melhor tolerabilidade e menor toxicidade.

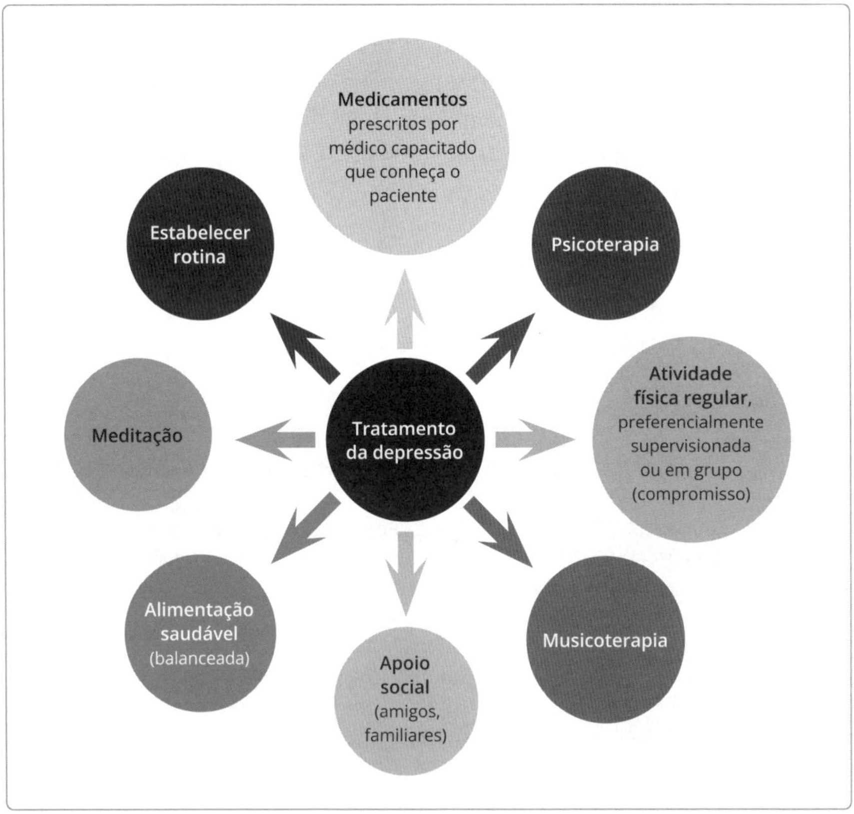

FIGURA 2
Tratamento da depressão.

Nota: oriente seu paciente que o tratamento da depressão deve incluir múltiplas estratégias.

- Os inibidores da recaptação de serotonina-noradrenalina (IRSN), como venlafaxina, duloxetina e mirtazapina, são alternativas razoáveis, porém nem sempre disponíveis no Sistema Único de Saúde (SUS).
- Os antidepressivos tricíclicos são menos utilizados atualmente e raramente são primeira escolha.
- Os inibidores da monoamina oxidase geralmente são usados pelo especialista apenas nos casos refratários, devido aos potenciais efeitos adversos e segurança, principalmente, quanto à toxicidade e interações medicamentosas.
- O início da melhora dos sintomas é controverso. Pode haver melhora nos primeiros dias do tratamento, no entanto só é efetivamente percebida pelo paciente entre 2-4 semanas. No primeiro episódio depressivo a terapêutica deve ser mantida por 6-12 meses, após a remissão dos sintomas.
- Diversas técnicas psicoterapêuticas podem ser utilizadas no tratamento da depressão, não havendo comprovação de superioridade entre elas.
- A psicoterapia cognitivo-comportamental e a psicoterapia interpessoal são as mais facilmente, portanto mais largamente, estudadas.
- É importante salientar, especialmente para os pacientes, que, como tudo, mas especialmente nestes casos, ocorre variabilidade individual de resposta aos diferentes grupos de fármacos citados anteriormente e suas dosagens, bem como às técnicas psicoterapêuticas. Pede-se ainda maior paciência até que se chegue ao ótimo terapêutico.

REFERÊNCIAS

1. Casella CB, Humes EDC. Depressão. In: Manual do residente de clínica médica. 2ª ed. Barueri: Manole; 2017.
2. Fleck MP, Berlim MT, Lafer B, Sougey EB, Porto JAD, Brasil MA, et al. Revisão das diretrizes da Associação Médica Brasileira para o tratamento da depressão (versão integral). Brazilian Journal of Psychiatry. 2009;31:S7-S17.
3. Gartlehner G, Thaler K, Hill S, Hansen RA. How should primary care doctors select which antidepressants to administer? Curr Psychiatry Rep. 2012;14:360.
4. Kennedy SH, Lam RW, McIntyre RS, Tourjman SV, Bhat V, Blier P, et al. Canadian Network for Mood and Anxiety Treatments (CANMAT) 2016: clinical guidelines for the management of adults with major depressive disorder: section 3. Pharmacological treatments. The Canadian Journal of Psychiatry. 2016;61(9):540-60.
5. Labbate LA, Fava M, Rosenbaum JF, Arana GW. Drugs for the treatment of depression. In: Handbook of psychiatric drug therapy. 6th ed. Philadelphia: Lippincott Williams and Wilkins; 2010. p.54.

D&T InforMed

SEÇÃO III

MEDICINA DE EMERGÊNCIA

14

Acidente vascular cerebral isquêmico: abordagem intra-hospitalar

Eli Faria Evaristo

Felipe Chaves Duarte Barros

PONTOS-CHAVE NA ABORDAGEM INTRA-HOSPITALAR

- Fase aguda:
  - Medidas terapêuticas gerais.
  - Tratamento trombolítico intravenoso.
  - Trombectomia mecânica.
  - Tratamento das complicações.
- Prevenção secundária:
  - Diagnóstico do mecanismo causador do acidente vascular cerebral isquêmico (AVCI).
  - Tratamento preventivo.
  - Ataque isquêmico transitório (AIT).
- Reabilitação.

TRATAMENTO DA FASE AGUDA

Medidas terapêuticas gerais

- Iniciar nos casos não submetidos a tratamento trombolítico intravenoso ou trombectomia mecânica, ou após a realização destas medidas:
- Antiagregação plaquetária:

  - Ácido acetilsalicílico 100 mg VO, 1 x/dia, com início nas primeiras 24 horas:
    - Nos pacientes trombolisados, começar após 24 horas.
  - Em pacientes com AVCI minor (*National Institutes of Health Stroke Scale* – NIHSS – ≤ 3) ou AIT: associar clopidogrel 300 mg VO, dose de ataque nas primeiras 24 horas, seguido de 75 mg VO, 1x/dia, durante 21 dias.
  - Em pacientes com estenose intracraniana, associar clopidogrel 75 mg VO, 1x/dia, durante 90 dias.
- Tratamento anti-hipertensivo:
  - Tolerar até 220/120 mmHg, nas primeiras 24 horas:
    - Nos pacientes trombolisados, manter ≤ 180/105 mmHg.
  - Após 24 horas, seguir meta pressórica, segundo diretrizes de hipertensão arterial.
  - Hipotensão e hipovolemia devem ser corrigidas.
- Prevenção de tromboembolismo venoso:
  - Iniciar em pacientes com AVCI e mobilidade reduzida.
  - Anticoagulação profilática:
    - Enoxaparina 40 mg SC, 1 x/dia.
    - Heparina não fracionada 5.000 UI, a cada 8 horas (ou a cada 12 horas, em situações especiais).
  - Compressão pneumática intermitente indicada em pacientes com contraindicação para anticoagulação profilática (sangramento sistêmico, extensa transformação hemorrágica do AVCI).
- Tratamento da dislipidemia:
  - Estatina de alta potência (atorvastatina, rosuvastatina, sinvastatina + ezetimiba) com meta LDL (*low-density lipoprotein* – lipoproteína de baixa densidade) < 70 mg/dL.
- Avaliação de disfagia:
  - Deve ser feita antes de iniciar a dieta, conforme protocolo institucional de atendimento ao AVC.

Tratamento das complicações

- Edema cerebral com hipertensão intracraniana:
  - Geralmente determinam piora do déficit neurológico e rebaixamento do nível de consciência.

- Terapia osmótica (por exemplo, manitol 1 g/kg IV em *bolus*).
- Hiperventilação, se o paciente estiver intubado.
- Considerar craniectomia descompressiva supratentorial se AVCI extenso (> 50% do território da ACM) há menos de 48 horas, NIHSS > 16 e rebaixamento do nível de consciência, especialmente em pacientes ≤ 60 anos.
- Considerar craniectomia descompressiva suboccipital em pacientes com AVCI cerebelar e piora neurológica com compressão do tronco encefálico. A hidrocefalia obstrutiva deve ser tratada com ventriculostomia concomitante.

- Crises epilépticas:
  - Antiepiléptico não está indicado se não houver crise.
  - Se indicado, preferir fármacos com boa cobertura para crises focais (por exemplo, fenitoína, carbamazepina, levetiracetam e lacosamida).

PREVENÇÃO SECUNDÁRIA (DIAGNÓSTICO E TRATAMENTO)

Diagnóstico do mecanismo causador

- O paciente deve sair do hospital com a prevenção secundária prescrita baseada no mecanismo causador suspeitado a partir da investigação complementar realizada:
  - Aterosclerose em grandes artérias.
  - Embolia de origem cardíaca.
  - Oclusão de pequenas artérias.
  - Outros mecanismos menos comuns:
    - Dissecção arterial, embolia paradoxal, trombofilias.

Exames complementares para investigação do mecanismo causador

- Ressonância magnética (RM) de crânio:
  - Indicada se a tomografia computadorizada (TC) de crânio da admissão é normal ou existe dúvida diagnóstica. É especialmente útil quando há sintomas de AVCI cerebelar ou de tronco encefálico.
- Imagem vascular arterial cervical (carótidas e vertebrais):

  - Idealmente nas primeiras 24 horas, em particular quando existe um AVC de circulação anterior (artérias cerebrais média e anterior), auxiliando no diagnóstico do mecanismo aterotrombótico de grande artéria e dissecção arterial:
    - Ângio-TC de artérias cervicais.
    - Ecodoppler de artérias cervicais.
    - Ângio-RM de artérias cervicais.
- Imagem vascular arterial intracraniana:
  - Indicada principalmente na fase aguda, na suspeita de oclusão de grande artéria elegível para trombectomia mecânica. Casos selecionados podem realizar exame durante a internação hospitalar, na procura de arteriopatia focal, vasculites e indícios de forame oval patente:
    - Ângio-TC de artérias intracranianas.
    - Ângio-RM de artérias intracranianas.
    - Doppler transcraniano.
- Avaliação cardíaca:
  - Ecocardiograma transtorácico.
    - Em jovens, considerar ecocardiograma transesofágico.
  - Monitoramento do ritmo cardíaco.
    - Eletrocardiograma/Holter (de 24 horas a 7 dias).
- Avaliação complementar (casos selecionados, jovens):
  - Trombofilias (especialmente anticoagulante lúpico e hiper-homocisteinemia).
  - Doenças reumatológicas (incluindo vasculites).
  - Uso de drogas (cocaína e maconha, por exemplo).
  - Apneia do sono.
  - Outras (Fabry, Moyamoya, anemia falciforme etc.).

Tratamento preventivo

- Aterosclerose em grandes artérias:
  - Tratamento dos fatores de risco aterosclerótico:
    - Hipertensão arterial sistêmica (HAS), diabete melito tipo 2 (DM2), DLP, tabagismo, apneia do sono etc.
  - Estenose carotídea sintomática/ECS (últimos 6 meses):
    - Tratamento clínico otimizado (TCO) isolado:
      - Estenose sintomática < 50%.

- » Oclusão total da artéria carótida sintomática.
- » Baixa expectativa de vida (menor que 5 anos).
- – Endarterectomia carotídea ou *stent* carotídeo.
  - Melhor quando em até 2 semanas após sintomas.
  - Preferir endarterectomia se placa cirurgicamente acessível.
  - Preferir *stent* se alto risco anestésico e cirúrgico.
  - ECS entre 70 e 99%.
  - ECS entre 50 e 69% em casos selecionados.
    - » Por exemplo, homens com boa expectativa de vida.
- – Estenose carotídea assintomática:
  - TCO.
  - Considerar endarterectomia em casos selecionados:
    - » Boa expectativa de vida e estenose > 80%.
    - » Progressão > 80% apesar do TCO.

- Embolia de origem cardíaca:
  - – Fibrilação/*flutter* atrial:
    - Anticoagulação perene:
      - » Anticoagulante oral direto (apixabana, rivaroxabana, edoxabana, dabigatrana).
      - » Antagonista de vitamina K (varfarina) (razão normatizada internacional - RNI - 2,0-3,0).
      - » Após 1 a 14 dias (conforme extensão do AVCI).
    - Casos sem possibilidade de anticoagulação:
      - » Considerar fechamento de apêndice atrial esquerdo.
  - – Trombo intracavitário:
    - Anticoagulação possivelmente temporária:
      - » Antagonista de vitamina K (varfarina) e RNI 2,0-3,0.
      - » Após 1 a 14 dias (conforme extensão do AVCI).
      - » Manter por pelo menos 3 meses.
  - – Insuficiência cardíaca:
    - Considerar anticoagulação se fração de ejeção < 35%.
      - » Anticoagulante oral direto ou varfarina.
- Outros mecanismos menos comuns:
  - – Dissecção arterial:
    - Antiagregação plaquetária (ácido acetilsalicílico 100 mg) ou
    - Anticoagulação (varfarina) e RNI 2,0-3,0.
    - Tratamento por pelo menos 6 meses.

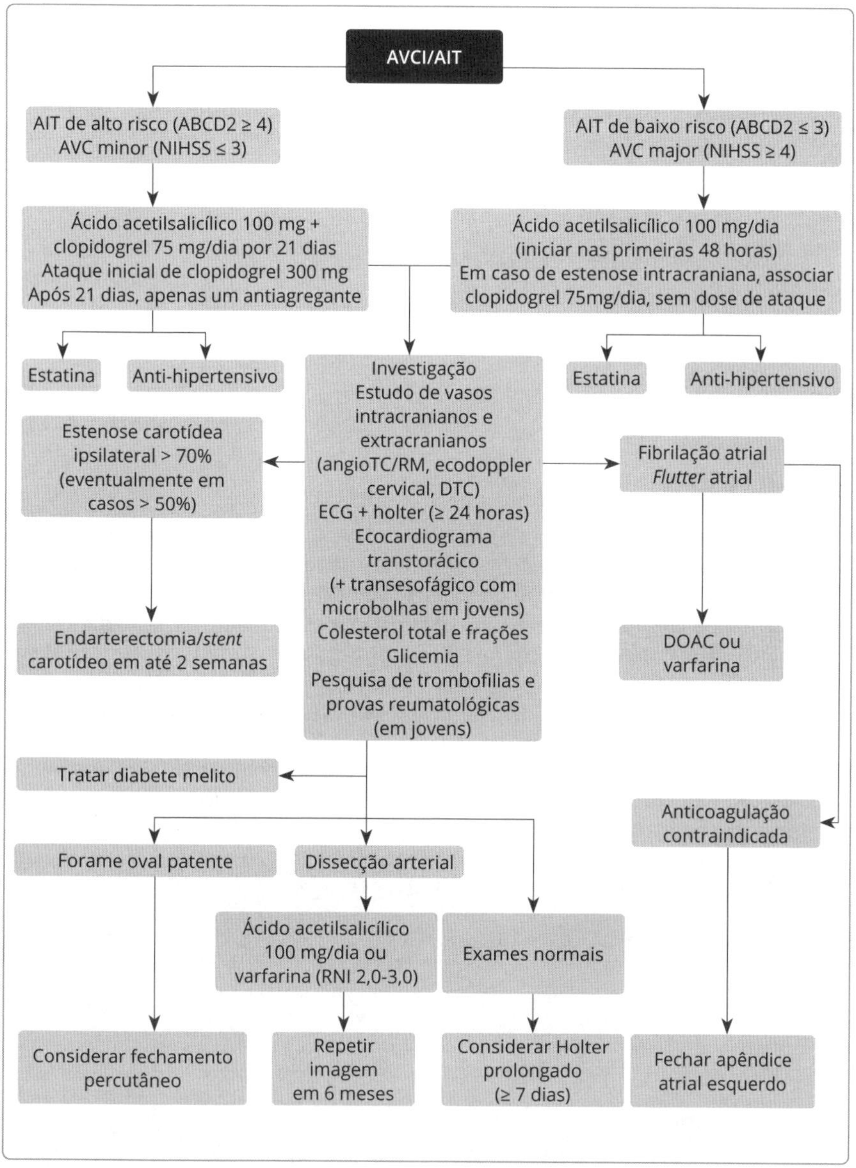

FIGURA 1

Algoritmo para tratamento do acidente vascular cerebral isquêmico e ataque isquêmico transitório.

AVCI: acidente vascular cerebral isquêmico; AIT: ataque isquêmico transitório; DOAC: anticoagulante oral direto; DTC: doppler transcraniano; ECG: eletrocardiograma; NIHSS: *National Institutes of Health Stroke Scale* (escala de AVC do Instituto Nacional de Saúde); RM: ressonância magnética; RNI: razão normatizada internacional; TC: tomografia computadorizada.
Fonte: adaptada de Muller C et al., 2019.

  - Repetir imagem em 6 meses.
- Forame oval patente:
  - Antiagregação plaquetária (ácido acetilsalicílico 100 mg).
  - Anticoagulação (varfarina) e RNI 2,0-3,0.
  - Fechamento endovascular:
    - » Pacientes < 60 anos, sem outros fatores de risco.
    - » Forame de tamanho moderado a grande.
- Aterosclerose em aorta ascendente:
  - Dupla antiagregação plaquetária (ácido acetilsalicílico 100 mg + clopidogrel 75 mg).

REFERÊNCIAS

1. Kernan WN, Ovbiagele B, Black HR, Bravata DM, Chimowitz MI, Ezekowitz MD, et al.; American Heart Association Stroke Council, Council on Cardiovascular and Stroke Nursing, Council on Clinical Cardiology, and Council on Peripheral Vascular Disease. Guidelines for the prevention of stroke in patients with stroke and transient ischemic attack: a guideline for healthcare professionals from the American Heart Association/American Stroke Association. Stroke. 2014;45(7):2160-236.
2. Muller C, Roizman M, Wong A. Secondary prevention of ischaemic stroke. Intern Med J. 2019;49(10):1221-8.
3. Powers WJ, Rabinstein AA, Ackerson T, Adeoye OM, Bambakidis NC, Becker K, et al. Guidelines for the Early Management of Patients With Acute Ischemic Stroke: 2019 Update to the 2018 Guidelines for the Early Management of Acute Ischemic Stroke: A Guideline for Healthcare Professionals From the American Heart Association/American Stroke Association. Stroke. 2019;50(12):e344-e418.

15

Ascite: diagnóstico e tratamento

Rodrigo Antonio Brandão Neto

INTRODUÇÃO

- A ascite é definida como o acúmulo patológico de líquido na cavidade peritoneal.
- Pode ocorrer por múltiplas causas, que incluem neoplasias malignas e processos inflamatórios como a peritonite, ou causas sistêmicas, como a cirrose hepática.

ETIOLOGIA E FISIOPATOLOGIA

- A cirrose hepática é a causa mais frequente, representando de 80% a 85% dos casos.
- O aparecimento de ascite no paciente cirrótico é o evento final de uma série de alterações anatômicas, fisiológicas e bioquímicas. A presença de hipertensão portal é uma condição essencial para o aparecimento da ascite.
- Os pacientes com cirrose evoluem com vasodilatação generalizada, com diminuição do volume circulante efetivo, o que ativa o sistema angiotensina-aldosterona e o aumento da secreção do hormônio antidiurético com acúmulo de líquido na cavidade abdominal.
- A alteração fundamental para o aparecimento da ascite é a hipertensão portal, e uma pressão portal > 12 mmHg é necessária para ocorrer a retenção de líquido.

- A hipertensão portal leva à abertura de colaterais portossistêmicos que servem de *shunts* nessa circulação. Com a diminuição da capacidade hepática de metabolização, ocorre um processo de vasodilatação esplâncnica, devido a prostaglandinas vasodilatadoras não depuradas.
- O estado de circulação hiperdinâmica ativa barorreceptores e sistemas vasoativos com aumento da produção de norepinefrina, endotelina, prostaglandinas vasoconstritoras, ativação do sistema renina-angiotensina e produção de ADH, que diminuirão a perfusão renal, a retenção líquida e o aparecimento da síndrome hepatorrenal e ascite.
- Outras causas de ascite incluem processos inflamatórios peritoneais ou de outras etiologias. A Tabela 1 sumariza as principais causas de ascite.

TABELA 1 Principais causas de ascite.

Etiologia	Frequência
Cirrose hepática	81-85%
Neoplasias malignas	10%
Insuficiência cardíaca	3-5%
Tuberculose	1-6,5%
Diálise	1%
Doença pancreática	1%
Outras causas	2%

DIAGNÓSTICO

Achados clínicos

- A principal queixa é o aumento do volume abdominal.
- O exame físico é parte essencial no diagnóstico, tendo a capacidade de detectar volumes a partir de 1.500 mL coletados na cavidade. A manobra mais sensível para essa detecção é a macicez móvel. A sensibilidade e a especificidade do exame físico variam de 50% a 94% e 29% a 82%, respectivamente.
- Fatores de risco para doença hepática com ascite: consumo de álcool (geralmente necessário consumo > 80 g/dia por 10 a 20 anos), uso de drogas ilícitas, tatuagens, acupuntura, transfusões, práticas sexuais e história familiar de doença hepática.

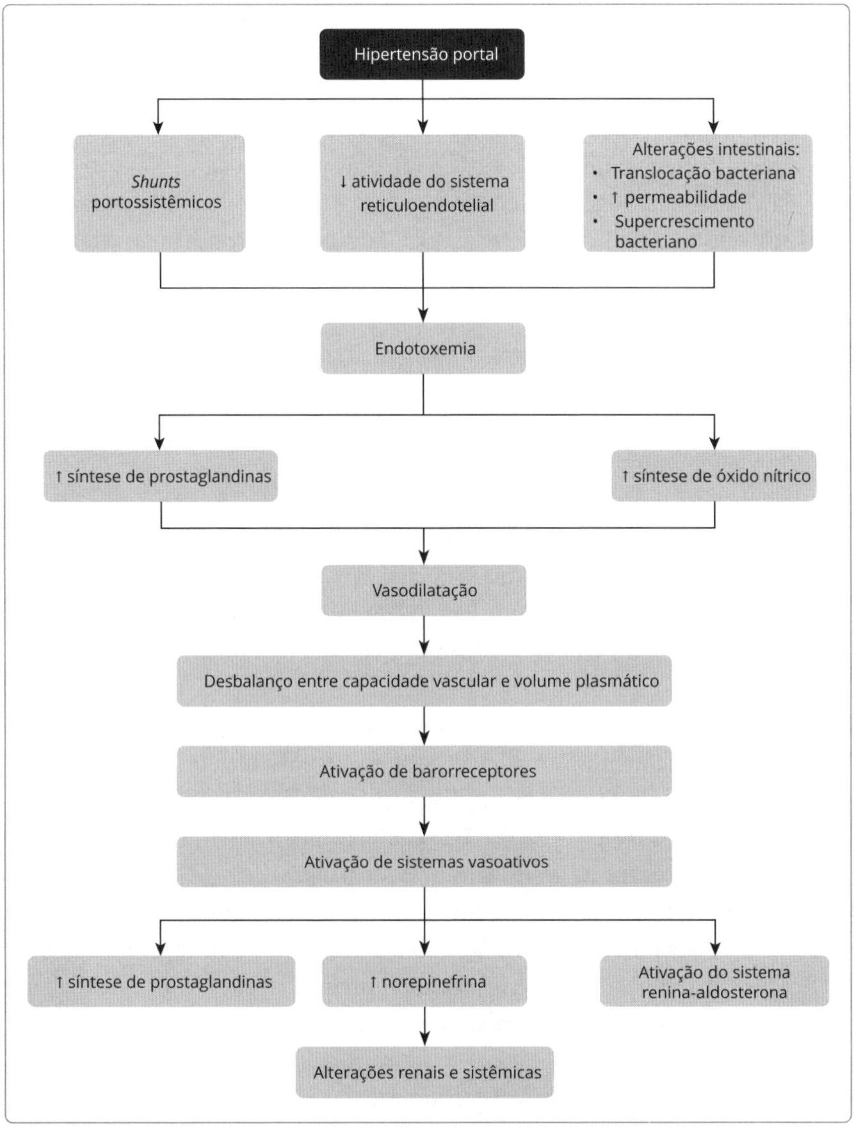

FIGURA 1
Fisiopatologia da ascite em pacientes com hipertensão portal e cirrose.

- Verificar se antecedente de tuberculose, doenças autoimunes, insuficiência cardíaca, neoplasias, obesidade, diabete, insuficiência renal crônica, entre outras.
- No exame físico, deve-se procurar:
  - Achados que indicam insuficiência cardíaca direita: estase jugular, pulso jugular anormal, sinal de Kussmaul indicando pericardite constritiva.
  - Achados que sugerem doença maligna: nódulo endurecido periumbilical (nódulo da irmã Mary Joseph), nódulo endurecido supraclavicular (nódulo de Virchow).

Exames complementares e diagnóstico diferencial

- O exame principal deve ser o gradiente de albumina sérico-ascítico (GASA): GASA = albumina sérica – albumina líquido ascítico:
  - GASA > 1,1 g/dL = hipertensão portal.
  - GASA < 1,1 g/dL = ausência de hipertensão portal (vide etiologias de ascite baseadas no GASA, a seguir).
- A cultura do líquido ascítico deve ser feita com frascos de hemocultura. Esse procedimento aumenta a taxa de detecção de crescimento bacteriano em 90%.
- Outros testes que podem ser utilizados em pacientes com ascite com GASA aumentado incluem LDH, glicose, proteínas totais, fosfatase alcalina.
- A dosagem de amilase pode ser útil quando a relação da amilase do líquido ascítico sobre o sérico > 0,4 ou > 6 sugere, respectivamente, perfuração intestinal com peritonite secundária e ascite pancreática.
- Aumento de bilirrubina no líquido ascítico sugere perfuração biliar.
- Aumento de adenosina deaminase com valores > 40 U/L sugere o diagnóstico de tuberculose, com sensibilidade próxima a 100% (especificidade de 92%); em pacientes com cirrose, no entanto, essa sensibilidade é de aproximadamente 60%.
- Outros exames na tuberculose peritoneal:
  - Pesquisa de micobactéria: sensibilidade de 0-2%.
  - Cultura: se cultura de 1 L do líquido, sensibilidade de 62-83%.
  - Laparoscopia: sensibilidade próxima de 100%.
- A citologia oncótica é positiva em quase 100% dos casos de carcinomatose peritoneal. Entretanto, 1/3 dos casos de ascite por câncer não apresenta carcinomatose.

- Exames de imagem, como ultrassonografia e tomografia de abdômen, detectam ascite em quantidades menores que 100 mL, as quais seriam impossíveis de detectar pelo exame físico. No caso da ultrassonografia, podem auxiliar a paracentese.
- A laparoscopia com biópsia é o método de escolha para o diagnóstico de tuberculose peritoneal e carcinomatose peritoneal com sensibilidade próxima de 100%.
- Além dos exames do líquido ascítico, a coleta de hemograma completo, função renal, função hepática, INR, proteínas totais e frações são indicadas. Mesmo que exista alteração significativa de INR, a paracentese diagnóstica não é contraindicada (possíveis exceções coagulação intravascular disseminada e fibrinólise).
- O diagnóstico de peritonite bacteriana espontânea deve ser considerado em todos os pacientes no departamento de emergência com cirrose e ascite, e suas manifestações são inespecíficas.
- A tuberculose peritoneal pode cursar com dor abdominal e febre. As manifestações clínicas e laboratoriais esperadas na tuberculose peritoneal são sintetizadas na Tabela 2.

TABELA 2 Achados mais frequentes da tuberculose peritoneal.

Achado clínico	Frequência
Ascite	93-100% (ascite ausente na fase fibroadesiva da doença)
Dor abdominal	73-84%
Febre	58-90%
Perda de peso	40-90%
Diarreia	Até 30%
Astenia e anorexia	Mais de 80%
Anemia	50-80%
Cicatriz TB radiográfica	33%
Defesa abdominal	31%
Massa abdominal à palpação	12%

- Principais causas de ascite, conforme GASA:
  - Ascite com GASA aumentado:
    - Cirrose.

    - Hepatite alcoólica.
    - Cirrose cardíaca.
    - Ascites mistas.
    - Metástases hepáticas maciças.
    - Insuficiência hepática fulminante.
    - Budd-Chiari.
    - Trombose de veia porta.
    - Mixedema.
    - Síndrome de obstrução sinusoidal.
    - Fígado esteatótico da gravidez.
  - Ascite com GASA diminuído:
    - Carcinomatose peritoneal.
    - Tuberculose peritoneal.
    - Ascite pancreática.
    - Obstrução ou infarto intestinal.
    - Ascite biliar.
    - Síndrome nefrótica.
    - Vazamento linfático pós-operatório.
    - Serosite em doenças inflamatórias.
- A peritonite associada a diálise peritoneal se apresenta geralmente com dor abdominal ou febre. Os achados clínicos esperados são resumidos na Tabela 3.

TABELA 3 Achados clínicos na peritonite por diálise peritoneal.

Achado clínico	Frequência
Dor abdominal	79-88%
Febre	29-53%
Náuseas e vômitos	31-51%
Dialisado turvo	84%
Hipotensão	18%

- Principais exames complementares em pacientes com ascite no departamento de emergência:
  - Exames aplicados a todos os pacientes:
    - Albumina no líquido ascítico (LA).
    - Contagem total de células com diferencial.

  - Exames conforme a suspeita clínica:
    - Proteínas totais e frações no LA.
    - Cultura do LA.
    - Glicose no LA.
    - Desidrogenase láctica no LA.
    - Triglicérides no LA.
    - Amilase no LA.
    - Bilirrubinas no LA.
    - Citologia oncológica no LA.
    - Fosfatase alcalina no LA.
    - Antígeno carcinoembrionário no LA.
- Outras causas menos comuns de ascite e alterações associadas:
  - Ascite quilosa:
    - Presente em cerca de 1 a cada 20 mil internações hospitalares em estudo antigo.
    - Definida por concentração de triglicérides > 200 mg/dL.
  - Ascite hemorrágica:
    - Definida por mais de 50 mil hemácias/mm^3.
    - Ocorre em cerca de 5% dos pacientes com cirrose.
    - Malignidades: 20% com ascite hemorrágica.
    - Carcinomatose peritoneal: 10% com ascite sanguinolenta.
  - Ascite pancreática:
    - Acúmulo de líquido pancreático na cavidade peritoneal.
    - Tipicamente amilase > 1.000 u/L.
    - Amilase LA/amilase de valor próximo a 6.
  - Carcinomatose peritoneal:
    - > 500 células.
    - Predomínio linfomononuclear.
    - 95% dos pacientes com GASA ≤ 1,1.
    - 95% dos pacientes com proteínas > 2,5g/dL.
    - Glicemia semelhante a sérica.
    - LDH ascite > LDH sérico.

TRATAMENTO

- Depende da etiologia da ascite. Em pacientes com GASA aumentado, o uso de diuréticos e restrição de sódio costuma ser o tratamento de escolha.
- Se realizada paracentese de alívio em cirróticos, lembrar sempre a reposição de albumina quando se retiram mais do que 5 L de líquido ascítico (repor 8 g/L).

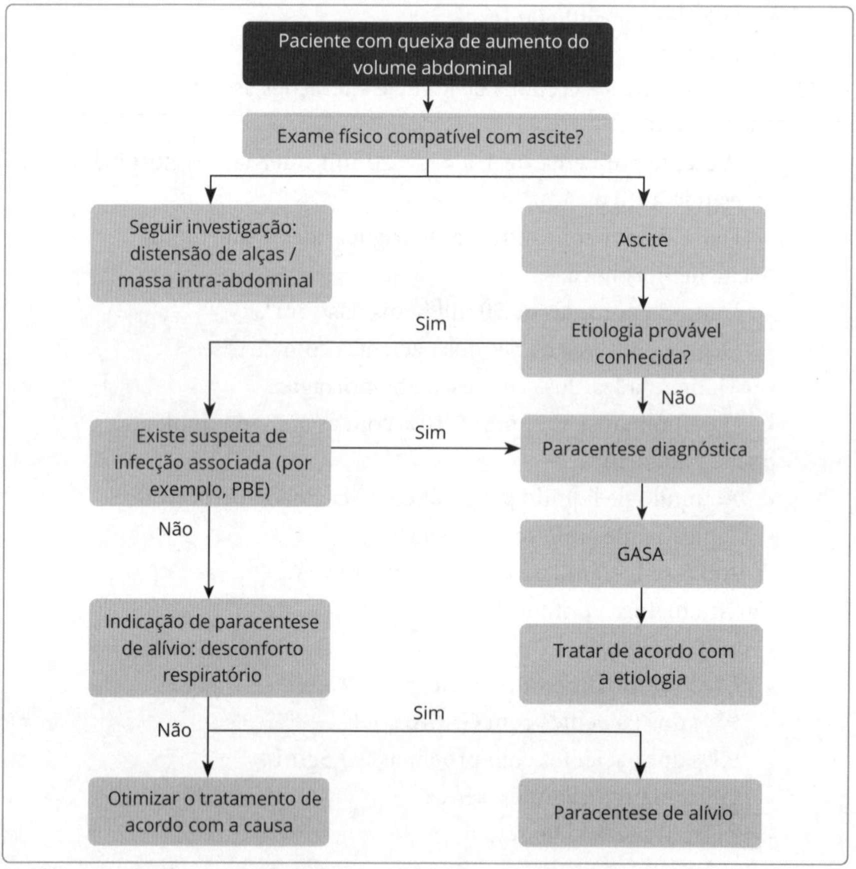

FIGURA 2

Algoritmo para a avaliação do paciente com queixa de aumento do volume abdominal.

GASA: gradiente de albumina sérico-ascítico; PBE: peritonite bacteriana espontânea.

- O tratamento da tuberculose peritoneal é semelhante ao da tuberculose em outros sítios com duração de 6 meses com esquema quádruplo.
- O tratamento para peritonite associada a diálise peritoneal é realizado usualmente com cefalosporinas de terceira geração e vancomicina.
- Tratamento preferencialmente intraperitoneal por 10 a 21 dias, com medicação intravenosa obrigatória em casos de choque séptico. Espera-se melhora clínica em 48 a 72 horas.

REFERÊNCIAS

1. Bailey C, Hern Jr HG, Ortega RL, Sacchetti A, Strayer R. Hepatic failure: an evidence-based approach in the emergency department. Emergency Medicine Practice. 2010;12(4):122.
2. Runyon BA. Management of adult patients with ascites due to cirrhosis: an update. Hepatology. 2012;49(6):2087107.
3. Tsochatzis EA, Gerbes AL. Diagnosis and treatment of ascites. J Hepatol. 2017;67(1):184-5.

16

Asma no pronto-socorro: diagnóstico e tratamento

D&T

Rodrigo Antonio Brandão Neto

DEFINIÇÕES

- Asma é uma doença inflamatória crônica e intermitente das vias aéreas, caracterizada por exacerbações de dispneia, tosse, sibilos, obstrução variável ao fluxo aéreo e hiper-responsividade das vias aéreas. Normalmente é reversível, mas pode ser grave e fatal.
- Exacerbações de asma são episódios de piora dos sintomas de forma progressiva ou de forma abrupta, que pode necessitar de tratamento no departamento de emergência (DE) ou de mudança no tratamento domiciliar.

ETIOLOGIA E FISIOPATOLOGIA

- O fator precipitante mais comum de exacerbação aguda de asma é a infecção viral, responsável por 80% dos casos. A exposição a aeroalérgenos e as mudanças climáticas também são fatores precipitantes de exacerbação aguda de asma e podem desencadear uma crise asmática em apenas algumas horas.
- Fatores precipitantes de exacerbações aguda de asma:
  - Infecções virais.
  - Infecções bacterianas.
  - Sinusopatia.
  - Exposição a aeroalérgenos.
  - Alergia alimentar.

- Poluição ambiental.
- Exercício físico.
- Medicações.
- Estresse emocional.
- Refluxo gastroesofágico.

DIAGNÓSTICO

Achados clínicos

- Tríade clínica: dispneia, opressão torácica e sibilância, pelo menos um desses sintomas relatado em 90% dos pacientes.
- Exame físico: sibilância, roncos, tórax silente.
- Na avaliação no DE, há necessidade de:
  - Obter história e exame físico dirigidos e rápidos.
  - Tentar estimar gravidade dos sintomas, limitação em atividades.
  - Avaliar se existem sintomas de anafilaxia.
  - Verificar se existe a presença de fatores preditores de exacerbação aguda grave (Quadro 1).

QUADRO 1 Fatores preditores de exacerbação aguda grave.

▪ História de intubação ou de necessidade de UTI (mais importante preditor de evolução desfavorável)
▪ História de exacerbação grave, cujo aparecimento é súbito
▪ Paciente com má percepção dos sintomas (apresenta poucos sintomas apesar de ter um grave broncoespasmo)
▪ Rápida piora clínica
▪ Alergia alimentar
▪ História de doença psiquiátrica e problemas psicossociais
▪ Uso de mais de 2 frascos de beta-2-agonista/mês
▪ Acompanhamento ambulatorial inadequado
▪ Presença de comorbidades (cardiovasculares ou DPOC)
▪ Hospitalização no último ano
▪ Três ou mais visitas ao pronto-socorro em período inferior a 1 ano

DPOC: doença pulmonar obstrutiva crônica; UTI: unidade de terapia intensiva.

- Verificar medicações em uso.
- Avaliar sinais vitais, nível de consciência, presença de cianose, capacidade de falar, esforço respiratório.
- Verificar se existe a presença de condições complicadoras, como pneumonia, atelectasia ou pneumotórax.

Exames complementares

- SaO_2: em todos os pacientes e, se menor que 90%, orienta a prescrição de oxigenoterapia suplementar.

TABELA 1 Classificação de gravidade das exacerbações agudas de asma.

Sintoma	Leve	Moderada	Grave	Iminência de PCR
Dispneia	Na atividade física	Ao falar	Em repouso	Em repouso
Capacidade de fala	Sentenças	Frases	Palavras	Incapaz de falar
Posição corporal	Capaz de deitar	Prefere ficar sentado	Incapaz de deitar	Incapaz de deitar
Frequência respiratória	Aumentada	Aumentada	> 30 irpm	> 30 irpm
Musculatura acessória	Geralmente não usa	Comumente usa	Uso da musculatura acessória	Respiração paradoxal
Ausculta	Sibilos expiratórios moderados	Sibilos expiratórios difusos	Sibilos inspiratórios e expiratórios	Tórax silente
Frequência cardíaca	< 100 bpm	100-120 bpm	> 120 bpm	Bradicardia relativa
Pulso paradoxal	< 10 mmHg	10-25 mmHg	> 25 mmHg	
Estado mental	Normal ou agitado	Agitado	Agitado	Confuso ou sonolento
VEF1 ou *peak-flow*	> 80%	60-80%	< 60%	< 60%
SaO_2	> 95%	91-95%	< 90%	< 90%
PaO_2	Normal	> 60 mmHg	< 60 mmHg	< 60 mmHg
$PaCO_2$	< 45 mmHg	< 45 mmHg	> 45 mmHg	> 45 mmHg

PCR: parada cardiorrespiratória.

- Prova de função pulmonar ou pico de fluxo (*peak-flow*): indicada para todos os pacientes no DE.
- Radiografia de tórax: não indicada de rotina. Considerar se suspeita de pneumonia, pneumotórax, derrame pleural etc., pacientes com necessidade de internação e pacientes sem melhora esperada com o tratamento.
- Gasometria arterial: indicada se desconforto respiratório importante, VEF1 ou pico de fluxo expiratório (PFE) < 50% do predito. Os pacientes que apresentam $PaCO_2$ > 45 mmHg são candidatos à internação em UTI.
- Hemograma: indicado para doentes febris com expectoração purulenta.
- Eletrólitos: indicados para pacientes com necessidade de internação.
- Eletrocardiograma: indicado para pacientes com antecedente de doença cardíaca, DPOC ou idade maior que 50 anos.

Diagnóstico diferencial

- Obstrução de vias aéreas superiores: estridor na ausculta, mas usualmente não tem sibilos difusos. Pode-se confirmar o diagnóstico com laringoscopia indireta ou broncoscopia.
- Disfunção de pregas vocais: há disfunção de pregas vocais durante a inspiração e a expiração, produzindo obstrução parcial de vias aéreas. O diagnóstico é confirmado pela visualização direta das pregas vocais com movimento paradoxal durante episódio agudo.
- Doença endobrônquica, como tumor, estenose ou corpo estranho.
- Insuficiência cardíaca descompensada: sibilos bilaterais, mas cursa com ritmo de galope por B3, crepitações, escarro sanguinolento etc.
- Pneumonia eosinofílica: sintomas asmatiformes com infiltrados pulmonares.

TRATAMENTO

Oxigênio suplementar

- Se hipoxemia com alvo de saturação maior que 92%. Em crianças e em gestantes > 95%. Em geral, um total de 1-3 L de fluxo é suficiente.

Agonistas B2-adrenérgicos

- Devem ser administrados imediatamente na apresentação. A administração pode ser repetida até 3 vezes dentro da primeira hora após a apresentação, posteriormente, as doses devem ser espaçadas com um período mínimo entre inalações de 1 hora. Doses:
  - 4-8 puffs de salbutamol podem ser administrados a cada 20 minutos e depois a cada 1 a 4 horas, conforme necessário. Quando nebulizador for utilizado, a dose usual é de 10-20 gotas (2,5 a 5 mg) de fenoterol ou albuterol diluídos em 3-5 mL de soro fisiológico.
- B2 agonistas parenterais sem benefícios adicionais e associados a complicações como acidose lática, hipocalemia importante e taquiarritmias.

Anticolinérgicos

- Utilizar em exacerbação aguda grave de asma, definida por VEF1 < 60%; estão associados à diminuição de internação hospitalar.
- Brometo de ipatrópio: 40 gotas (500 mcg) repetidas em todas as inalações oferecidas ao paciente. Em aerossol, a dose usual é de 2 a 3 *puffs* (400 a 600 mcg) com intervalo de 6 a 8 horas.

Corticosteroides

- Indicados na maioria dos pacientes no DE. Doses recomendadas:
  - Prednisona: dose inicial de 40 a 80 mg ao dia em dose única ou dividida em duas doses.
  - Metilprednisolona: dose de 20 a 60 mg a cada 6 h ou 12 h.
  - Hidrocortisona: dose inicial de 200 a 300 mg, EV, ao dia, seguida por 100 mg, EV, a cada 8 h ou 6 h.
  - Na alta hospitalar, corticosteroide por via oral por 5 a 7 dias.
  - Corticosteroides inalatórios têm pouca evidência de benefício no DE. Iniciar após a alta para aumentar a adesão, quadruplicar dose habitual em pacientes já em uso de corticoesteroides inalatórios pode ser benéfico.

Metilxantinas

- Não indicadas de rotina, maior probabilidade de efeitos deletérios que benefícios, por isso não se recomenda seu uso. Doses:
  - Aminofilina: 240 mg, EV, diluídos em 100-250 mL de soro fisiológico e usada em infusão contínua a cada 8 horas. Ou dose de ataque de 6 mg/kg em 30 minutos e depois de 0,5 mg/kg/hora.

Sulfato de magnésio

- Indicado se:
  - VEF1 < 30%.
  - Falha em responder à terapêutica inicial.
  - VEF1 < 60% sem melhora após 1ª hora de tratamento.
- A dose recomendada é de 1,2-2,0 g diluídos em solução fisiológica de 100-500 mL endovenosa com infusão em 20 minutos.

Epinefrina

- Recomendado o uso apenas em pacientes com anafilaxia concomitante. Dose inicial de 0,3 mg em solução 1:1.000.

Antibióticos e outras medidas

- Os antibióticos não devem ser utilizados rotineiramente, devendo ser reservados para pacientes nos quais infecção bacteriana (p. ex., pneumonia ou sinusite) esteja associada.

Ventilação mecânica invasiva

- Paciente admitidos com sinais de PCR iminente devem ser submetidos a entubação orotraqueal imediata.
- Os pacientes devem ser monitorizados e pré-oxigenados antes do procedimento. Idealmente, utiliza-se sequência rápida (SRI), reservando-se a sequência estendida de entubação para pacientes agitados e com $SatO_2 < 92\%$.

Indicações de internação

- VEF1 ou *peak-flow* < 25% na admissão.
- VEF1 ou *peak-flow* < 40% após várias horas de tratamento.
- Incapacidade de deambular sem dispneia.
- Paciente com resposta incompleta ao tratamento com história prévia de asma quase fatal.
- Os pacientes com VEF1 ou *peak-flow* > 60% podem receber alta.
- Os pacientes com VEF1 ou *peak-flow* entre 40 e 60% devem ser avaliados individualmente.

QUADRO 2 Medidas na alta hospitalar.
▪ Prescrever corticoterapia oral por pelo menos 5 a 7 dias
▪ Educar o paciente em relação ao uso correto de inalador, bombinhas e do tratamento com broncodilatadores
▪ Introduzir corticosteroides inalatórios
▪ Intervir em fatores de risco
▪ Agendar consulta de seguimento em 5 a 7 dias

QUADRO 3 Indicações de internação em unidade de terapia intensiva.
▪ Paciente que continua a piorar, mesmo com o tratamento
▪ Sintomas intensos, piorando ou paciente evolui com sonolência, confusão ou tórax silencioso
▪ VEF1 ou *peak-flow* < 30%
▪ $PaCO_2$ > 45 mmHg, pO_2 < 60 mmHg

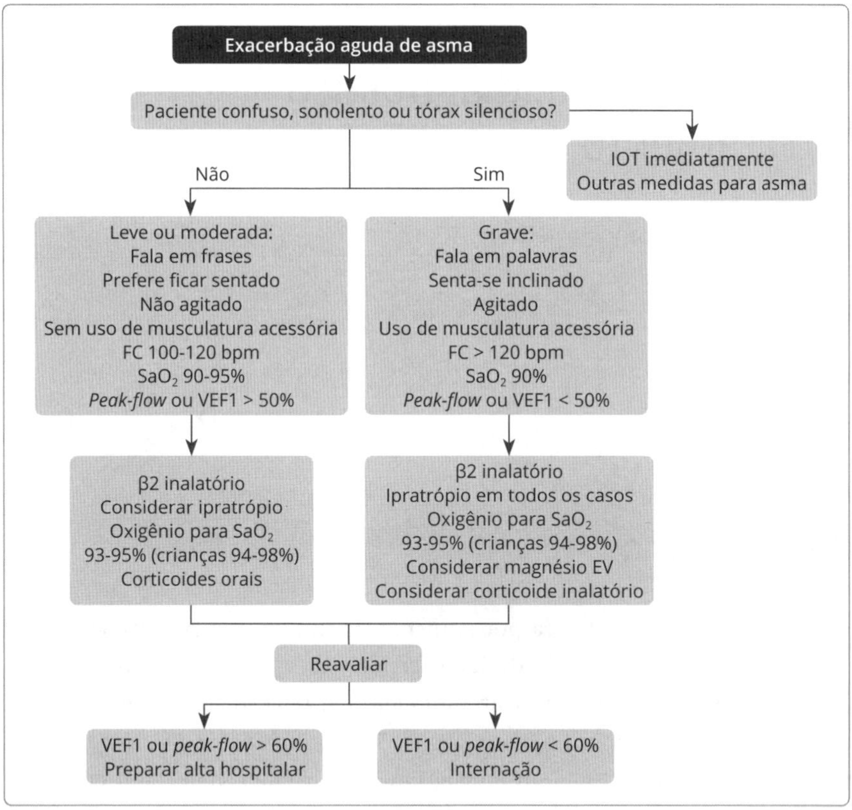

FIGURA 1
Algoritmo sobre a exacerbação aguda da asma.

EV: endovenoso; FC: frequência cardíaca.

REFERÊNCIAS

1. British Thoracic Society, Scottish Intercollegiate Guidelines Network. British guidelines on the management of asthma. Thorax. 2014;69(Suppl 1):1.
2. Global Initiative for Asthma (GINA). Global Burden of Asthma Report. 2019. Disponível em: https://ginasthma.org/.
3. Diretrizes da Sociedade Brasileira de Pneumologia para o manejo da asma. Jornal Brasileiro de Pneumologia. Abril 2012.

17

Diarreia aguda: diagnóstico e tratamento

D&T

Rodrigo Antonio Brandão Neto

DEFINIÇÃO

- Diarreia aguda é definida por aumento do número de evacuações ou diminuição da consistência de fezes, sendo necessário um mínimo de três evacuações diárias ou um claro aumento em relação ao número usual de evacuações.
- Os pacientes que procuram o departamento de emergência com queixa de diarreia, quase invariavelmente, referem a alteração na consistência das fezes, com atenção menor ao aumento do número de evacuações isoladamente.
- O espectro da diarreia aguda inclui:
  - Diarreia aguda: até 7 dias de sintomas.
  - Diarreia prolongada: entre 7 e 13 dias.
- Nos Estados Unidos da América ocorrem cerca de 500 mil hospitalizações ao ano e até 5 mil mortes relacionadas ao diagnóstico de diarreia.
- Em 90% dos casos, a diarreia aguda apresenta uma causa infecciosa, e a ingestão de água e alimentos contaminados com microrganismos patogênicos é a principal fonte de transmissão da doença.
- Entre as causas não infecciosas, destacam-se o uso de medicações com substâncias osmóticas e síndromes de má absorção (raramente causam diarreia aguda).
- Mais de 80% dos casos são autolimitados, porém as diarreias agudas infecciosas ainda representam uma das cinco principais causas de mortalidade no mundo.

ETIOLOGIA E FISIOPATOLOGIA

- O Quadro 1 sintetiza as principais etiologias da diarreia aguda.

QUADRO 1 Principais etiologias de diarreias agudas.

Causas não infecciosas	Vírus	Bactérias	Toxinas
▪ Medicações ou uso de outras substâncias osmóticas ▪ Substâncias contendo magnésio ▪ Síndrome de má absorção ▪ Medicações que causam diarreia por outros meios (principalmente antibióticos como clavulanato)	▪ Calicivírus, entre eles os norovírus (antes denominado de Norwalk) ▪ Rotavírus ▪ Adenovírus ▪ Astrovírus	▪ *Vibrio cholerae* ▪ *Escherichia coli* ▪ *Shigella* ▪ *Salmonella* ▪ *Campylobacter* ▪ *Yersinia enterocolitica* ▪ *Clostridium perfringens* ▪ *Klebsiella oxytoca*	▪ *Staphylococcus* ▪ *Clostridium* ▪ *Bacillus cereus* ▪ *E. coli*

- As diarreias associadas a toxinas ocorrem por aumento da secreção da mucosa intestinal, estimulada por produtos bacterianos. A diarreia, nestes casos, costuma ser precoce, às vezes poucos minutos após a ingestão. *S. aureus* e *Bacillus cereus* são as etiologias mais comuns.
- Entre as causas virais, os vírus Norwalk ou norovírus são a principal causa de diarreia, podendo cursar com quadro hiperagudo de vômitos, com diarreia aparecendo horas depois. O rotavírus se tornou menos importante após os programas de vacinação específica.
- As diarreias podem ser divididas conforme características:
  - Diarreia inflamatória: evacuações frequentes, de menor volume, com presença de produtos patógenos nas fezes, como muco, pus ou sangue. Febre é frequente, toxemia, dor abdominal intensa e tenesmo. As fezes apresentam grande quantidade de leucócitos e de sangue quando avaliadas em exame coprológico. As causas mais frequentes são bactérias enteroinvasivas.

- Diarreia não inflamatória: fezes em grande volume e aquosas, usualmente se produtos patógenos, podendo haver febre baixa. Causada principalmente por infecções virais.

DIAGNÓSTICO

Achados clínicos

- Quadros virais em seu estágio inicial são associados a náuseas, epigastralgia e vômitos antes do aparecimento de diarreia. Usualmente os pacientes apresentam resolução completa dos sintomas em 3 dias.
- No exame físico, deve-se procurar sinais de sepse, hipotensão ou desidratação, e a propedêutica abdominal pode mostrar se existe defesa abdominal sugestiva de peritonismo.
- A presença de febre, tenesmo e sangue nas fezes caracteriza uma diarreia inflamatória e leva à consideração de terapia antibiótica.
- Outra possibilidade diagnóstica é a de diarreia associada ao uso de antibióticos que, em 20% dos casos, pode estar associada a infecção. A colite pseudomembranosa, causada por *Clostridium difficile*, constitui a principal causa de colite infecciosa em pacientes hospitalizados.
- A colite por *Clostridium difficile* em geral ocorre precocemente após o uso de antibióticos, mas é descrita até 6 meses após seu uso. A diarreia pode ser aquosa ou sanguinolenta, e leucócitos e eritrócitos nas fezes são positivos.

Causas

- Principais causas de diarreia e manifestações clínicas:

Norovírus

- Apresentação aguda com vômitos.
- Mais frequente no inverno.
- Transmissão via alimentar e pessoa-pessoa.
- Período de incubação: 1-2 dias.
- Alta taxa de ataque: 50%.
- Usualmente resolução completa em até 3 dias.
- Sem testes específicos para o diagnóstico.

Toxina por *S. aureus*

- Apresentação inicial com vômitos e dor abdominal em cólica.
- Febre costuma ser baixa.
- Recuperação em 12-48 horas.
- Período de incubação do *S. aureus*: 1-6 horas.
- Fonte em geral: dieta rica em proteínas.

Rotavírus

- Semelhante ao norovírus em suas manifestações.
- Epigastralgia é frequente.
- Diarreia não inflamatória e autolimitada 2-3 dias.
- Pode ter febre baixa.
- Quadro de intolerância a lactose transitória frequente após gastroenterite por rotavírus.

Salmonelose

- Curso subagudo, febre 1-2 dias, diarreia por 5-7 dias.
- Pode evoluir com diarreia inflamatória.
- Febre eventualmente alta.
- Transmissão por ovos e quase todos os tipos de alimento, além de transmissão interpessoal.
- Pode cursar com bacteriemia e febre tifoide.

Campylobacter jejuni

- Incidência de 12,7 casos/100 mil pessoas ao ano.
- Sintomas constitucionais precedem o aparecimento de diarreia.
- Diarreia sanguinolenta, inicia-se de 2 a 3 dias depois da diarreia aquosa.
- Complicações: artrite reativa, síndrome de Guilain-Barré.
- Bactéria permanece por 4-5 semanas nas fezes; pode ocorrer reinfecção.

Shigelose

- Quadro semelhante ao do *Campylobacter*.
- Tenesmo frequente durante a evolução.
- Pacientes mais severamente doentes apresentam probabilidade maior de shigelose.
- Dor abdominal frequente.
- Leucocitose na maioria dos casos.

- Altamente infecciosa.
- Cultura é o padrão-ouro para o diagnóstico.
- Tratamento: ciprofloxacino.

E. coli enterotoxigênica

- Período de incubação rápido, de 12-24 horas, compatível com toxinas.
- Diarreia secretória devido a toxinas que estimulam guanilciclase e adenilciclase com perda de cloro.
- Diarreia aquosa, não inflamatória e em grande volume.
- Importante causa de diarreia de viajantes.
- Sem indicação de antibióticos de rotina.

E. coli O157: êntero-hemorrágica

- Diarreia com dor abdominal, principalmente no quadrante inferior direito.
- Diarreia sanguinolenta é comum.
- Náuseas, vômitos e febre incomuns.
- 1,3 caso/100 mil pessoas ao ano.
- Principalmente em crianças.
- 5% dos casos evoluem com púrpura trombocitopênica trombótica (PTT).
- 4 subtipos.
- Tratamento antibiótico controverso, potencial de aumentar casos de PTT.

E. coli O104:H4

- Descoberta recente, associado a 3.222 casos na Alemanha com 39 mortes.
- 25% evoluíram com síndrome hemolítico-urêmica.
- Período de incubação de, em média, 8 dias.
- Diarreia sanguinolenta na maioria dos casos.
- Vômitos frequentes em crianças.

Yersinia enterocolitica

- Período de incubação de 1 a 2 dias.
- Diarreia inflamatória com leucócitos fecais positivos, associados a adenopatia e ileíte, pode mimetizar apendicite.
- Dor abdominal pode ser persistente.
- Tratamento de escolha: sulfametoxazol + trimetoprima ou quinolonas.

Clostridium dificile

- 10-20% dos casos de diarreia associada a antibióticos.
- Pode ocorrer 6 meses após o uso de antibióticos.
- Causada por toxinas: pode evoluir com diarreia severa.
- Pesquisa de toxina para diagnóstico.
- Sintomas persistentes são indicação de sigmoidoscopia.
- Recidiva em 20-25% dos casos.
- Descontinuar antibióticos.
- Metronidazol oral ou vancomicina oral.
- Evitar antidiarreicos.

Giardia lamblia

- Pode apresentar-se com quadro crônico ou agudo.
- Maioria dos casos por ingestão de água contaminada.
- Diarreia, perda de peso, dor abdominal são manifestações frequentes.
- Febre é incomum.
- PPF e sorologia para diagnóstico.
- Tratamento com metronidazol oral.
- O tempo de instalação de diarreia pode sugerir a etiologia:
  - Em até 6 horas: toxina pré-formada de *S. aureus* e *Bacillus cereus.*
  - 8-16 horas: vírus e *Clostridium perfringens.*
  - Mais de 16 horas: infecções virais e bacterianas.

Exames complementares

- A maioria dos pacientes não precisa de exames complementares. Pacientes com comorbidades, toxemiados, mais de seis evacuações líquidas em menos de 24 horas, com hipotensão ou hipovolemia, diarreia inflamatória importante, com comorbidades significativas como doença cardiovascular e imunodeprimidos, têm indicação da realização de exames complementares que incluem:
  - Hemograma completo, eletrólitos e função renal. Pode-se considerar proteína C-reativa (apenas em pacientes graves).
  - Hemoculturas em crianças com menos de 3 meses de idade.
  - Considerar exames de espécimes das fezes.
- Exames de fezes incluem leucócitos fecais, que são frequentemente positivos em pacientes com diarreia inflamatória.

- A coprocultura e eventualmente hemoculturas são necessárias para o diagnóstico etiológico dos quadros diarreicos e são indicadas em imunodeprimidos, pacientes com quadro de hipotensão e toxemia ou que não responderem a antibioticoterapia empírica.
- Deve-se considerar exame protoparasitológico de fezes em diarreia persistente (7 dias), diarreia severa em homossexuais, surtos comunitários por fonte de água e diarreia sanguinolenta com pesquisa de leucócitos fecais negativa.
- Em pacientes com mais de 2 anos e uso de antibiótico recente ou com diarreia associada aos cuidados de saúde, deve ser considerado o diagnóstico de toxina por *Clostridium dificile*. O diagnóstico definitivo é feito pela pesquisa das toxinas A e B do *Clostridium* nas fezes.
- Indicações de investigação etiológica da diarreia aguda:
  - Diarreia aquosa profusa com sinais de hipovolemia.
  - Presença de produtos patógenos e mais de seis episódios de fezes líquidas/dia.
  - Temperatura > 38,5 °C.
  - Dor abdominal severa.
  - Uso recente de antibióticos ou hospitalização recente.
  - Idosos ou imunocomprometidos.
  - Sinais sistêmicos de doença.
- Deve-se considerar a realização de procedimentos endoscópicos quando:
  - Diferenciar doença inflamatória intestinal de doença infeciosa.
  - Diagnóstico de colite pseudomembranosa.
  - Pacientes imunocomprometidos com risco de infecção oportunista.
  - Suspeita de colite isquêmica.

TRATAMENTO

- O tratamento é principalmente de suporte, com a desidratação representando a causa de 50% das mortes. A terapia de reidratação oral é a escolha, eficaz em mais de 90% dos casos.
- A hidratação parenteral indicada a pacientes hipotensos e taquicárdicos é feita com soluções isotônicas, em volume de 15-20 mL/kg e repetida se necessário.

- O tratamento sintomático de vômitos pode ser realizado com metoclopramida ou ondansetrona por via intravenosa ou por via oral. A dor abdominal associada pode ser medicada a sintomáticos.
- Quanto ao tratamento sintomático da diarreia, a loperamida é um medicamento seguro e pode ser usado em dose inicial de 4 mg por via oral (2 comprimidos), sendo repetido 1 comprimido a cada evacuação, com dose máxima de 16 mg/dia. Não se deve utilizar a medicação em diarreia inflamatória.
- O uso de probióticos e inibidores da encefalinase (racecadotrila) não é recomendado.
- As diretrizes americanas de diarreia aguda não recomendam o uso de antibióticos em pacientes imunocompetentes que aguardam resultados de exames para procura da etiologia da diarreia, exceto em:
  - Crianças com menos de 3 meses de idade com alta probabilidade de etiologia bacteriana.
  - Pacientes com diarreia de característica inflamatória, febre alta e probabilidade de diagnóstico de Shigella.
  - Em pacientes retornando de viagens internacionais com temperatura >38,5 °C e sinais de sepse.
- Os antibióticos também devem ser considerados em pacientes imunossuprimidos com diarreia de características inflamatórias.
- O esquema empírico para a maioria dos pacientes com diarreia infecciosa aguda pode incluir uma das alternativas a seguir:
  - Ciprofloxacino em dose oral de 500 mg a cada 12 horas ou IV 200 mg a cada 12 horas ou norfloxacino 400 mg a cada 12 horas.
  - Cefalosporinas como cefuroxima 250-500 mg a cada 12 horas ou ceftriaxona 2 g IV 1 x/dia.
  - Azitromicina 500 mg 1 x/dia por 3 dias ou dose única de 1 g/dia.
- Os pacientes com sintomas sépticos e disfunção renal têm indicação de internação hospitalar, que pode também ser considerada em pacientes imunossuprimidos.

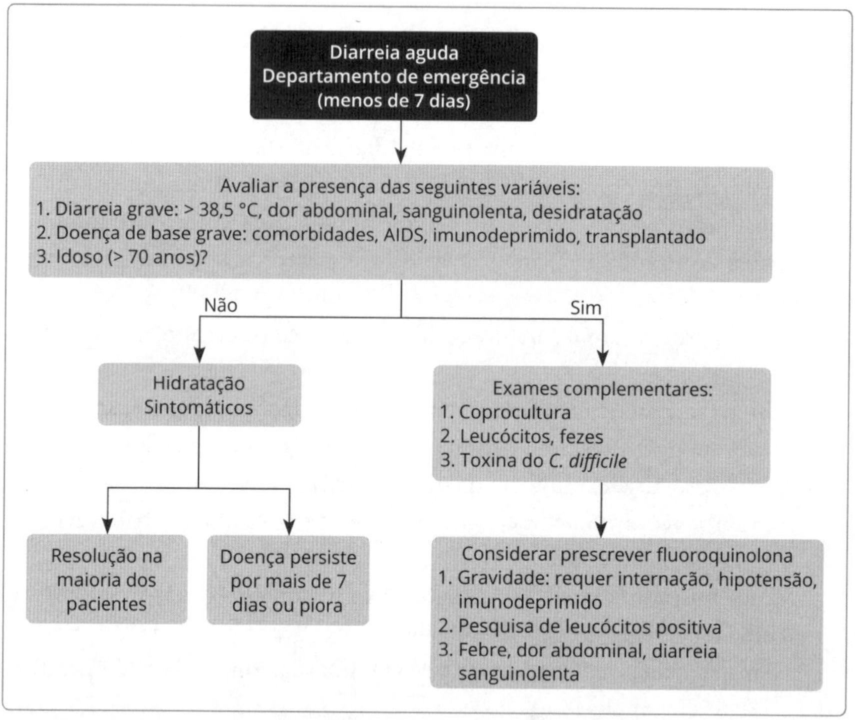

FIGURA 1

Algoritmo para tratamento da diarreia aguda.

REFERÊNCIAS

1. Riddle MS, DuPont HL, Connor BA. ACG Clinical Guideline: Diagnosis, Treatment, and Prevention of Acute Diarrheal Infections in Adults. Am J Gastroenterol. 2016;111(5):602-22.
2. Shane AL, Mody RK, Crump JA, Tarr PI, Steiner TS, Kotloff K, et al. 2017 Infectious Diseases Society of America Clinical Practice Guidelines for the Diagnosis and Management of Infectious Diarrhea. Clin Infect Dis. 2017;65(12):e45-e80.
3. Thielman NM, Guerrant RL. Clinical practice. Acute infectious diarrhea. N Engl J Med. 2004;350(1):38-47.

18

Doença pulmonar obstrutiva crônica no pronto-socorro: diagnóstico e tratamento

D&T

Rodrigo Antonio Brandão Neto

DIAGNÓSTICO

- A doença pulmonar obstrutiva crônica (DPOC) é caracterizada por uma obstrução fixa da via aérea causada por enfisema, bronquite crônica ou ambos. Definida por redução no volume expiratório forçado de primeiro segundo (VEF1) < 80% do predito após uso de broncodilatador ou uma relação do VEF1 sobre a capacidade vital forçada (CVF) < 70%.
- Na DPOC a gravidade do quadro é estabelecida de acordo com a classificação GOLD, que utiliza critérios espirométricos e está sintentizada na Tabela 1.

TABELA 1 Classificação GOLD para doença pulmonar obstrutiva crônica.

GOLD	Espirometria
GOLD I: leve	VEF1/CVF < 70% e VEF1 ≥ 80%
GOLD II: moderado	VEF1/CVF < 70% e VEF1 ≥ 50% e < 80%
GOLD III: grave	VEF1/CVF < 70% e VEF1 ≥ 30% e < 50%
GOLD IV: muito grave	VEF1/CVF < 70% e VEF1 < 30%

CVF: capacidade vital forçada; VEF1: volume expiratório forçado de primeiro segundo.

Exacerbação aguda de DPOC: evento agudo caracterizado por agravamento dos sintomas respiratórios do paciente, além das variações normais do dia a dia, e que leva à mudança na medicação. São sintomas cardinais:

1. A dispneia aumenta.
2. A produção de expectoração aumenta em volume.
3. Há mudança nas características do escarro.

Fatores de risco

- Tabagismo: associado a > 80% dos casos de DPOC.
- Outros fatores:
  - Inalação de poeiras ambientais.
  - Fatores genéticos: deficiência de α-1 antitripsina principalmente.

Fatores precipitantes e de risco para exacerbação

- Cerca de 70% das exacerbações são causadas por processos infecciosos bacterianos ou virais e os outros 30% são causados por outros fatores. O Quadro 1 sumariza as principais causas de exacerbação aguda de DPOC.

QUADRO 1 Fatores precipitantes de exacerbação de doença pulmonar obstrutiva crônica.

Fatores intrapulmonares	Fatores extrapulmonares
▪ Bronquite aguda ▪ Pneumonia ▪ Broncoespasmo ▪ Edema pulmonar ▪ Tromboembolismo pulmonar ▪ Hipertensão pulmonar	▪ Diminuição do *drive* ventilatório ▪ Diminuição da força muscular respiratória (miopatias, uso de corticosteroides) ▪ Aumento da demanda metabólica (infecções, sepse) ▪ Diminuição da tensão atmosférica de oxigênio ▪ Arritmia cardíaca ▪ Isquemia miocárdica

- Agentes microbiológicos nas infecções incluem: vírus (até 50% dos casos) e bactérias, entre elas *Streptococcus pneumoniae* (15-30%), *Haemophilus influenzae* (14-30%) e *Moraxella catarrhalis* (2-7%). *Pseudomonas aeruginosa* apareceu em pacientes com bronquiectasias e uso crônico de corticoesteroides. Agentes atípicos, como *Mycoplasma pneumoniae* e *Chlamydia pneumoniae*, estão presentes em menos de 4% dos pacientes.
- Fatores de risco para exacerbação aguda de DPOC:

- Doença do refluxo gastroesofágico (DRGE).
- Hipertensão pulmonar secundária.

- Classificação ABC estima o risco de exacerbações e utiliza ou o escore de sintomas CAT (http://www.catesonline.org/english/index_Portugal.htm) ou o escore mMRC, que é sintetizado no Quadro 2.

QUADRO 2 Escore mMRC.

Graduação	Sintoma
0	Dispneia apenas com exercício intenso
1	Dispneia ao andar rápido ou em subidas
2	Precisa interromper caminhada ou caminha mais devagar que outras pessoas da mesma idade
3	Precisa parar muitas vezes por falta de ar. Em menos de 100 m precisa interromper caminhada
4	Dispneia ao se vestir ou tomar banho

- Uma história de zero ou uma exacerbação sugere baixo risco futuro de exacerbações, enquanto duas ou mais sugerem alto risco futuro. Assim:
  - Baixo risco: GOLD 1 ou 2 (limitação leve a moderada do fluxo aéreo) e/ou 0 a 1 exacerbação por ano sem hospitalização prévia decorrente de uma exacerbação. No caso do GOLD 2017, ele substitui a classificação GOLD por escore de sintomas CAT < 10 ou mMRC de 0-1.
  - Alto risco: GOLD 3 ou 4 (limitação do fluxo aéreo grave ou muito grave) e/ou ≥ duas exacerbações por ano ou ≥ uma hospitalização decorrente de uma exacerbação. No escore GOLD 2017, substitui-se a classificação GOLD por escore CAT > 10 e mMRC ≥ 2.
- Basta um dos critérios de alto risco para classificar o paciente em alto risco.

Achados clínicos

- Principais sintomas: dispneia, tosse e achados compatíveis com broncoespasmo, como sibilos, roncos e uso de musculatura acessória. Exacerbações graves podem cursar com cianose e hipoxemia.
- Exame físico: sibilância, taquipneia e comprometimento respiratório, como dificuldade de falar causada por esforço respiratório, uso de musculatura acessória e movimentos torácicos ou abdominais paradoxais. Os pacientes

podem apresentar sinais de hipertensão pulmonar, como edema periférico, B2 hiperfonética, estase jugular, sinal de Kussmaul (aumento da turgência jugular durante a inspiração), pulso paradoxal (queda superior a 10 mmHg da pressão arterial sistólica durante a inspiração) e hepatomegalia, indicativos de cor pulmonale. Achados que devem ser procurados nestes pacientes estão resumidos nos Quadros 3 e 4.

QUADRO 3 Anamnese na doença pulmonar obstrutiva crônica.

Gravidade da obstrução	Características da expectoração
Duração dos sintomas	Dor torácica
Número de exacerbações prévias	Sintomas constitucionais
Comorbidades	Tratamento atual

QUADRO 4 Achados que sugerem gravidade em exacerbações agudas de doença pulmonar obstrutiva crônica.

Uso de musculatura acessória	Instabilidade hemodinâmica
Movimentos paradoxais da parede torácica	Sinais de insuficiência cardíaca direita
Aparecimento ou piora de cianose	Alterações sensoriais
Presença de edema periférico	Acidose respiratória

Exames complementares

- Radiografia de tórax: todos os pacientes.
- Hemograma completo: todos os pacientes com indicação de internação.
- Eletrólitos e função renal: todos os pacientes com indicação de internação.
- Eletrocardiograma (ECG): todos os pacientes com dor torácica, taquicardia ou bradicardia.
- Tomografia computadorizada de tórax: se dúvida diagnóstica ou possibilidade de tromboembolismo pulmonar (TEP).
- Troponinas: se paciente com taquicardia ou isquemia miocárdica.
- Gasometria arterial: se indicação de internação hospitalar ou se houver suspeita de acidose respiratória aguda ou crônica agudizada ou se for previsto suporte ventilatório:
  - $PaO_2 < 60$ mmHg e/ou $PaCO_2 > 50$ mmHg: insuficiência respiratória.

  - $PaO_2 < 50$ mmHg; $PaCO_2 > 70$ mmHg e $pH < 7{,}3$: episódio grave.
- Glicemia: todos os pacientes para os quais se considere internação hospitalar.

Diagnóstico diferencial

QUADRO 5 Diagnósticos diferenciais da exacerbação de doença pulmonar obstrutiva crônica.

Diagnóstico	Características que diferenciam da exacerbação de DPOC
Asma	Mais comum em pacientes jovens Componente reversível Associação com doenças alérgicas e eosinofilia frequente Raramente cursa com hipercapnia (exceto exacerbações muito graves) Alguns pacientes sem distinção clara entre asma e DPOC (síndrome de *overlap*)
TEP	Geralmente associado com dor torácica Costuma cursar com alcalose respiratória e não há retenção de CO_2 Raramente cursa com broncoespasmo
Insuficiência cardíaca	Cursa com crepitações pulmonares ao exame e congestão em radiografia de tórax BNP aumentado Sem aumento de CO_2 e sem distúrbio obstrutivo em prova de função pulmonar
Bronquiectasias	Baqueteamento digital em alguns poucos casos (5 a 10%) Escarro purulento e em maior quantidade Crepitações frequentes Hemoptise frequente, eventualmente maciça Exames de imagem com dilatação brônquica
Granulomatose eosinofílica com poliangiite (Churg-Strauss)	Costuma apresentar infiltrado pulmonar migratório Eosinofilia periférica Quadro de broncoespasmo significativo
Tuberculose	Pode ocorrer em qualquer idade Infiltrado pulmonar associado Diagnóstico por pesquisa de BAAR

(continua)

QUADRO 5 Diagnósticos diferenciais da exacerbação de doença pulmonar obstrutiva crônica. (*continuação*)

Diagnóstico	Características que diferenciam da exacerbação de DPOC
Pneumopatias intersticiais	Costumam cursar com infiltrado em vidro fosco ou fibrose pulmonar Distúrbio predominantemente restritivo Usualmente sem hipercapnia
Hipoventilação da obesidade	Sem enfisema pulmonar associado Não costuma cursar com broncoespasmo
Bronquiolite obliterativa	Pacientes jovens Sem associação com tabagismo Muitos pacientes com história de artrite reumatoide ou exposição à fumaça Áreas hipodensas na fase de expiração da TC Pode ocorrer após transplante pulmonar
Panbronquiolite difusa	Acomete principalmente pacientes asiáticos Maioria dos pacientes é do sexo masculino e não tabagista Sinusite crônica em quase todos os pacientes Opacidades centrilobulares e hiperinsuflação

BAAR: bacilos álcool-ácido-resistentes; BNP: peptídeo natriurético cerebral plasmático; DPOC: doença pulmonar obstrutiva crônica; TEP: tromboembolismo pulmonar; TC: tomografia computadorizada.

TRATAMENTO

Oxigenoterapia

- Objetivo: $SatO_2$ de 88 a 92% ou pressão arterial de oxigênio (PaO_2) de 60 a 65 mmHg, geralmente com cateter nasal em fluxo de 1 a 3 L/min.

Broncodilatadores

- Esteio do tratamento da exacerbação aguda de DPOC. Os agentes agonistas beta-adrenérgicos inalatórios (p. ex., albuterol, fenoterol e terbutalina) e os anticolinérgicos (incluindo brometo de ipratrópio) podem melhorar o fluxo de ar durante as exacerbações da DPOC.
  - Beta-agonistas inalatórios: salbutamol ou fenoterol: 10 gotas (2,5 mg) diluídas em 3 a 5 mL de soro fisiológico; realizar três inalações a cada 15-20 minutos ou mesmo contínuas. Após as primeiras três inalações,

espaçar as inalações a cada 1 hora ou mais, aumentando o tempo de intervalo conforme a melhora do paciente. Salbutamol (4 puffs) em bomba com espaçador é uma alternativa.

- Anticolinérgicos: 20-40 (250 a 500 mcg) gotas em cada inalação com beta-2-agonistas. Alternativamente, dois a quatro jatos (18 mcg por jato) podem ser administradas por dosímetro com um espaçador a cada 4 horas, conforme necessidade.

Glicocorticoides

- Indicados em praticamente todos os pacientes. A dose de prednisona sugerida é de 40 mg por via oral (VO) ou uso endovenoso (EV) de metilprednisolona 20-60 mg a cada 6 horas em casos graves nas primeiras 72 horas. Recomenda-se o uso por 5 a 7 dias.

Antibióticos

- Indicados se duas ou mais manifestações cardinais (piora da dispneia, aumento ou alteração da qualidade da expectoração). Pacientes com necessidade de suporte ventilatório também têm indicação de antibioticoterapia.
  - Pacientes sem fatores de risco para Pseudomonas, com VEF1 > 50%, sem história prévia de exacerbações: podem ser tratados apenas com amoxicilina, amoxicilina-clavulonato de potássio, cefalosporinas de segunda geração ou quinolonas.
  - Pacientes com risco de infecção por Pseudomonas (p. ex., uso de glicocorticoides, doença pulmonar estrutural, uso de antibiótico recente) devem receber necessariamente quinolonas respiratórias ou combinação de antibióticos.
  - Duração do tratamento: 5 a 10 dias.
  - Terapêutica antiviral recomendada para pacientes com evidência clínica e laboratorial de infecção por influenza que necessitem de hospitalização por uma exacerbação de DPOC.

Ventilação não invasiva

- A ventilação não invasiva (VNI) é associada à diminuição de mortalidade e à diminuição de entubação orotraqueal. Os parâmetros iniciais podem ser:

- Iniciar em modo espontâneo.
- Pressão inspiratória inicial de 8 a 12 cmH2O e uma pressão expiratória de 3 a 5 cmH2O.

- As indicações de VNI são sintetizadas no Quadro 6.

QUADRO 6 Indicações de ventilação não invasiva.

▪ Hipoxemia refratária à suplementação de oxigênio
▪ Dispneia moderada a grave com uso de musculatura acessória sem melhora com as medidas iniciais
▪ Acidose respiratória pH < 7,35 e $PaCO_2$ > 60 mmHg

Ventilação invasiva

- Pacientes com alteração do nível de consciência, bradicardia ou iminência de parada cardiorrespiratória devem ser imediatamente submetidos à entubação orotraqueal (EOT) e à ventilação invasiva.

TABELA 2 Sugestão de ajuste ventilatório inicial na ventilação invasiva.

Ajuste ventilatório inicial em exacerbação aguda de doença pulmonar obstrutiva crônica	
FiO_2: suficiente para $SatO_2$ 90-94% e PaO_2 60-72 mmHg	VC: 5-6 mL/kg
Pressão de pico < 45 cmH_2O e pressão de platô < 30 cmH_2O	FR: 8-12 irpm
PEEP inicial de 3-5 cmH_2O	I/E: 3/1

Outras medidas

- Monitorar o balanço hídrico em pacientes internados.
- Considerar uso de profilaxia de TEV.
- Tratar condições associadas.
- Introduzir, na alta hospitalar, beta-2-agonistas de longa duração para os pacientes com indicação.
- Suporte nutricional.
- Avaliação para cuidados paliativos.
- Orientação e medidas para interrupção do tabagismo.

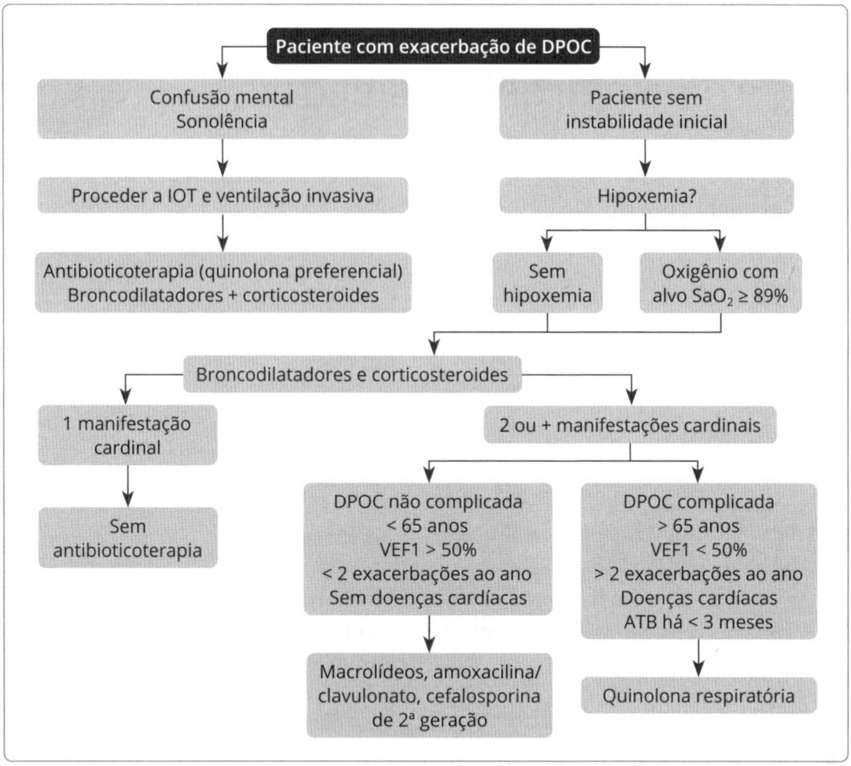

FIGURA 1

Algoritmo para o paciente com exacerbação de DPOC.

ATB: antibioticoterapia; DPOC: doença pulmonar obstrutiva crônica; IOT: intubação orotraqueal; VEF1: volume expiratório forçado de primeiro segundo.

REFERÊNCIAS

1. Global Strategy for the Diagnosis, Management and Prevention of COPD, Global Initiative for Chronic Obstructive Lung Disease (GOLD) 2019. http://www.goldcopd.org.
2. Co-Chair JAWE, Miravitlles M, Hurst JR, Calverley PMA, Albert RK, Anzueto A, et al. Management of COPD exacerbations: a European Respiratory Society/American Thoracic Society guideline. Eur Respir J. 2017;49(3):1600791.
3. Acute exacerbation of COPD. Best practice BMJ. https://bestpractice.bmj.com/topics/en-gb/3000086/pdf/3000086/Acute%20exacerbation%20of%20chronic%20obstructive%20pulmonary%20disease.pdf.

19

Distúrbios hidroeletrolíticos - hiponatremia: diagnóstico e tratamento

Rodrigo Antonio Brandão Neto

INTRODUÇÃO

- A hiponatremia é definida como a concentração de sódio menor que 135 mEq/L. Representa o distúrbio hidroeletrolítico mais comum em pacientes internados, ocorrendo em 15 a 30% dos pacientes internados.

ETIOLOGIA E FISIOPATOLOGIA

- A hiponatremia é, na maioria das vezes, causada por alteração do balanço hídrico com excesso de água corporal em relação ao sódio.
- O desenvolvimento da hiponatremia requer algum grau de inabilidade de suprimir a secreção de hormônio antidiurético (ADH).
- Para ser considerada verdadeira, a hiponatremia precisa estar associada à hipotonicidade. A osmolaridade efetiva pode ser calculada pela seguinte fórmula:
  - Osmolaridade efetiva = 2 × (Na) + glicemia/18
  - Valor de referência: 275-285 mOsm/kg.
- Mudanças na osmolaridade podem causar alterações neurológicas com deslocamento de água para o cérebro, resultando em edema cerebral. No intuito de proteger o tecido cerebral dessas alterações, há produção e liberação para o meio extracelular dos osmóis idiogênicos. Essa secreção demora cerca de 48 horas.

- A hiponatremia pode ser dividida conforme a sua tonicidade. A hiponatremia verdadeira é necessariamente hipotônica; assim, temos hiponatremia hipertônica e hipernatremia isotônica.

Hiponatremia hipertônica (Osm > 295 mOsm/L)

- Nesses casos, a hiponatremia é causada por diluição em razão da osmolaridade aumentada secundária à presença de outros solutos.
- A maior causa desse tipo de hiponatremia são as grandes hiperglicemias.

Hiponatremia isotônica (Osm 280-295 mOsm/L)

- São as chamadas pseudo-hiponatremias, que são artefatos na medição do sódio. O soro usualmente contém 7% de fase sólida por volume. Para reduzir o volume de sangue necessário para análise, o soro é diluído antes de sua mensuração. Se a fase sólida é aumentada, a mesma quantidade de diluente resulta em maior diluição levando à mensuração incorreta da natremia.
- São condições que podem levar à pseudo-hiponatremia:
  - Proteínas séricas (paraproteinemias como no mieloma e na hiperbilirrubinemia, imunoglobulinas).
  - Hipertrigliceridemia.

Hiponatremia hipotônica (Osm < 280 mOsm/L)

- Representam as hiponatremias verdadeiras. Esses tipos de hiponatremia podem ainda ser divididos, conforme o estado volêmico do paciente, em normovolêmico, hipovolêmico e hipervolêmico. As etiologias são especificadas nos Quadros 1, 2 e 3.

QUADRO 1 Hiponatremia hipovolêmica (redução do volume extracelular).

Perdas extrarrenais de sódio	Perdas renais de sódio
Pele:	Diuréticos:
Suor e queimaduras	Tiazídicos

(continua)

QUADRO 1 Hiponatremia hipovolêmica (redução do volume extracelular). (*continuação*)

Perdas extrarrenais de sódio	Perdas renais de sódio
Gastrointestinal: Vômitos e diarreia	Diurese osmótica: Glicose Ureia Manitol
Hemorragia	Insuficiência adrenal
Perdas para o 3º espaço: Obstrução intestinal, pancreatite Peritonite Rabdomiólise	Nefropatia perdedora de sal: Doença renal crônica Acidose tubular renal
	Síndrome cerebral perdedora de sal: Neurocirurgia Trauma cranioencefálico Hemorragia subaracnoide

QUADRO 2 Hiponatremia hipervolêmica (aumento do volume extracelular).

Volume circulante efetivo reduzido	Volume circulante efetivo normal ou aumentado
Insuficiência cardíaca	Doença renal aguda
Cirrose	Doença renal crônica
Síndrome nefrótica	
Gravidez	

QUADRO 3 Hiponatremia euvolêmica (volume extracelular normal).

Associada a níveis elevados de hormônio antidiurético	Não associada a níveis elevados de hormônio antidiurético
Síndrome da antidiurese inapropriada: Neoplasias Pneumopatias Doenças do sistema nervoso central Medicações	Ingestão baixa de solutos: Bebedores de cerveja Dieta do chá e torrada Dieta com restrição de proteínas

(*continua*)

QUADRO 3 Hiponatremia euvolêmica (volume extracelular normal). (*continuação*)

Associada a níveis elevados de hormônio antidiurético	Não associada a níveis elevados de hormônio antidiurético
Síndrome da antidiurese inapropriada nefrogênica: Mutação gênica causando ativação do receptor V2 da vasopressina Doença genética ligada ao X	Intoxicação por água: Infusão parenteral de líquidos hipotônicos Polidipsia primária Afogamento Ressecção transuretral de próstata
Deficiência de glicocorticoides (p. ex., síndrome de Sheehan)	Doença renal avançada
Hipotireoidismo	Exercício físico extenuante
Intoxicação por MDMA (*ecstasy*)	

- Medicações associadas à hiponatremia incluem:
  - Diuréticos tiazídicos.
  - Fenotiazinas (p. ex., clorpromazina).
  - Antidepressivos tricíclicos.
  - Inibidores seletivos da recaptação de serotonina.
  - Anti-inflamatórios não esteroides, nicotina, opiáceos, clorpropamida, fibratos, carbamazepina, ciclofosfamida, vincristina, desmopressina, ocitocina.
- A perda renal de sódio tem sido documentada em pacientes com distúrbios intracranianos, como hemorragia subaracnoidea. Essa perda renal de sal é denominada síndrome cerebral perdedora de sal, e níveis aumentados de peptídeo natriurético cerebral têm sido implicados em sua patogênese.
- A hiponatremia associada com insuficiência cardíaca grave e cirrose é um preditor independente de mortalidade nesses pacientes.
- Pacientes em uso de 3,4 metileno-dioxi-metilanfetamina podem cursar com hiponatremia grave decorrente da síndrome da secreção inapropriada do hormônio antidiurético (SIADH) e aumento da sede. A hiponatremia costuma ser de rápida instalação, com sintomas graves como convulsões e coma.
- A SIADH é a mais importante causa de hiponatremia euvolêmica. A secreção de ADH pode estar aumentada pela produção hipofisária ou ectópica. As principais características da SIADH são:

- Hiponatremia hipotônica (Osm < 275 mOsm/kg).
- Sem sinais de hipovolemia.
- Sódio urinário aumentado (natriurese > 40 mEq/L ou 20-30 mmol/L).
- Hipouricemia.
- Creatinina normal ou baixa.
- Ausência de outras causas claras de hiponatremia.

- A SIADH pode apresentar múltiplas etiologias. Entre elas, deve-se citar:
  - Neoplasias malignas (carcinomas, principalmente o de pulmão, leucemia, linfoma, timoma etc.).
  - Distúrbios do sistema nervoso central (infecções, trauma, tumores e porfiria).
  - Doenças pulmonares (tuberculose, pneumonia, infecções fúngicas, abscesso pulmonar, ventilação mecânica).
  - Medicações (antidepressivos, clofibrato, carbamazepina etc.).

DIAGNÓSTICO

Achados clínicos

- As manifestações clínicas dependem da velocidade de instalação da hiponatremia e de sua gravidade. A hiponatremia pode ser classificada em:
  - Aguda: < 48 horas de instalação.
  - Crônica: > 48 horas de instalação.
- Pode ser classificada ainda, em relação aos níveis de sódio, em:
  - Leve: 130-135 mEq/L.
  - Moderada: 125-129 mEq/L.
  - Grave: < 125 mEq/L.
- Pacientes com formas leves de hiponatremia podem apresentar sintomas como mal-estar e náuseas. Com a piora, podem ocorrer cefaleia, letargia e obnubilação, até coma e convulsões.
- Sintomas moderados incluem:
  - Náuseas sem vômitos.
  - Confusão mental.
  - Cefaleia.
- Sintomas graves:
  - Vômitos (se secundários à hiponatremia).

  - Desconforto respiratório.
  - Sonolência anormal ou excessiva.
  - Convulsões.
  - Coma (escala de Glasgow < 8).

Exames complementares

- Devem ser mensurados o sódio e o potássio e avaliada a função renal com a dosagem de ureia e creatinina.
- Em pacientes com hiponatremia hipovolêmica, a dosagem de sódio urinário pode orientar se as perdas de sódio são renais ou extrarrenais (sódio urinário > 30 mEq/L indica perdas renais e valores inferiores indicam perdas extrarrenais).
- Em pacientes com perdas renais de sódio, pode-se suspeitar de insuficiência adrenal primária e a dosagem de cortisol ou o teste da cortrosina pode ser útil.
- Em pacientes com hiponatremia hipervolêmica, as hipóteses diagnósticas incluem insuficiência cardíaca (IC), cirrose e síndrome nefrótica; assim, devem ser realizados os exames apropriados para essas condições.
- Em pacientes com hiponatremia euvolêmica, podem ser úteis a dosagem de cortisol, TSH e exames para descartar SIADH, que incluem sódio urinário, ácido úrico, potássio e função renal.
- Na investigação diagnóstica, temos alguns passos:
  - Sendo detectada a hiponatremia, deve-se solicitar aferição da glicemia capilar, a fim de excluir hiponatremia hipertônica induzida por hiperglicemia. Lembrar de corrigir o sódio sérico para o efeito da glicemia, o que consiste em 1,6 a 2 mEq/L de sódio sérico para cada aumento de 100 mg/dL da glicemia acima de 100 mg/dL.
  - Deve-se verificar se existem outras causas possíveis de hiponatremia hipertônica ou isotônica, como uso de soluções hipotônicas, uso de soluções como manitol, paraproteínas e grandes dislipidemias.
  - Em caso de dúvida da presença de hiponatremia hipotônica, realizar dosagem direta da osmolaridade.
  - Deve-se descartar o uso de medicações com os diuréticos tiazídicos.
  - Em pacientes hipervolêmicos sem disfunção renal, deve-se avaliar a presença de insuficiência cardíaca, cirrose e síndrome nefrótica.
  - Em pacientes hipovolêmicos, deve-se verificar o sódio urinário:

  - Sódio urinário < 25-30 mEq/L sugere perdas extrarrenais de sódio, como gastrointestinais ou para o terceiro espaço.
  - Sódio urinário > 40 mEq/L sugere perdas renais de sódio, como insuficiência adrenal (déficit de cortisol e aldosterona), síndrome cerebral perdedora de sal e perdas por diuréticos.
- Nos pacientes euvolêmicos, deve-se verificar o sódio urinário e a osmolaridade urinária:
  - Sódio urinário < 25 mEq/L e osmolaridade urinária < 100 mOsm/L sugerem que o paciente tem ADH adequadamente suprimido e nesses casos deve-se pesquisar polidipsia primária ou uso de *ecstasy*.
  - Se sódio urinário > 40 mEq/L e osmolaridade urinária > 100 mOsm/L, deve-se realizar pesquisa para deficiência de glicocorticoide com cortisol sérico da manhã e teste da estimulação do hormônio adrenocorticotrófico (ACTH), e para hipotieroidismo com TSH.
- Pesquisar SIADH.

TRATAMENTO

- O tratamento da hiponatremia depende da velocidade de instalação e gravidade dos sintomas e níveis de sódio (Quadros 4 e 5).

QUADRO 4 Tratamento da hiponatremia aguda.

Sintomática	Assintomática
Bolus de 100 mL de NaCl a 3% até sintomas resolvidos Dose máxima 200-300 mL da solução salina a 3% (dose usual máxima de 100-150 mL) Repetir sódio sérico de 1 a 2 horas Objetivo: aumento 4 a 6 mEq no sódio sérico nas primeiras horas Repetir *bolus* se nova queda	Paciente se autocorrigindo por diurese osmótica? Sim → dosar sódio a cada hora até autocorreção Não → *bolus* de 50 mL de NaCl a 3% Dosar sódio a cada hora e repetir *bolus* se nova queda

QUADRO 5 Hiponatremia crônica.

Tratamento da hiponatremia aguda	
Independentemente do valor do sódio: Sintomas graves Sintomático com doença do SNC	*Bolus* de 100 mL de NaCl a 3% até sintomas resolvidos Dose máxima 300 mL Dosar sódio a cada hora Repetir *bolus* se nova queda O aumento do sódio não deve ultrapassar 8 mEq/L nas primeiras 24 horas
Sódio sérico < 120 mEq/L em pacientes edemaciados (cirrose, IC, nefróticos)	NaCl a 3% 15 a 30 mL/h + furosemida 40 mg IV 2x/dia Dosar sódio a cada 4 horas Ajustar a infusão para elevação do sódio de 4-6 mEq/L nas 24 horas Titular diurético para evitar congestão Parar correção quando sódio atingir 125 mEq/L
Sódio sérico < 120 mEq/L em pacientes sintomáticos	NaCl a 3% 15-30 mL/h Dosar sódio a cada 4 horas Ajustar a infusão para elevação do sódio de 4-6 mEq/L nas 24 horas Parar correção quando sódio atingir 125 mEq/L
Assintomáticos com sódio < 120 mEq/L	Internação hospitalar Dosar sódio a cada 12 horas Medidas gerais

IC: insuficiência cardíaca; IV: intravenoso; SNC: sistema nervoso central.

- Pacientes com hiponatremia grave podem receber 50-150 mL de solução salina hipertônica 3% em alíquotas de 50 mL e repetir a cada 20-30 minutos até melhora clínica (máximo de 150 mL). A diretriz americana recomenda repetir 100 mL até 3 vezes.
- Pode-se considerar o uso de furosemida em pacientes hipervolêmicos.
- Após o uso da solução salina hipertônica, deve-se diminuir o ritmo de correção do sódio para que não ultrapasse 8-9 mEq/L em 24 horas, a fim de evitar a síndrome de desmielinização osmótica.
- Deve-se monitorar o sódio sérico a cada 2 horas.

- Considera-se tratar dessa forma pacientes com Na < 120 mEq/L, Na < 125 mEq/L em pacientes sintomáticos.
- Outros pacientes devem ser tratados de forma convencional, sendo pontos importantes:
  - Preparar a solução que será infundida; recomenda-se que a correção seja feita com solução salina a 3%, que pode ser 445 mL de soro fisiológico 0,9% + 55 mL de NaCl 20% = 500 mL NaCl 3%. A cada 1 mL/kg de solução de NaCl 3% infundida, o sódio sérico se eleva em 1 mEq/L.
- Em pacientes com SIADH, é particularmente importante realizar restrição hídrica, pois reposição volêmica com soluções fisiológicas tende a piorar a hiponatremia e mesmo reposição com solução salina a 3% pode não corrigir a hiponatremia.
- Outras opções terapêuticas para SIADH incluem o bloqueio da ação do ADH nos dutos coletores (carbonato de lítio ou demeclociclina e, mais recentemente, os vaptanos que bloqueiam os receptores de ADH). Outra opção pouco utilizada é a fludrocortisona.
- Pacientes com hiponatremia com sintomas moderados ou graves têm indicação de internação hospitalar, assim como pacientes com sódio < 125 mEq/L.
- Deve-se evitar a correção rápida dos níveis de sódio pelo risco de síndrome de desmielinização osmótica. Pacientes com correção da natremia > 10-12 mEq/L por dia estão sob risco, principalmente se essa velocidade de correção for mantida por mais de 24 horas. O quadro clínico usual é o de acometimento de tronco com tetraplegia, paralisia pseudobulbar, coma e múltiplos pares cranianos acometidos. Na ressonância magnética aparecem imagens de mielinólise pontina com tronco cerebral de coloração branca.

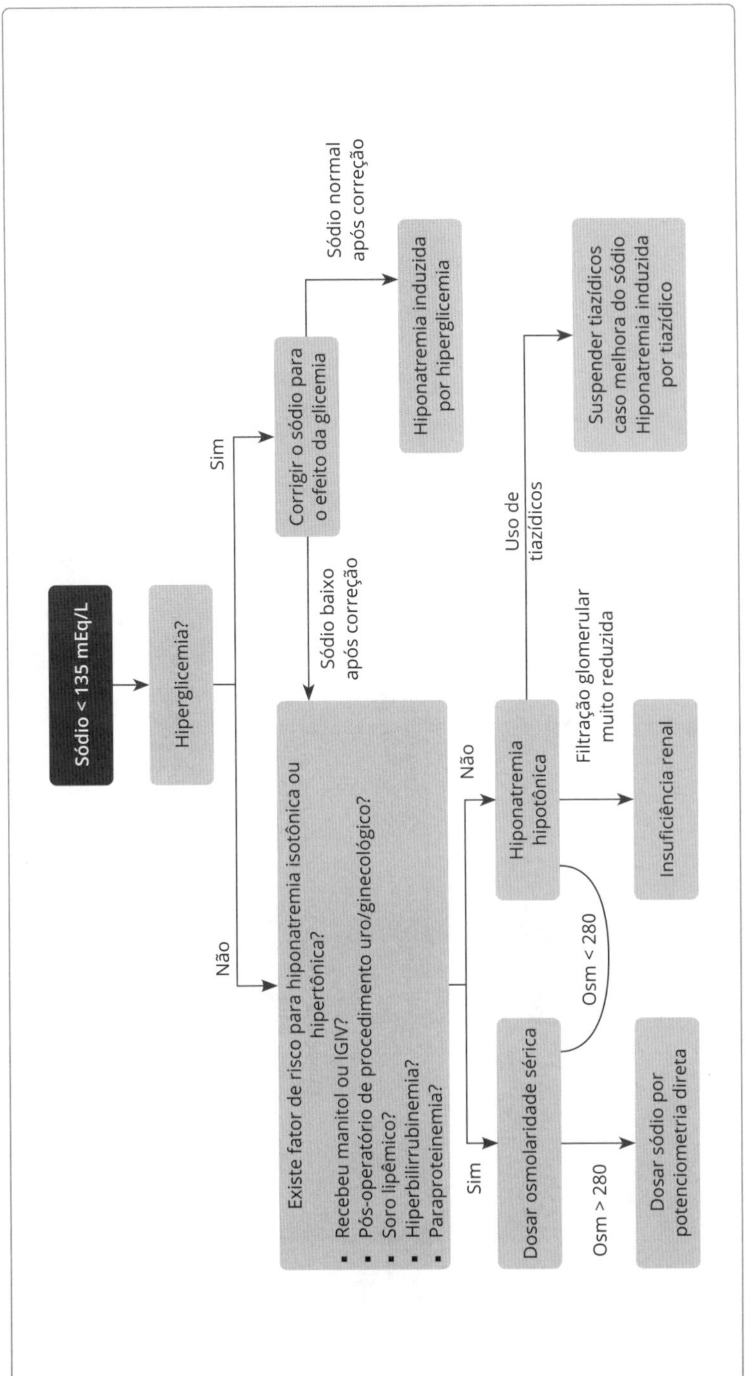

FIGURA 1
Algoritmo com a abordagem simplificada da hiponatremia no pronto-socorro. (*continua*)

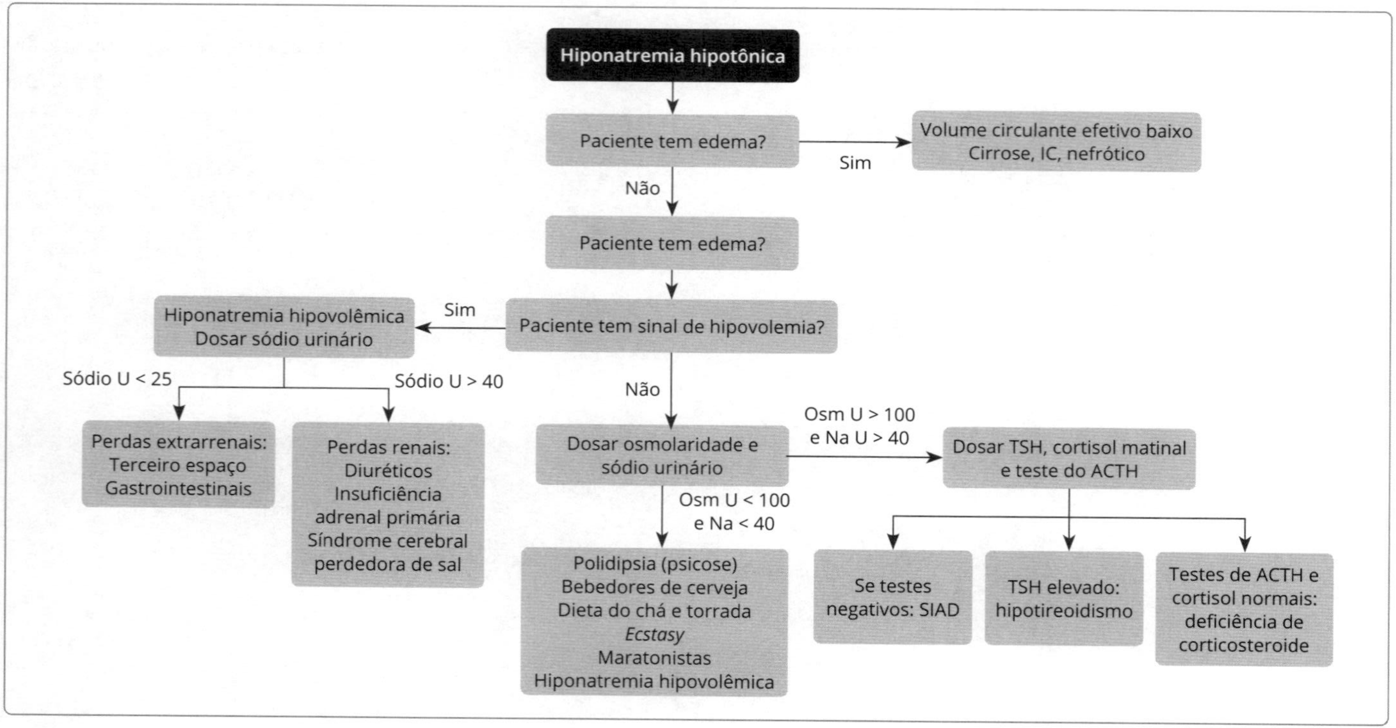

FIGURA 1

Algoritmo com a abordagem simplificada da hiponatremia no pronto-socorro. (*continuação*)

ACTH: hormônio adrenocorticotrófico; IC: insuficiência cardíaca; TSH: hormônio tireoestimulante; SIAD: síndrome da antidiurese inapropriada.

REFERÊNCIAS

1. Adrogué HJ, Madias NE. Hyponatremia. N Engl J Med. 2000;342(21):1581-9.
2. Hoorn EJ, Zietse R. Diagnosis and treatment of hyponatremia: Compilation of the guidelines. J Am Soc Neprol. 2017;28(5):1340-9.
3. Sbardella E, Isidori AM, Arnaldi G, Arosio M, Barone C, Benso A, et al. Approach to hyponatremia according to the clinical setting: Consensus statement from the Italian Society of Endocrinology (SIE), Italian Society of Nephrology (SIN), and Italian association of Medical Oncology (AIOM). J Endocrinol Invest. 2018;41(1):3-19.
4. Spasovski G, Vanholder R, Allolio B, Annane D, Ball S, Bichet D, et al. Clinical practice guidelines on diagnosis and treatment of hyponatremia. Nephro Dyal Transplant. 2014;29(1): i1-i39.
5. Sterns RH. Disorders of plasma sodium – Causes, consequences, and correction. N Engl J Med. 2015;372(1):55-65.

20

Infarto agudo do miocárdio com supradesnível do segmento ST: diagnóstico e tratamento

Julio Flávio Meirelles Marchini

INTRODUÇÃO E DEFINIÇÕES

- O infarto agudo do miocárdio (IAM) é a isquemia de uma região do músculo cardíaco pela obstrução coronariana.
- Quando a obstrução é oclusiva com isquemia transmural, o padrão habitual no eletrocardiograma (ECG) é o supradesnível do segmento ST.
- Existe tratamento para esse doença que, quando oferecido de maneira precoce, pode reverter e prevenir o dano ao miocárdio.
- Todo paciente com dor torácica ou equivalente anginoso deve ser submetido a um ECG em até 2 minutos após a chegada ao pronto-socorro.
  - Esse ECG deve ser interpretado em até 10 minutos para acionamento ou não do protocolo de IAM com supradesnível do segmento ST (IAMCST).

SUPRADESNÍVEL DO SEGMENTO ST

- Para definir o supradesnível do segmento ST, é necessário definir a linha de base, sendo o intervalo aceito como PR essa linha – entre a onda P e o complexo QRS.
  - Algumas patologias podem alterar o intervalo PR, como a pericardite ou a isquemia atrial. Quando houver essa suspeita, deve-se fazer a comparação usando o segmento TP como linha de base.

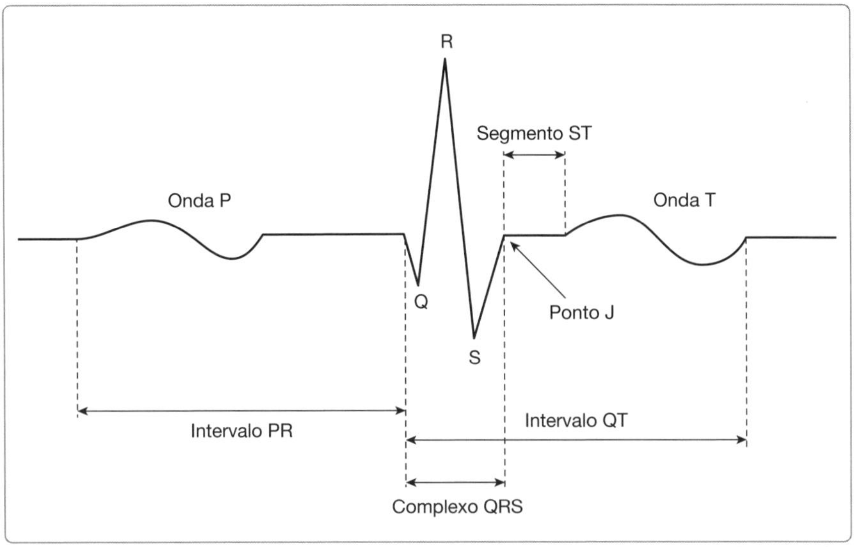

FIGURA 1
Ondas, intervalos e segmentos do eletrocardiograma.

- O supradesnível do segmento ST é medido no ponto J – a deflexão onde termina o complexo QRS e se inicia o segmento ST.
- A definição de IAMCST é uma elevação do ponto J em relação à linha de base de pelo menos 1 mm em duas derivações contíguas.
  - A exceção são as derivações V2 e V3, para as quais é necessário 1,5 mm em mulheres, 2 mm em homens de 40 anos ou mais e 2,5 mm em homens com menos de 40 anos.
  - São derivações contíguas:
    - DII, DIII e aVF.
    - DI e aVL.
    - V1 a V6.
  - Não faz parte do diagnóstico, mas aumenta a especificidade para IAM quando no mesmo ECG há infradesnível de segmento ST (exceto nas derivação aVR e V1).
- O padrão de De Winter pode ser considerado equivalente a supradesnível de segmento ST.
  - Trata-se de um padrão observado nas derivações precordiais (V1 a V6), em que há infradesnível de ponto J, segmento ST horizontal ou em ascensão e onda T alta, larga e simétrica.

- Outro padrão incomum é o BRE agudo comprovado por ECG anterior que deve ser tratado da mesma maneira que o IAMCST.
  - Alternativamente, pode ser comprovado pelos critérios modificados de Sgarbossa (Quadro 1).
- O padrão com supradesnível de segmento ST em aVR acrescido ou não da derivação V1 e infradesnível em 6 a 8 outras derivações não significa automaticamente lesão de tronco de coronária esquerda. Pode significar isquemia triarterial grave. Não deve ser considerado como equivalente a IAMCST.

QUADRO 1 Critérios modificados de Sgarbossa.

Elevação de segmento ST de pelo menos 1 mm em derivação com QRS predominante positivo
Depressão de segmento ST de pelo menos 1 mm em derivação com QRS predominante negativo nas derivações V1 a V3
Discordância entre segmento ST e complexo QRS acima de 30%. O segmento ST deve ter desvio mínimo de 1 mm. O cálculo é a razão entre o desvio do segmento ST (seja positivo ou negativo) e o tamanho da onda S no caso de QRS predominantemente negativo ou tamanho da onda R no caso de QRS predominantemente positivo
Os critérios de Sgarbossa também podem ser usados em pacientes com ritmo de marca-passo. Nesse caso, a especificidade é boa, mas a sensibilidade é desconhecida

ETIOLOGIA E FISIOPATOLOGIA

- Três mecanismos de instabilização de placa aterosclerótica:
  - Ruptura de placa.
  - Erosão de placa.
  - Exposição de nódulo calcificado.
- No caso do IAMCST, o mais comum é a ruptura de placa com 70% dos casos. Em segundo lugar, a erosão de placa.
- Nesse espectro da doença coronariana aguda ocorre isquemia transmural do miocárdio, pois a coronária está completamente ocluída com rede pobre ou ausência de colaterais.

DIAGNÓSTICO

Achados clínicos

- O IAMCST pode apresentar desde quadros assintomáticos (raro) até instabilidade hemodinâmica ou elétrica grave.
- O quadro clínico é o mesmo da SCA com dor ou desconforto em qualquer localização acima do abdome superior, mas principalmente precordial, retroesternal, membros superiores e mandíbula.
  - A dor é descrita como peso, opressão, aperto ou uma dor surda, mas também como ardência, angústia ou agulhada.
  - Pode estar associada a dispneia, náuseas e vômitos e sudorese.
  - Classicamente, a duração dos sintomas é prolongada, pode se iniciar em repouso ou ser desencadeada por esforço físico ou emoção forte.
- O principal achado de exame físico é decorrente de disfunção do ventrículo esquerdo (VE) que ocorre em casos mais graves, ou seja, congestão pulmonar e turgência jugular, entre outros. Outro achado é a pele fria e pegajosa.
- Os achados clínicos que são significativamente associados ao diagnóstico de IAM são:
  - Dor com irradiação para ambos os ombros ou ombro direito.
  - Sudorese (especialmente quando constatada pela equipe médica).
  - Náuseas e vômitos.
  - Associação com esforço.
- No caso do IAMCST, os protocolos de diagnóstico acelerado não têm papel, pois o diagnóstico já estará feito no ECG da admissão.

Exames complementares

- O ECG é a peça mais importante nesta doença. Dentro de um quadro clínico compatível, basta reconhecer o supradesnível de segmento ST para fazer o diagnóstico. Por isso, o ECG deve ser realizado em 2 minutos após a entrada do paciente no serviço e interpretado em até 10 minutos da entrada.
  - A troponina pode ser solicitada, mas o diagnóstico não depende de seu resultado.
- A radiografia de tórax não mostra achados específicos de IAMCST, mas pode ajudar a identificar diagnósticos diferenciais, por exemplo, alargamento de mediastino na dissecção de aorta.

- A ultrassonografia à beira leito pode identificar alteração de mobilidade segmentar de VE, diâmetro da aorta em sua raiz e na crossa e sinais de dissecção de aorta, se houver.
- As Figuras 2 a 4 mostram exemplos de ECG identificando IAMCST.

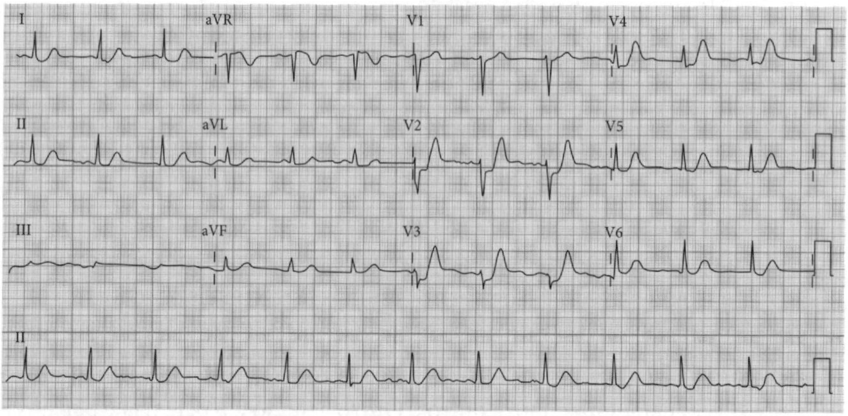

FIGURA 2
Padrão de De Winter considerado equivalente a infarto agudo do miocárdio com supradesnível do segmento ST. O cateterismo coronariano mostrou oclusão em óstio de artéria descendente anterior.

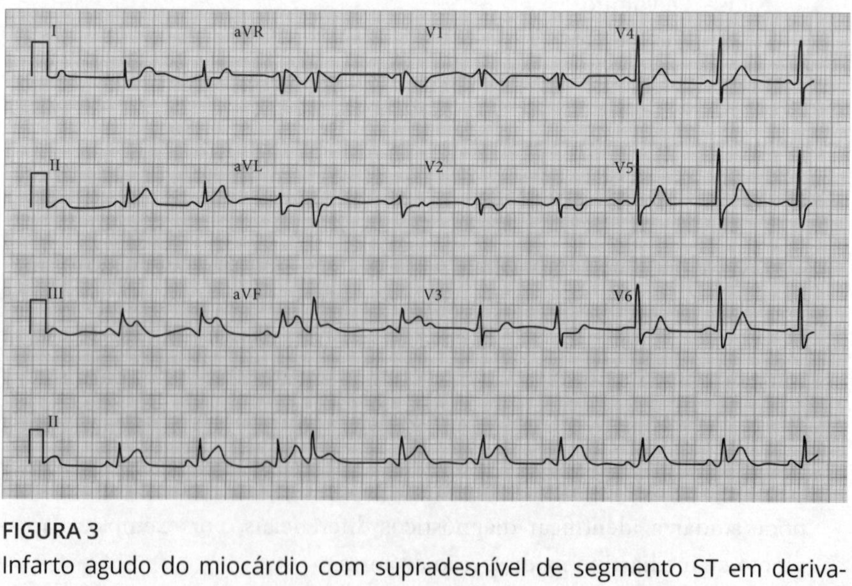

FIGURA 3
Infarto agudo do miocárdio com supradesnível de segmento ST em derivações DII, DIII e aVF.

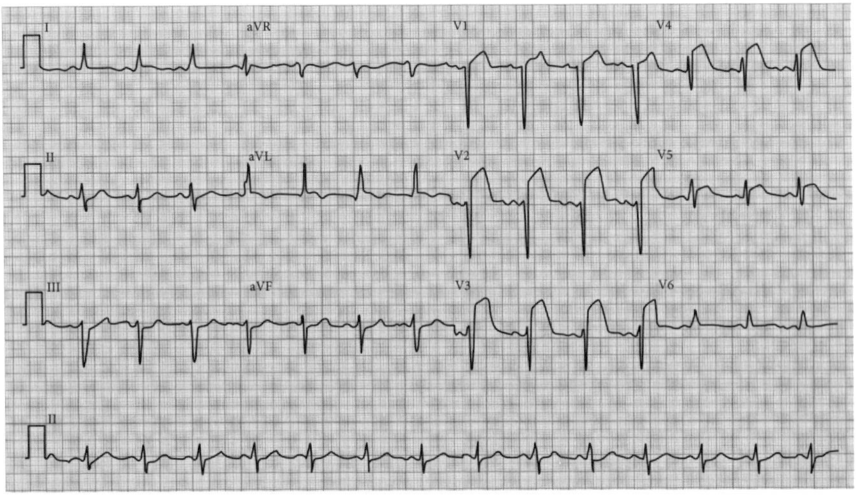

FIGURA 4
Infarto agudo do miocárdio com supradesnível de segmento ST em derivações V1 a V5.

Diagnóstico diferencial

- São diagnósticos diferenciais de supradesnível de segmento ST:
  - Síndrome aórtica
    - Com comprometimento de óstio de coronária.
    - Simultâneo a IAMCST
  - Se houver suspeita razoável de dissecção de aorta, deve-se realizar exame de imagem para comprovação ou descarte do diagnóstico.
    - Nesse caso, evitar antiagregantes, anticoagulantes e trombolíticos até ter o diagnóstico de síndrome aórtica descartado.
  - Aneurisma de VE.
    - O IAM não tratado pode evoluir com aneurisma de VE e se apresenta no ECG como um supradesnível de ST persistente.
    - ECG seriados podem fazer a diferenciação. Enquanto o quadro agudo é bastante dinâmico, o padrão crônico é estável.
  - Lesão ou contusão cardíaca.
  - Hipercalemia.
  - Bloqueadores de canal de sódio.
  - Repolarização precoce.

  - Síndrome de Wolf-Parkinson-White.
  - Aumento de pressão intracraniana.
  - Vasoespasmo coronariano.
  - Pericardite.
  - Choque hemodinâmico.
- Síndrome de Takotsubo.
  - Hipertrofia de VE.
  - Intoxicações.
  - Onda J de Osborn.
  - Acidente por escorpião.

TRATAMENTO

Escolha do método de revascularização

- O principal elemento do tratamento do IAMCST é a revascularização farmacológica ou mecânica da coronária.
- O tempo ideal porta-agulha é de 30 minutos para início da infusão de trombolítico.
- O tempo ideal para angioplastia primária é de 90 minutos para passagem de balão pela lesão no serviço de cardiologia intervencionista.
  - É possível encaminhamento para outro hospital com serviço de cardiologia intervencionista. Nesse caso, o tempo ideal porta-balão é de 120 minutos. Caso não seja possível o tratamento em até 120 minutos, é preferível a realização de trombolítico no serviço inicial.
- Os prontos-socorros já devem ter a estratégia de tratamento para IAMCST predeterminada, seja trombolítico ou angioplastia primária.

Demais medidas

- Repouso no leito.
- Jejum.
- Monitorização cardíaca contínua.
- Acesso venoso periférico. Em locais que contam com angioplastia primária, evitar acesso no MSD, pois é o local para realização do exame pela artéria radial.

- Oxigenioterapia está indicada para pacientes com saturação em ar ambiente < 90%.
- Ácido acetilsalicílico 300 mg, via oral (VO), exceto se houver:
  - Anafilaxia prévia.
  - Suspeita de síndrome aórtica.
  - Uso contínuo confiável, quando a dose então poderá ser de 100 mg.
- A anticoagulação depende da modalidade de tratamento de IAMCST:
  - Se for por angioplastia primária, a anticoagulação será feita pelo hemodinamicista após punção do acesso arterial.
  - Se for por trombolítico, seguir a indicação a seguir:
    - Em caso de uso de estreptoquinase, a anticoagulação deverá ser iniciada após 24 horas.
    - Com os demais trombolíticos, alteplase ou tenecteplase, administrar nas seguintes doses:
      - » Idade < 75 anos: enoxaparina sódica 30 mg, EV, e 1 mg/kg, SC, a cada 12 h, por 7 dias.
      - » Idade > 75 anos: 0,75 mg/kg, SC, a cada 12 h, por 7 dias. Atenção: não fazer ataque.
- O segundo antiagregante também depende da modalidade de tratamento de IAMCST. Se for por angioplastia primária, podem ser administrados: cloridrato de prasugrel 60 mg de ataque e 10 mg ao dia posteriormente; ou ticagrelor 180 mg de ataque e 90 mg a cada 12 horas.
  - Clopidogrel 600 mg, VO, e 75 mg ao dia posteriormente é aceitável se não houver alternativa, mas é comprovadamente pior.
    - Se o paciente já faz uso contínuo (e confiável), 75 mg são suficientes.
    - Pacientes com mais de 75 anos devem receber 75 mg.
  - Caso seja por trombolítico:
    - Clopidogrel: 300 mg de ataque e 75 mg ao dia posteriormente.
    - Ticagrelor: 180 mg de ataque e 90 mg a cada 12 horas posteriormente.
- Pantoprazol, 40 mg, VO.
- Analgesia.
- Nitrato SL ou nitrato EV.
  - Contraindicação:
    - Infarto de ventrículo direito (supradesnível de ST em V3R ou V4R).
    - Uso de inibidores de fosfodiesterase (p. ex., sildenafila).
  - Primeira opção via SL e segunda opção EV contínuo.

- Isordil sublingual 5 mg, repetido duas vezes a cada 5 minutos (total de três doses).
- Nitroglicerina:
  - Diluição: 240 mL SG 5% + nitroglicerina 50 mg/10 mL (200 mcg/mL).
  - Inicial de 5 mcg/min (1,5 mL/h), aumentando 5 mcg/min a cada 3 a 5 minutos até efeito desejado (dose máxima de 400 mcg/min).
- Alternativa: morfina 2 a 4 mg a cada 5 min (dose máxima de 25 a 30 mg ou evidência de toxicidade).
- Repetir ECG 5 a 10 minutos após mudança de clínica.
- Betabloqueador:
  - O alvo é atingir frequência cardíaca (FC) de 55 a 60 bpm.
  - Contraindicação: intervalo PR > 0,24s, BAV de 2º ou 3º grau, DPOC grave e asma. Doença vascular periférica grave e diabete melito são contraindicações relativas.
  - Fatores de risco para choque cardiogênico: idade > 70 anos; FC < 60 bpm ou 110 bpm; PAS < 120 mmHg; disfunção grave de VE, hipoperfusão periférica.
  - Não administrar se houver suspeita de vasoespasmo coronariano ou uso de cocaína.
- Inibidores de enzima de conversão de angiotensina II devem ser consideradas no momento inicial, mas seu uso não é imprescindível:
  - Opções: captopril 6,25 mg; enalapril 2,5 mg; e lisinopril 2,5 mg.
  - Contraindicações: PAS < 90 mmHg, estenose renal bilateral, alergia prévia, insuficiência renal não dialítica.
- Estatinas em dose alta:
  - Atorvastatina 40 mg.
  - Rosuvastatina 20 mg.
- Trombolíticos:
  - Estreptoquinase: 1.500.000 UI; 200.000 UI em *bolus* e o restante em 40 minutos.
  - Alteplase: 15 mg em *bolus* + 0,75 mg/kg em 30 minutos (dose máxima: 50 mg) + 0,5 mg/kg em 60 minutos (dose máxima: 35 mg).
  - Tenecteplase (dose única): 30 mg (< 60 kg); 35 mg (de 60 a 70 kg); 40 mg (de 70 a 80 kg); 45 mg (de 80 a 90 kg); 50 mg (> 90 kg); meia dose em idosos com mais de 75 anos.

QUADRO 2 Contraindicação aos fibrinolíticos.

Contraindicações absolutas	Contraindicações relativas
Qualquer sangramento intracraniano prévio	História de AVC isquêmico há mais de 3 meses ou doenças intracranianas não listadas nas contraindicações absolutas
AVC isquêmico nos últimos 3 meses	Gravidez
Dano ou neoplasia no sistema nervoso central	Uso atual de antagonistas da vitamina K: quanto maior o INR, maior o risco de sangramento
Trauma significativo na cabeça ou rosto nos últimos 3 meses	Sangramento interno recente há menos de 2-4 semanas
Sangramento ativo ou diátese hemorrágica (exceto menstruação)	Ressuscitação cardiopulmonar traumática e prolongada ou cirurgia de grande porte há menos de 3 semanas
Qualquer lesão vascular cerebral conhecida (malformação arteriovenosa)	Hipertensão arterial não controlada (PAS > 180 mmHg ou PAD > 110 mmHg)
Dissecção aguda de aorta	Punções não compressíveis
Discrasia sanguínea	História de hipertensão arterial crônica importante e não controlada
	Úlcera péptica ativa
	Exposição prévia à estreptoquinase (somente para estreptoquinase)

AVC: acidente vascular cerebral; PAS: pressão arterial sistólica; PAD: pressão arterial diastólica.

REFERÊNCIAS

1. Ibanez B, James S, Agewall S, Antunes MJ, Bucciarelli-Ducci C, Bueno H, et al. 2017 ESC Guidelines for the management of acute myocardial infarction in patients presenting with ST-segment elevation: The Task Force for the management of acute myocardial infarction in patients presenting with ST-segment elevation of the European Society of Cardiology (ESC). Eur Heart J. 2018;39(2);119-77.
2. Marchini JFM. Infarto agudo do miocárdio com supradesnivelamento do sgmnto ST. In: Medicina de Emergência Abordagem Prática. Velasco IT, Brandão Neto RA, Souza HP, Marino LO, Marchini JFM e Alencar JCG (eds.). 14a ed. Manole: Barueri; 2020.
3. O'Gara PT, Kushner FG, Ascheim DD, Casey DE, Chung MK, Lemos JA, et al. 2013 ACCF/AHA Guideline for the Management of ST-Elevation Myocardial Infarction. J Am Coll Cardiol. 2013;61(4): e78-e140.

4. Piegas LS, Timerman A, Feitosa GS, Nicolau JC, Mattos LAP, Andrade MD, et al. V Diretriz da Sociedade Brasileira de Cardiologia sobre Tratamento do Infarto Agudo do Miocárdio com Supradesnível do Segmento ST. Arq Bras Cardiol. 2015;105(2):1-105.
5. Wong GC, Welsford M, Ainsworth C, Abuzeid W, Fordyce CB, Greene J, et al. 2019 Canadian Cardiovascular Society/Canadian Association of Interventional Cardiology Guidelines on the Acute Management of ST-Elevation Myocardial Infarction: Focused Update on Regionalization and Reperfusion. Can J Cardiol. 2019;35:107-132.

21

Intoxicação por betabloqueadores: diagnóstico e tratamento

Rodrigo Antonio Brandão Neto

INTRODUÇÃO

- Os receptores beta-adrenérgicos são glicoproteínas de membrana presentes como três subtipos em vários tecidos. São eles:
  - Beta-1: ocorrem principalmente no músculo cardíaco. A ativação aumenta a frequência cardíaca, contratilidade, condução atrioventricular e diminuição da refratariedade do nó atrioventricular.
  - Beta-2: ocorrem no músculo cardíaco, mas predominam nos brônquios e na vasculatura periférica. A ativação leva a vasodilatação e broncodilatação.
  - Beta-3: ocorrem no tecido adiposo e no coração. A ativação medeia a termogênese induzida por catecolaminas e pode reduzir a contratilidade cardíaca.
- Os betabloqueadores são drogas que antagonizam a atividade desses receptores e podem levar a insuficiência cardíaca significativa, com bradicardia, diminuição da contratilidade e hipotensão.

DIAGNÓSTICO

Achados clínicos

- Os sintomas iniciam-se aproximadamente 2 horas após a ingestão.

- Bradicardia e hipotensão são os sintomas mais comuns da intoxicação por betabloqueadores, e em intoxicações graves podem ocorrer profunda depressão miocárdica e choque cardiogênico.
- Os betabloqueadores com antagonismo do canal de sódio podem piorar as anormalidades de condução, causando uma bradicardia muito complexa (especialmente quando o intervalo QRS é superior a 100 milissegundos).
- Pacientes podem ter broncoespasmo e depressão do sistema nervoso central (SNC). Podem ocorrer convulsões, mas são geralmente breves, e o estado de mal epiléptico é raro.
- Pacientes podem apresentar, ainda, hipoglicemia e hipercalemia.
- Principais manifestações das intoxicações por betabloqueadores:
  - Hipotensão.
  - Cardiovasculares:
    - Bradicardia.
    - Bloqueios de condução (bloqueio atrioventricular de primeiro grau).
    - Arritmias ventriculares (sotalol).
    - Assistolia.
    - Diminuição da contratilidade.
    - Colapso cardiovascular.
  - Sistema nervoso central:
    - Estado mental deprimido.
    - Coma.
    - Psicose.
    - Convulsões.
  - Respiratórias:
    - Parada respiratória.
    - Broncoespasmo.
  - Metabólicas:
    - Hipoglicemia.
    - Hipercalemia.

Exames complementares

- O diagnóstico é clínico, mas o eletrocardiograma é sempre indicado. Podemos ter prolongamento do intervalo PR, além de diminuir o automatismo do nó sinoatrial. Prolongamento do intervalo QT pode ocorrer com o uso do sotalol.

- Exames indicados incluem eletrólitos, cálcio sérico, função renal e gasometria, preferencialmente arterial.
- Em pacientes com má perfusão periférica, a dosagem de lactato é indicada, além de peptídeo natriurético cerebral. Se outras intoxicações são suspeitadas, a dosagem de acetaminofeno ou outras medicações pode ser considerada.
- O ecocardiograma ou ultrassonografia à beira do leito pode ajudar a avaliar a função cardíaca em pacientes com suspeita de disfunção cardíaca.

TRATAMENTO

Conduta

- A abordagem inicial tem como prioridade assegurar as vias aéreas e a estabilidade hemodinâmica, devendo-se iniciar a monitorização cardiorrespiratória e o acesso intravenoso.
- Pode-se considerar descontaminação gástrica em pacientes com intoxicação grave com ingestão de grande quantidade de betabloqueadores.
- O carvão ativado pode ser benéfico se administrado dentro de 1 hora após a ingestão, e o paciente é capaz de manter a via aérea.
- A irrigação intestinal total pode ser benéfica após uma grande ingestão de um betabloqueador de liberação prolongada.
- O tratamento específico visa restaurar a perfusão de órgãos essenciais, melhorando a contratilidade miocárdica e aumentando a frequência cardíaca.
- Em pacientes hipotensos, deve-se iniciar a reposição volêmica com cristaloide, e os pacientes com bradicardia significativa têm indicação do uso de atropina em dose de 0,5 a 1 mg a cada 3-5 minutos, com dose máxima de 0,03-0,04 mg/kg de peso ou total de 3 mg.
- O glucagon é a primeira opção de tratamento específico. Ele ativa independentemente a adenilatociclase do miocárdio, sem precisar passar pelo receptor beta. Os efeitos de um *bolus* endovenoso de glucagon iniciam-se em 1 a 2 minutos, atingem um pico em 5 a 7 minutos e têm duração de ação de 10 a 15 minutos; caso não ocorra resposta, um segundo *bolus* pode ser tentado. Devido ao curto período de ação, uma infusão contínua é muitas vezes necessária. A dose em *bolus* é de 3 a 10 mg (30 a 150 mcg/kg em crianças) com dose recomendada de 5 mg. A dose em infusão contínua é de 1 a 5

mg/h e, em crianças, 50 mcg/kg em *bolus*; depois, uma dose de 30 a 70 mcg/kg por hora. A infusão de glucagon deve ser titulada para avaliar a resposta hemodinâmica adequada.

- A administração de cálcio é a segunda escolha. O cálcio para administração endovenosa está disponível em duas formas, gluconato e cloreto, ambos em uma solução de 10%. A dose recomendada inicialmente é de 10 mL endovenosos infundidos lentamente, e a dose pode ser repetida se sem resposta até uma dose total recomendada de 3 g, enquanto a dose pediátrica recomendada é de 20 mg/kg até a dose máxima de 60 mg/kg. Efeitos adversos potenciais da terapia com cálcio incluem hipercalcemia, bloqueios de condução, bradicardia e insuficiência cardíaca durante o choque.
- A próxima opção no tratamento desses pacientes costumam ser os vasopressores. Os agonistas de receptores adrenérgicos mais eficazes são a norepinefrina e a epinefrina, devido aos seus efeitos cronotrópicos. A fenilefrina também pode ser benéfica como vasopressor. A dose inicial de epinefrina é de 1 mcg/min, com dose aumentada com alvo de manter uma pressão arterial média > 60 mmHg. A dose pediátrica é de 0,1 mcg/kg/minuto.
- A próxima opção terapêutica é a terapia com insulina em alta dose. A dose inicial recomendada é com um *bolus* de insulina regular 1 unidade/kg endovenosa e é seguida de uma infusão contínua de 0,5 a 1 unidade/kg por hora, titulada pela resposta hemodinâmica, sendo o alvo uma frequência cardíaca de pelo menos 50 bpm e pressão arterial sistólica > 100 mmHg. A reposição de dextrose é realizada conforme a glicemia capilar: se a glicemia for < 150-200 mg/dL, devem ser repostos 50 mL de solução de dextrose a 50%.
- O próximo passo é a emulsão lipídica intravenosa. A emulsão lipídica padrão de 20% é administrada como *bolus* de 1,0-1,5 mL/kg durante 1 minuto, seguida de uma infusão a 0,25 mL/kg por minuto. Se a pressão arterial permanecer baixa, um *bolus* adicional de 1,5 mL/kg pode ser repetido, seguido de um aumento na taxa de infusão para 0,5 mL/kg por minuto. O limite superior recomendado é de cerca de 10 mL/kg durante os 30 minutos iniciais. Em casos de parada cardíaca, a dose em *bolus* pode ser repetida até três vezes.
- Em pacientes com acidose grave e alargamento do intervalo QRS secundários ao bloqueio do canal de sódio, o bicarbonato de sódio é uma opção. A dose sugerida é de um *bolus* rápido de 2 a 3 mEq/kg durante 1 a 2 minutos. Podem ser necessários um segundo *bolus* ou uma infusão contínua para

manter o intervalo QRS a < 120 milissegundos. Em pacientes com hipomagnesemia, deve ser reposto magnésio endovenoso 1 a 2 g diluídos em 100 mL de solução salina fisiológica e administrá-lo em 20 a 30 minutos.

- A estimulação com marca-passo pode ser considerada tratamento de bradicardia na determinação da toxicidade do betabloqueador.
- O tratamento da toxicidade do sotalol pode exigir medidas farmacológicas adicionais devido aos seus efeitos no canal de potássio. A suplementação de magnésio, a lidocaína e a estimulação de *overdrive* cardíaco podem ser benéficas.

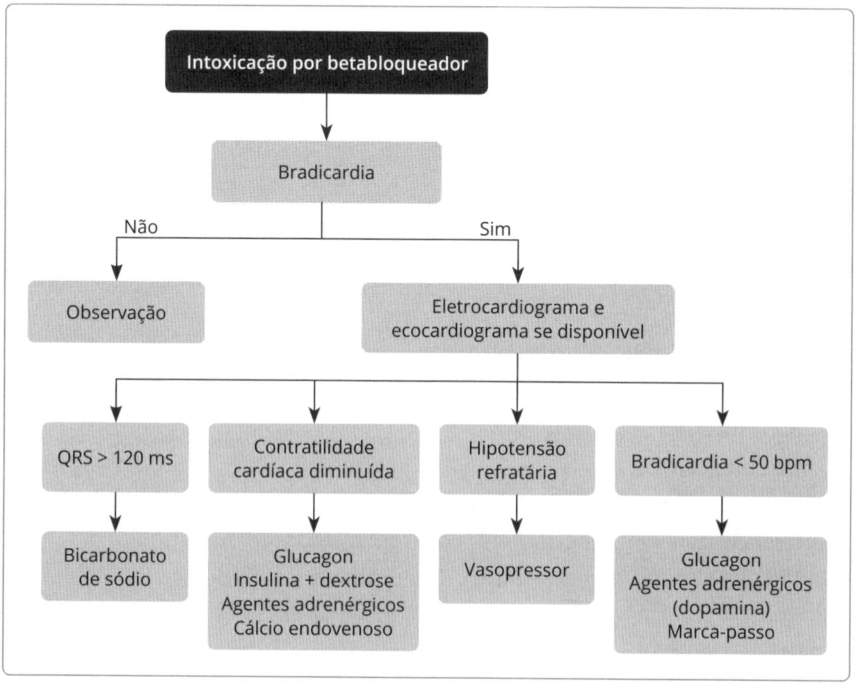

FIGURA 1
Algoritmo para o tratamento da intoxicação por betabloqueadores.

REFERÊNCIAS

1. Riddle MK, Tomaszewski C. Beta-blockers. In: Tintinalli JE, editor. Tintinalli's Emergency Medicine. McGraw-Hill Education; 2020.
2. Wax PM, Erdman AR, Chyka PA, Keyes DC, Caravati EM, Booze L, et al. Beta-blocker ingestion: an evidence-based consensus guideline for out-of-hospital management. Clin Toxicol (Phila). 2005;43(3):131-46.

22

Intoxicações por opioides: diagnóstico e tratamento

Rodrigo Antonio Brandão Neto

INTRODUÇÃO

- A intoxicação ocorre principalmente na forma de abuso de analgésicos, opioides intra-hospitalares e em usuários de drogas ilícitas.
- Os opioides se ligam a receptores no sistema nervoso central (SNC), trato gastrointestinal (TGI) e nervos periféricos de três tipos diferentes (mu, kappa ou delta).
- Nos receptores centrais, os opioides causam depressão do SNC e respiratória. No TGI, acarretam lentificação do esvaziamento gástrico e do trânsito colônico. Nos nevos periféricos, reduzem a sensação de dor.
- O início de ação depende da via de administração e do agente específico. Ação via endovenosa ocorre de forma mais rápida.
- O receptor opioide mu é responsável pela maioria dos efeitos clínicos causados pelos opioides, mediando tanto a analgesia como a dependência aos opioides.

DIAGNÓSTICO

Achados clínicos

- As principais pistas diagnósticas são rebaixamento do nível de consciência, bradipneia e pupilas mióticas.

- O sinal cardinal da intoxicação opioide grave é a depressão respiratória. Uma frequência respiratória menor ou igual a 12 irpm sugere o diagnóstico de intoxicação aguda por opioides, principalmente se acompanhada por miose ou estupor.
- Convulsões são mais frequentes com tramadol, meperidina, propoxifeno e petidina.
- Petidina e meperidina podem causar síndrome serotoninérgica.
- A metadona e o propofixeno podem cursar com prolongamento do QRS.
- Achados clínicos:
  - SNC:
    - Rebaixamento do nível de consciência.
    - Depressão do centro respiratório.
    - Convulsões.
    - Agitação (tramadol).
  - Respiratório:
    - Bradipneia com hipoventilação.
    - Cianose.
    - Crepitações e/ou broncoespasmo (lesão pulmonar).
  - Cardiovascular:
    - Bradicardia.
    - Hipotensão.
    - Hipertensão (tramadol).
    - Arritmias cardíacas.
  - Outros:
    - Miose.
    - Náuseas e vômitos.
    - Hipotermia.

Diagnóstico e exames complementares

- O diagnóstico é eminentemente clínico e pode ser inferido se o paciente apresentar alterações dos sinais vitais, história e exame físico compatíveis.
- Após a estabilização do paciente, deve-se avaliar o uso de todas as medicações, substâncias ilícitas e condições associadas.
- Alguns opioides podem ser dosados na urina (ex.: morfina e codeína), no entanto sua concentração sérica não apresenta boa correlação com a gra-

vidade dos sintomas. Testes urinários podem permanecer positivos até 72 horas.

- Exames indicados incluem:
  - Glicemia capilar.
  - Hemograma.
  - CPK.
  - Ureia, creatinina, sódio, potássio, exames metabólicos.
  - Gasometria.
  - Níveis séricos de acetaminofeno e salicilato.
  - Radiografia de tórax se suspeita de aspiração pulmonar.
  - Tomografia de crânio para avaliar outras causas de diagnóstico diferencial.
- Diagnóstico diferencial:
  - Acidente vascular cerebral de ponte.
  - Hipoglicemia.
  - Hipoxemia.
  - Infecções do SNC.
  - Sepse.
  - Intoxicação por barbitúricos, benzodiazepínicos, clonidina, neurolépticos.
  - Intoxicação alcoólica (etanol).
  - Intoxicação por monóxido de carbono.
  - Mixedema.
  - Pós-ictal.
  - Trauma cranioencefálico.

TRATAMENTO

- Medidas de suporte, principalmente ventilatório, se necessário com intubação orotraqueal.
- A reversão da intoxicação pode ser realizada com naloxona. O início de ação é de menos de 2 minutos pela via intravenosa, quando a naloxona para adultos é administrada por via intravenosa, e a sua duração de ação é aparente de 20 a 90 minutos, um período muito mais curto do que o de muitos opioides.
- A dose inicial de naloxona para adultos é de 0,4 mg; se não houver resposta, a dose deve ser aumentada em intervalos de 2 minutos, a um máximo de

15 mg. Se não houver redução na depressão respiratória após a administração de 10 a 15 mg de naloxona, é pouco provável que a causa da depressão seja intoxicação por opioide. Deve-se lembrar que o uso de altas doses de naloxona em usuários crônicos de opioides pode causar grave abstinência.

- Descontaminação intestinal com carvão ativado deve ser reservada para pacientes que se apresentam em até 1 hora após a ingestão e com intoxicação com risco de vida.
- São indicações de internação:
  - Risco de efeitos prolongados: uso de opioide de longa duração (metadona, oxicodona, *patch* de fentanila: recomenda-se 24 horas de observação).

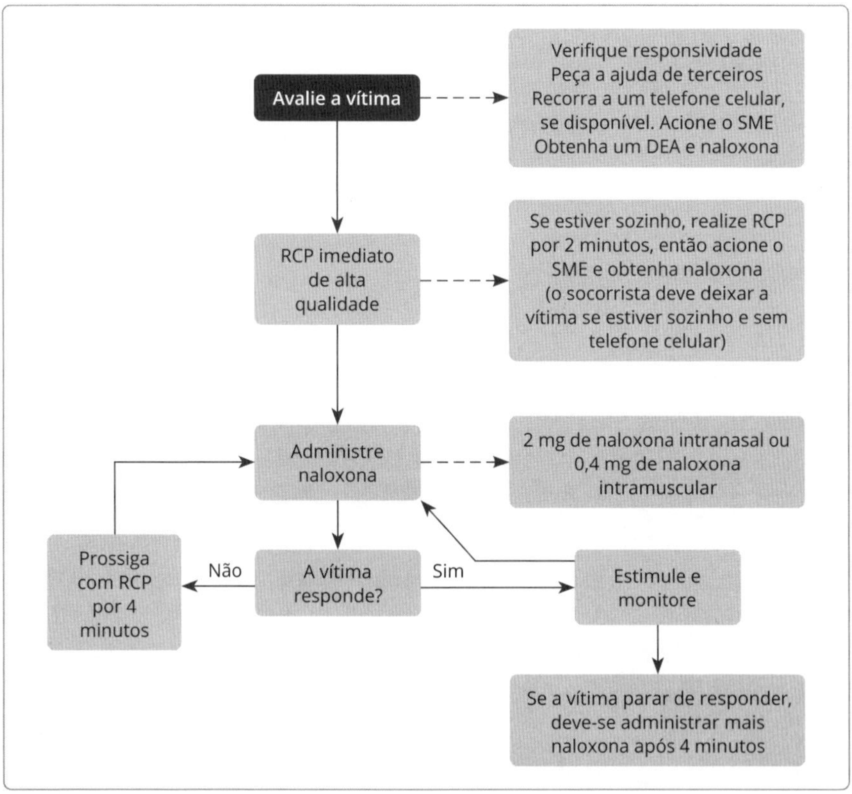

FIGURA 1
Algoritmo para a avaliação da vítima e indicação de internação.

SME: serviço médico de emergência; DEA: desfibrilador externo automático; RCP: reanimação cardiopulmonar.

- Evidência de efeitos prolongados ou graves: necessidade de doses repetidas ou infusão contínua de naloxona, hipoxemia persistente (suspeita de aspiração ou edema pulmonar); rebaixamento do nível de consciência prolongado.

- Pacientes sem necessidade do uso de naloxona podem ser observados por 2 horas. Pacientes que fizeram uso de naloxona, o período de observação mínimo é de 3 a 4 horas.

REFERÊNCIAS

1. Boyer EW. Management of opioid analgesic overdose. N Engl J Med. 2012;367(2): 146-55.
2. Lowe JS, Perrone J. Opioids. In: Tintinalli JE, editor. Tintinalli's Emergency Medicine. 9th ed. McGraw-Hill; 2020.

23

Leptospirose: diagnóstico e tratamento

D&T

Rodrigo Antonio Brandão Neto

PONTOS-CHAVE

- A leptospirose é uma doença de distribuição mundial, causada por espiroquetas patogênicas do gênero Leptospira, transmitidas por contato direto ou indireto com urina de um animal infectado.
- As leptospiras patogênicas para o homem pertencem à espécie *Leptospira interrogans* do gênero *Leptospira*, com 70% dos casos graves causados pelo sorotipo *Leptospira icterohaemorragia.*
- A doença é transmitida principalmente por ratos, mas também pode ser transmitida por cães, gatos e outros animais com pico de incidência no verão e outono.
- A transmissão indireta por meio de água contaminada pela urina de rato é de longe a maior causa de infecção.

ETIOLOGIA E FISIOPATOLOGIA

- Os lipopolissacárides da leptospira, ao contrário de outros organismos Gram-negativos, interagem com o receptor Toll-like ou TLR4 e iniciam os mecanismos da cascata da sepse.
- Após a infecção, a leptospira atinge a corrente sanguínea, disseminando-se por múltiplos órgãos e tecidos, incluindo o fígado, onde causa disfunção

hepatocelular com diminuição da síntese de fatores de coagulação, albumina e diminuição da esterificação do colesterol.

- Nos rins, a leptospira pode induzir danos tubulares pela formação de imunocomplexos, por hipoxemia e, às vezes, por efeito tóxico direto das leptospiras com quadro de nefrite intersticial e necrose tubular com lesão renal aguda.

DIAGNÓSTICO

Achados clínicos

- O período de incubação varia de 2 a 26 dias, sendo em média de 10 dias.
- A leptospirose tem início abrupto, cursando inicialmente com uma fase aguda ou septicêmica na primeira semana, seguida de uma fase imune caracterizada pela produção de anticorpos.
- A forma anictérica pode manifestar-se com febre, calafrios, mialgias, cefaleia, dor retro-orbitária de forte intensidade, fotofobia, mialgias (região lombar, panturrilhas e/ou coxas), dor abdominal. Podem aparecer sufusões hemorrágicas ou, raramente, com um *rash* cutâneo de curta duração (menos de 24 horas), que pode ser macular ou petequial.
- Esses sintomas ocorrem em 75-100% dos pacientes, 25-35% apresentam tosse produtiva associada, e cerca de 50% dos pacientes apresentam náuseas, vômitos e diarreia.
- Apesar de a doença ser classicamente descrita como bifásica, menos de 50% dos pacientes apresentam as duas fases.
- Quase todos apresentam mialgias graves, principalmente em regiões de panturrilhas e lombar.
- Meningite asséptica ocorre em 50-85% dos pacientes, usualmente após os sete primeiros dias de evolução.
- Após 5 a 7 dias com o paciente em fase septicêmica, ocorre a defervescência da febre, e o indivíduo apresenta melhora clínica, que pode ser definitiva ou seguida após 1 a 3 dias pela segunda fase da doença.
- A segunda fase da doença, ou fase imune, é caracterizada pelo aparecimento de anticorpos IgM. Os sintomas recorrem, e sinais de meningite aparecem em 50% dos casos.

- A doença de Weil é caracterizada por alteração de função hepática e renal. Esses pacientes mantêm febre alta após a fase aguda, e, na sequência, ocorrem insuficiência hepática, renal, pneumonite hemorrágica, arritmias cardíacas e colapso hemodinâmico.
- A icterícia tipicamente ocorre como resultado da injúria vascular na ausência de necrose hepatocelular. Os níveis de bilirrubina se elevam muitas vezes a níveis maiores que 20 mg/dL. Podem ocorrer elevações modestas de fosfatase alcalina e aumento de transaminases que raramente excedem 200 mg/dL.
- Lesão renal aguda é caracterizada pelo aparecimento rápido de uremia e, na maioria das vezes, não é oligúrica. Na fase aguda, os níveis de ureia raramente ultrapassam 100 mg/dL, ou os níveis de creatinina dificilmente passam de 2 mg/dL.
- Plaquetopenia ocorre mesmo na ausência de coagulação intravascular disseminada e acompanha a disfunção renal progressiva.
- Manifestações pulmonares ocorrem entre 20 e 70% dos casos. Pneumonite hemorrágica grave e síndrome de angústia respiratória podem se manifestar mesmo na ausência de doença renal e hepática. Hemoptise franca pode ocorrer mesmo na fase aguda, juntamente com tosse.
- Insuficiência cardíaca ocorre raramente; podem ocorrer arritmias cardíacas como fibrilação e *flutter* atrial. Bloqueios atrioventriculares e alterações do segmento ST sugerem pericardite e normalizam posteriormente em quase todos os pacientes durante a evolução.
- Achados diagnósticos sugestivos de leptospirose:
  - Sufusão conjuntival.
  - Diátese hemorrágica.
  - Mialgia.
  - Hipocalemia.
  - Piúria estéril.
  - Plaquetopenia.
  - Hepatoesplenomegalia.

Exames complementares e diagnóstico

- O diagnóstico baseia-se em dados clínico-epidemiológicos e laboratoriais. O diagnóstico deve ser suspeitado em pacientes com febre e pelo menos dois dos sintomas e uma das complicações citadas anteriormente.

- A urina 1 pode apresentar proteinúria, piúria e hematúria microscópica. A alteração de função renal ocorre muitas vezes rapidamente, e, apesar de doença renal, os pacientes frequentemente evoluem com hipocalemia por lesão tubular com perda de potássio.
- O líquido cefalorraquidiano demonstra pleocitose com predomínio linfocítico.
- O diagnóstico depende de simples testes diagnósticos. Esse diagnóstico pode ser confirmado por demonstração da leptospira ou por achados sorológicos.
- O padrão de referência do diagnóstico é a demonstração das leptospiras em meio de cultura. Nos primeiros 7 a 10 dias de evolução, a leptospira pode ser isolada na hemocultura e no liquor e, na urina, a partir da segunda a terceira semanas.
- Entre os testes sorológicos, a microaglutinação microscópica é considerada o padrão para o diagnóstico; aumentos de 4 vezes no título em 2 semanas e títulos maiores que 1/100 são considerados diagnósticos. A sensibilidade é relativamente baixa, sendo de 55,5% e especificidade de 98,8%. Outros testes incluem a hemaglutinação indireta e ELISA e outros exames sorológicos ainda em desenvolvimento.
- Novos ensaios ELISA conseguem fazer o diagnóstico precocemente, começando a apresentar positividade no quinto dia após o aparecimento dos sintomas.
- A Organização Mundial da Saúde (OMS) usa os critérios modificados de Faine para diagnóstico de leptospirose; esses critérios estão resumidos na Tabela 1.

TABELA 1 Critérios diagnósticos de Faine modificados.

Achados clínicos	Pontos
Cefaleia	2
História de febre	2
Temperatura > 39 °C	2
Sufusão conjuntival	4
Meningismo	4
Mialgia	4
Sufusão conjuntival + meningismo e mialgia	10

(continua)

TABELA 1 Critérios diagnósticos de Faine modificados. (*continuação*)

Achados clínicos	Pontos
Icterícia	1
Albuminúria ou piora da função renal	2
Contato com água de enchente	5
Contato com combinantes ambientais	4
Contato com animais silvestres	1
Sorologia ELISA IgM	15
Sorologia SAT	15
Sorologia com MAT com único título elevado	15
Sorologia MAT com títulos em ascensão	25

25 pontos: diagnóstico de leptospirose.
MAT: teste de aglutinação microscópica.

QUADRO 1 Achados laboratoriais na leptospirose.

Exame	Achados laboratoriais
VHS e PCR	Aumentados na grande maioria dos casos
Hemograma completo	Leucopenia ou leucocitose leve (leucocitose > 13 mil associado a pior prognóstico); plaquetopenia (< 100 mil/mm^3 nas formas graves) ocorre em 38% dos casos
ALT (TGP)/AST (TGO)	Valores acima do limite superior da normalidade em 40% dos casos (usualmente < 200 u/L)
Bilirrubina total e frações	Valores normais ou acima do limite superior da normalidade (valores podem ser > 60 a 80 mg/dL)
Fosfatase alcalina	Valor normal ou acima do limite superior da normalidade
Ureia e creatinina	Elevadas nas formas graves
CPK	Valor normal ou acima do limite superior da normalidade em > 50% dos casos
Urina tipo I	Proteinúria, piúria, hematúria microscópica
Hiponatremia	Comum em casos severos de leptospirose

ALT: alanina aminotransferase; AST: aspartato aminotransferase; CPK: creatinofosfoquinase; PCR: reação em cadeia de polimerase; TGO: transaminase oxalacética; TGP: transaminase pirúvica; VHS: velocidade de hemossedimentação.

QUADRO 2 Diagnóstico sorológico da leptospirose.

	Técnicas e observações
Detecção de antígeno	Microscopia de campo escuro Imunofluorescência Radioimunoensaio ELISA
Isolamento da leptospira	1 ou 2 gotas de sangue são inoculadas em 10 mL de meio semissólido (meio de Fletcher). As culturas são incubadas a 28-30 °C por até 13 semanas, com leitura semanal
Diagnóstico sorológico	Anticorpos são detectados no sangue a partir de 5-7 dias depois do início dos sintomas. MAT, fixação de complemento, ELISA
Diagnóstico molecular	PCR

MAT: teste de aglutinação microscópica; PCR: reação em cadeia de polimerase.

TRATAMENTO

- A maioria dos casos é autolimitada, e os pacientes apresentam melhora espontânea.
- A maioria dos autores, entretanto, inicia tratamento com antibióticos mesmo sem confirmação do diagnóstico.
- O uso de antibióticos para o tratamento da leptospirose é recomendado pela maior parte da literatura, desde que o início ocorra nos primeiros 5 dias do surgimento dos sintomas.
- O uso de doxiciclina (100 mg, VO, 2 x/dia, por 5 a 7 dias) pode ser realizado nas formas anictéricas.
- Penicilina ou cefalosporinas de 3ª geração são as drogas de escolha para formas graves.
- Os pacientes que evoluem com a síndrome do desconforto respiratório agudo (SDRA) por hemorragia alveolar devem receber suporte ventilatório não invasivo, com pressão positiva, ou invasivo, através da intubação orotraqueal. A ventilação mecânica deve garantir altos níveis de pressão expiratória final positiva (PEEP) (> 15 cmH_2O) associados a baixo volume corrente (± 6 mL/kg).

- Outras medidas terapêuticas necessárias incluem a correção de distúrbios hidroeletrolíticos com expansão volêmica e, na vigência de lesão renal, indicação de diálise. A diálise deve ser indicada precocemente na evolução da doença.
- A expansão volêmica nesses pacientes é controversa. A conduta mais apropriada provavelmente requer a indicação precoce de diálise, e a reposição de fluidos deve ser individualizada.
- Pacientes com doença leve podem ser tratados ambulatorialmente. Os pacientes com sinal de alerta citados a seguir têm indicações de internação hospitalar.
- Pacientes com disfunção renal, manifestações hemorrágicas e outras condições citadas logo a seguir devem ser admitidos em unidade de terapia intensiva.
- Sinais de alerta para leptospirose:
  - Dispneia, tosse e taquipneia.
  - Alterações urinárias, geralmente oligúria.
  - Fenômenos hemorrágicos, incluindo hemoptise e escarros hemoptoicos.
  - Hipotensão.
  - Alterações do nível de consciência.
  - Vômitos frequentes.
  - Arritmias.
  - Icterícia.

TABELA 2 Regimes para tratamento da leptospirose.

Medicação	Dose	Duração
Penicilina cristalina	1.500.000 a 2.000.000 unidades EV a cada 6 horas	7-10 dias
Ceftriaxona	2 g 1 x/dia	7-10 dias
Cefotaxima	1-2 g a cada 6 horas	7-10 dias
Ampicilina	500-1.000 mg a cada 6 horas	7-10 dias
Amoxicilina	500 mg a cada 8 horas	7-10 dias
Doxiciclina	100 mg a cada 12 horas	7-10 dias
Tetraciclina	500 mg a cada 6 horas	7-10 dias
Azitromicina	500 mg EV 1 x/dia	7 dias

EV: endovenoso.

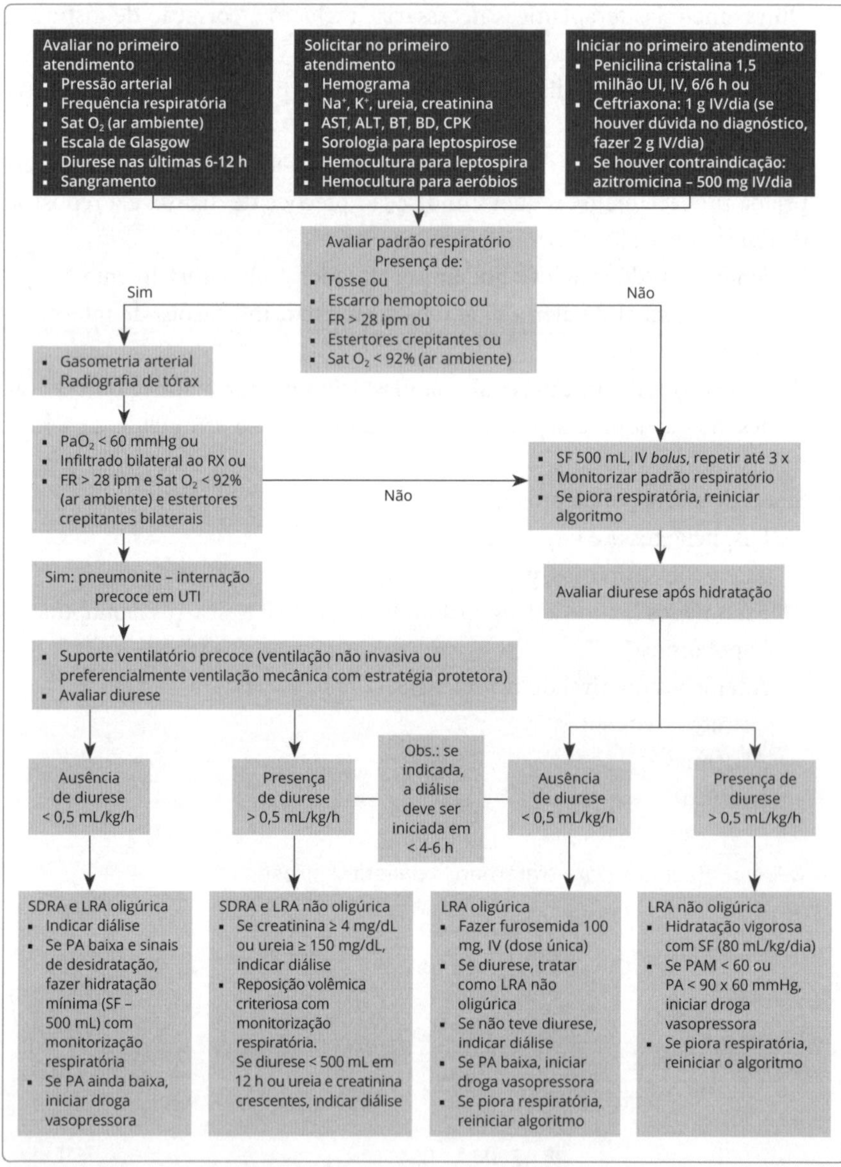

FIGURA 1

Algoritmo com recomendações do Ministério da Saúde para manejo de pacientes com leptospirose.

ALT: alanina aminotransferase; AST: aspartato aminotransferase; CPK: creatinofosfoquinase; IV: intravenoso; FR: frequência respiratória; RX: radiografia; SF: soro fisiológico; UTI: unidade de terapia intensiva; SDRA: síndrome do desconforto respiratório agudo; PA: pressão arterial.

Indicações de internação em unidade de terapia intensiva

- Dispneia ou taquipneia (FR > 30 irpm).
- Hipoxemia (PaO_2 < 60 mmHg em ar ambiente).
- Escarros hemoptoicos ou hemoptise.
- Infiltrados radiológicos ou manifestações de hemorragia alveolar como hemoptise.
- Insuficiência renal aguda.
- Distúrbios hidroeletrolíticos e acidobásicos refratários ao tratamento habitual.
- Hipotensão refratária a volume.
- Arritmias cardíacas agudas.
- Alteração do nível de consciência.
- Hemorragia digestiva.

REFERÊNCIAS

1. Brasil. Ministério da Saúde. Secretaria de Vigilância em Saúde. Guia Leptospirose: Diagnóstico e Manejo Clínico. Brasília, DF: Ministério da Saúde; 2009.
2. Guidugli F, Castro AA, Atalah AN. Antibiotics for preventing leptospirosis. Cochrane Database Syst Rev. 2000:CD001305.
3. Haake DA, Levett PN. Leptospira Species (Leptospirosis). In: Mandell, Douglas, and Bennett's principles and practice of infectious diseases. 8. ed. Filadélfia: Elsevier; 2015. p. 2714-20.
4. World Health Organization. Report of the Brainstorming Meeting on Leptospirosis Prevention and Control. Mumbai, 2006, WHO India and Regional Medical Research Centre, WHO Collaborating Centre for Diagnosis, Research, Reference and Training in Leptospirosis.

24

Pneumonia adquirida na comunidade: diagnóstico e microbiologia

Rodrigo Antonio Brandão Neto

DEFINIÇÕES

- Pneumonia é definida como aparecimento agudo de sintomas e sinais de infecção do trato respiratório inferior, sem outra causa, associada a infiltrado pulmonar novo. O quadro deve estar presente em pessoas que não estão ou não foram hospitalizadas recentemente.
- Mortalidade: 4 a 18%.

ETIOLOGIA

- *Streptococcus pneumoniae*: causa de 95% das pneumonias identificadas, atualmente responsável por 10 a 15% das pneumonias.
- Vírus respiratórios: 25 a 30% dos casos, sendo os principais o *Rhinovirus* e o vírus *Influenza*.
- Outros agentes importantes: *Haemophilus influenzae*, *Moraxella catarrhalis*, *Pseudomonas aeruginosa* e outros bacilos Gram-negativos.
- Pacientes com bronquiectasias, usuários de corticosteroides e DPOC: risco aumentado para *P. aeruginosa*.
- Agentes atípicos: *Chlamydia pneumoniae* e *Mycoplasma pneumoniae* chegam a 40% dos casos de pneumonia.

QUADRO 1 Etiologias da pneumonia adquirida na comunidade.

Vírus respiratórios	Bactérias típicas	Bactérias atípicas
Rinovírus	*Pneumococo Hemophilus*	*Mycoplasma pneumoniae*
Influenza	*Influenzae*	*Chlamydia pneumoniae*
Metapneumovírus		*Legionella pneumophila*

DIAGNÓSTICO

Quadro clínico

- Quadro clássico: apresentação aguda com febre, dor torácica expectoração sanguinolenta e sinais de sepse.
- Maioria dos casos o diagnóstico é realizada em pacientes com tosse e sintomas respiratórios persistentes.
- Achados com aumento da probabilidade do diagnóstico:
  - Febre persistente.
  - Frequência respiratória > 25 cpm.
  - Presença de estertores na ausculta respiratória.
  - Frequência cardíaca > 100 bpm.
  - Diminuição dos sons respiratórios.
  - Mialgia.
  - Sudorese noturna.

Exames complementares

- Radiografia de tórax: indicada para todos os pacientes. O *US point-of-care* pode ser utilizado principalmente para avaliar complicações como derrame pleural.
- Exames laboratoriais: apenas em pacientes para os quais se considera internação. Devem ser solicitados:
  - Hemograma.
  - Ureia, creatinina.
  - Sódio, potássio.
  - Glicemia.
  - Saturação de oxigênio se desconforto respiratório.
  - Em casos graves, função hepática, coagulograma e lactato arterial.

- Análise do escarro e Gram do escarro, considerar se:
  - Pneumonia grave principalmente se paciente entubado.
  - Caso considerado tratamento empírico para agentes meticilino-resistentes (MRSA) ou *P. aeruginosa.*
  - Infecção prévia por agentes MRSA ou *P. aeruginosa.*
  - Hospitalização ou uso de antibióticos nos últimos 90 dias.
  - Hemoculturas: positivas em cerca de 9% dos pacientes internados com pneumonia. Indicadas em:
  - Pneumonia grave.
  - Caso considerado tratamento empírico para agentes meticilino-resistentes (MRSA) ou *P. aeruginosa.*
  - Infecção prévia por agentes MRSA ou *P. aeruginosa.*
  - Hospitalização ou uso de antibióticos nos últimos 90 dias.
- Pesquisa de antígenos urinários (Legionella e pneumococo): considerar nas seguintes circunstâncias:
  - Pacientes com dados epidemiológicos sugestivos de infecção por Legionella, como viagens recentes ou exposição à água contaminada.
  - Pacientes com pneumonia grave.
- Pesquisa para influenza e outros vírus: considerar em momentos de epidemia.
- Dosagem de procalcitonina e proteína C-reativa: sem papel definido. Pode ajudar no acompanhamento de pacientes internados.

Diagnóstico diferencial

1. Radiografia de tórax anormal.
   - Insuficiência cardíaca com síndrome viral associada.
   - Pneumonite por aspiração.
   - Infarto pulmonar por tromboembolismo.
   - Exacerbação aguda de fibrose pulmonar.
   - Exacerbação aguda de bronquiectasias.
   - Pneumonia eosinofílica aguda.
   - Pneumonite de hipersensibilidade.
   - Vasculite pulmonar.
   - Lesão pulmonar induzida por cocaína ("pulmão de crack").
   - Pneumonia organizada criptogênica (antes BOOP).
   - Neoplasias.

QUADRO 2 Exames indicados para investigação etiológica de pneumonia adquirida na comunidade.

Indicações	Hemocultura	Cultura de escarro	Pesquisa de antígeno para Legionella e pneumococo na urina	Lavado broncoalveolar ou aspirado traqueal	Outros exames
Paciente em UTI	Sim	Sim	Sim	Sim	Aspirado se realizada entubação orotraqueal
Falha com antibiótico ambulatorial	Sim	Sim	Sim	Sim	
Infiltrados cavitários	Sim	Sim	Não	Não	Pesquisa de BAAR
Leucopenia	Sim, em pacientes internados	Considerar em pacientes internados	Não	Considerar em pneumonia grave	
Etilismo	Sim, em pacientes internados	Não	Sim, caso pneumonia grave	Sim, caso pneumonia grave	
Doença hepática grave	Sim, em pacientes internados	Considerar em pacientes internados	Sim, caso pneumonia grave	Sim, caso pneumonia grave	
DPOC ou pneumopatia estrutural	Sim, em pacientes internados	Sim, em pacientes internados	Não	Não	
Derrame pleural	Sim, em pacientes internados	Sim	Não	Não	Toracocentese
Asplenia	Sim, em pacientes internados	Sim, em pacientes internados	Sim, em pacientes internados	Sim, caso pneumonia grave	

BAAR: bacilo álcool-ácido resistente; DPOC: doença pulmonar obstrutiva crônica; UTI: unidade de terapia intensiva.

2. Radiografia de tórax normal.
   - Exacerbação aguda de DPOC.
   - Gripe.
   - Bronquite aguda.
   - Pertússis.
   - Asma com síndrome viral associada.

TRATAMENTO

- Ver Capítulo 25 – Pneumonia adquirida na comunidade: classificação de risco e tratamento.

REFERÊNCIAS

1. Metlay JP, Waterer GW, Long AC, Anzueto A, Brozek J, Crothers K, et al. Diagnosis and Treatment of Adults with Community-acquired Pneumonia An Official Clinical Practice Guideline of the American Thoracic Society and Infectious Diseases Society of America. Am J Respir Crit Care Med. 2019;200(7):e45-e67.
2. Prina E, Ranzani OT, Torres A. Community-acquired pneumonia. Lancet. 2015;386(9998):1097-108.
3. Longo DL, Musher DM, Thorner AR, Debakey ME. Community-Acquired Pneumonia. N Engl J Med. 2014;17371(23):1619-28.
4. Corrêa R de A, Lundgren FL, Pereira-Silva JL, Frare e Silva RL, Cardoso AP, Lemos AC, et al. Brazilian guidelines for community-acquired pneumonia in immunocompetent adults - 2009. J Bras Pneumol. 2009;35(6):574-601.

25

Pneumonia adquirida na comunidade: classificação de risco e tratamento

Rodrigo Antonio Brandão Neto

DIAGNÓSTICO

- Os pacientes com pneumonia adquirida na comunidade (PAC) devem ser avaliados conforme sua gravidade, como mostra a Figura 1.

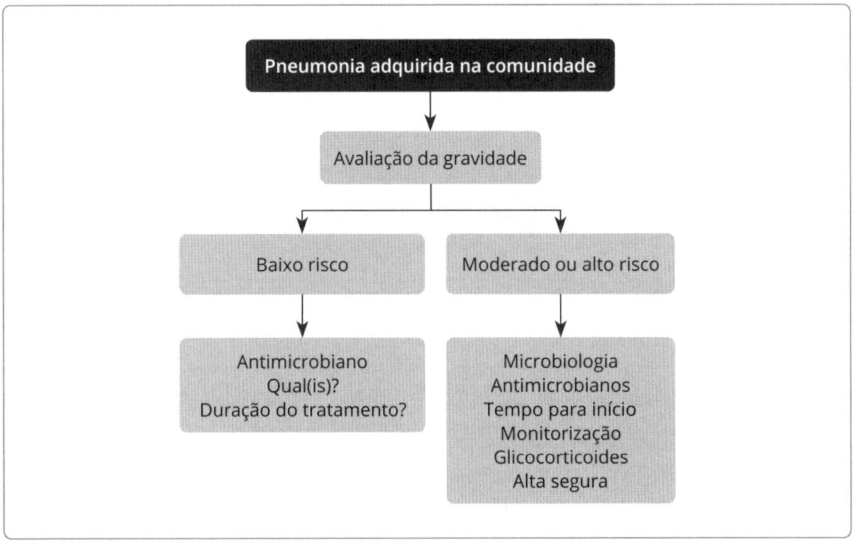

FIGURA 1
Avaliação dos pacientes com pneumonia adquirida na comunidade (PAC) conforme a gravidade.

As Tabelas 1 e 2 sintetizam o escore de gravidade *Pneumonia Severity Index* (PSI), que é a principal ferramenta de estratificação da PAC.

TABELA 1 *Pneumonia Severity Index.*

Fatores demográficos	
1. Idade do homem	N. anos
2. Idade da mulher	N. anos – 10
3. Residente em casa de repouso	N. anos + 10
Comorbidades	
4. Câncer	+ 30
5. Doença hepática	+ 20
6. Insuficiência cardíaca congestiva	+ 10
7. Doença cerebrovascular	+ 10
8. Insuficiência renal	+ 10
Exame físico	
9. Estado mental alterado	+ 20
10. Frequência respiratória > 30/minuto	+ 20
11. Pressão arterial sistólica < 90 mmHg	+ 20
12. Temperatura < 35 °C ou > 40 °C	+ 15
13. Pulso > 125/minuto	+ 10
Laboratório e radiografia	
14. pH < 7,35+ 30	+ 30
15. Ureia > 30 mg/dL	+ 20
16. Sódio < 130 mEq/dL	+ 20
17. Glicemia > 250 mg/dL	+ 10
18. Hematócrito < 30%	+ 10
19. PaO_2 < 60 mmHg ou saturação O_2 < 90%	+ 10
20. Derrame pleural	+ 10

TABELA 2 Classificação dos pacientes pelo escore PSI.

Escala de risco	Pontos	Mortalidade
PORT I	Ausência de preditores	0,1-0,4%
PORT II	< 71	0,6-0,7%
PORT III	71-90	0,9-2,8%
PORT IV	91-130	8,2-9,3%
PORT V	> 130	27,0-31,1%

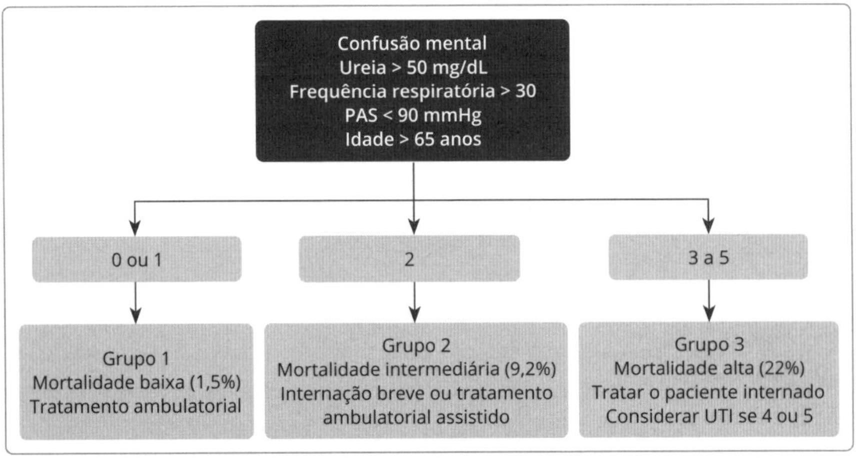

FIGURA 2
Escore CURB-65.

PAS: pressão arterial sistólica; UTI: unidade de terapia intensiva.

- O escore CURB-65 também pode ser utilizado para classificação das gravidades das pneumonias. Trata-se de uma classificação mais simplificada, mas validada pela literatura. O escore CURB-65 inclui:
  - Confusão mental.
  - Ureia > 43 mg/dL.
  - Frequência respiratória > 30 ipm.
  - Pressão arterial sistólica < 90 mmHg ou diastólica ≤ 60 mmHg.
  - Idade ≥ 65 anos.
- A decisão de internação em unidade de terapia intensiva (UTI) é pouco definida pela literatura. Utilizam-se os critérios IDSA/ATS e SMART-COP.
- Para mais informações sobre diagnóstico e microbiologia de PAC, ver Capítulo 24 – Pneumonia adquirida na comunidade: diagnóstico e microbiologia.

TRATAMENTO

- Pacientes de baixo risco e sem fatores modificadores de risco para resistência bacteriana: tratamento ambulatorial, com as opções:
  - Amoxicilina 1.000 mg a cada 8 horas.

TABELA 3 Indicações de unidade de terapia intensiva segundo os critérios IDSA/ATS.

Critérios maiores
Choque séptico com necessidade de vasopressores
Necessidade de ventilação mecânica invasiva
Critérios menores
Frequência respiratória ≥ 30 ipm
Relação $PaO_2/FiO_2 \leq 250$
Infiltrados multilobares
Confusão/desorientação
Ureia ≥ 43 mg/dL
Leucopenia (leucograma < 4.000 células/mm^3)
Trombocitopenia (plaquetometria < 1.000.000/mm^3)
Hipotermia (temperatura central < 36°C)
Hipotensão que requer ressuscitação volêmica agressiva

Observação: são necessários 1 critério maior ou 2 menores.

TABELA 4 Escore SMART-COP.

Critérios	Pontuação
PAS < 90 mmHg	2
PO_2 < 60 mmHg	2
pH < 7,35	2
Infiltrados multilobares	1
Albumina < 3,5 g/dL	1
FR > 30 irm	1
FC > 124 bpm	1
Confusão mental	1

Escores ≥ 3: considerar unidade de terapia intensiva.
FC: frequência cardíaca; FR: frequência respiratória; PAS: pressão arterial sistólica.

  - Doxiciclina 100 mg a cada 12 horas (opção não preferencial).
  - Azitromicina 500 mg no primeiro dia e depois 250 mg 1 vez ao dia.
  - Claritromicina liberação prolongada 1.000 mg 1 vez ao dia ou 500 mg a cada 12 horas.
- Paciente de baixo risco com fatores modificadores, entre eles:
  - Doença pulmonar crônica.

- Insuficiência cardíaca.
- Doença hepática crônica.
- Doença renal.
- Etilismo.
- Neoplasia maligna.
- Asplenia.

- Nestes pacientes, recomenda-se:

1. Terapia combinada:
    - Amoxicilina/clavulonato de potássio 500 mg, a cada 8 horas, ou 875 mg, a cada 12 horas, ou cefalosporina de segunda geração, como cefuroxima 500 mg, a cada 12 horas, combinada com:
    - Macrolídeos como azitromicina 500 mg no primeiro dia e depois 250 mg dia ou claritromicina 1.000 mg ao dia.
2. Monoterapia:
    - Quinolona respiratória como levofloxacino 750 mg ao dia, moxifloxacino 400 mg ao dia ou gemifloxacino 320 mg ao dia.

ALGORITMO

- Pacientes internados com pneumonia não considerada grave podem ser tratados com terapia dupla ou monoterapia.
- Terapia combinada:
    - Betalactâmico como ceftriaxona 1-2 g ao dia EV, cefotaxima 2 g a cada 8 horas EV ou ampicilina/sulbactam 1,5 a 3 g EV a cada 6 horas, combinada com:
    - Macrolídeo como azitromicina 500 mg no primeiro dia e depois 250 mg dia ou claritromicina 1.000 mg dia.
- No caso de monoterapia são opções:
    - Quinolona respiratória como levofloxacino 750 mg ao dia, moxifloxacino 400 mg ao dia ou gemifloxacino 320 mg ao dia. As quinolonas, neste caso, podem ser utilizadas por via oral, idealmente, ou EV.
- Em pacientes graves com terapia combinada, mas sem fatores de risco para infecção por *P. aeruginosa* ou agentes MRSA, recomenda-se:
    - Terapia combinada com betalactâmico como em pacientes sem pneumonia grave e macrolídeos. As doses são similares às já citadas.

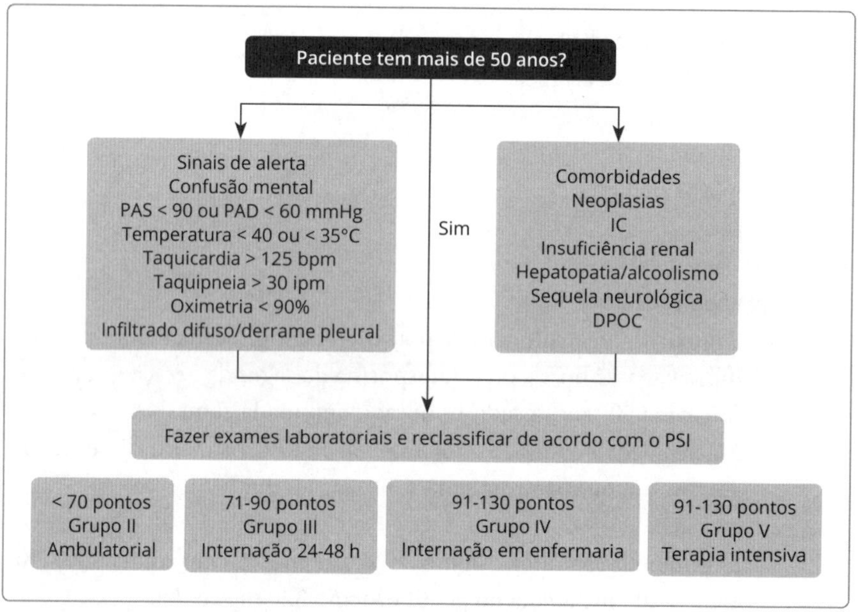

FIGURA 3

Manejo da pneumonia adquirida na comunidade. Alvo: iniciar antibioticoterapia em 4 horas.

DPOC: doença pulmonar obstrutiva crônica; IC: insuficiência cardíaca; PAD: pressão arterial diastólica; PAS: pressão arterial sistólica; PSI: *Pneumonia Severity Index*.

  - Terapia combinada com betalactâmico como em pacientes sem pneumonia grave e quinolonas respiratórias. As doses são similares às já citadas.
- Em pacientes considerados graves, avaliar se fatores de risco para *Pseudomonas aeroginosa*:
  - Uso de antibióticos endovenosos no último mês.
  - Internação por mais de 48 horas na última semana.
  - Doença estrutural pulmonar (p. ex., bronquiectasia).
  - Neutropenia grave.
- Se o paciente apresentar algum desses fatores de risco, deve-se prescrever um betalactâmico que tenha ação antipseudomonas, como:
  - Piperacilina-tazobactam 4,5 g, EV, a cada 6 horas.
  - Cefepima 2 g, EV, a cada 8 horas.
  - Ceftazidima 2 g, EV, a cada 8 horas.

  - Meropeném 2 g, EV, a cada 8 horas.
  - Imipeném 500 mg, EV, a cada 6 horas.
- Os carbapenêmicos só devem ser utilizados se o perfil de resistência local indicar.
- Pacientes graves com risco de infecção por agente meticilino-resistentes incluem:
  - Infiltrado cavitário ou necrose.
  - Presença de cateter venoso central.
  - Aumento rápido de derrame pleural.
  - Hemoptise pura.
  - *Influenza* concomitante.
  - Neutropenia.
  - Exantema eritematoso.
  - Pústulas na pele.
  - Paciente jovem, previamente saudável.
  - Pneumonia grave durante os meses de verão.
- No caso de pacientes com fatores de risco localmente validados para agentes MRSA, as opções incluem:
  - Vancomicina 15 mg/kg, EV, a cada 12 horas com dose ajustada pela vancocinemia.
  - Linezolida 600 mg, EV, a cada 12 horas.
- Em pacientes com abscesso pulmonar ou empiema, considerar uso de clindamicina 600 mg, EV ou VO, a cada 6 horas.
- Em pacientes com suspeita de infecção por *influenza*, é recomendado introduzir oseltamivir 75 mg, VO, a cada 12 horas por 5 dias ou outra opção de agente antiviral.

Tempo de tratamento

- Em pacientes ambulatoriais, tratamento por 5 a 7 dias. No caso de pneumonias graves, um tempo de 7 dias de tratamento é recomendado em diretrizes, podendo ser prolongado se a resposta não for apropriada. Tempo prolongado de tratamento é recomendado quando:
  - Infecção complicada por meningite, endocardite, abscesso ou empiema ou infecções ósseas ou de partes moles associadas.
  - Agentes menos comuns como *Burkholderia pseudomallei* ou *Mycobaterium tuberculosis*.

- Corticosteroides: não usar em pacientes graves, com exceção de pacientes em choque refratário. Dose prednisona 40 mg por dia por 5 dias para pacientes com via oral patente ou metilprednisolona 0,5 mg/kg a cada 12 horas.

REFERÊNCIAS

1. Metlay JP, Waterer GW, Long AC, Anzueto A, Brozek J, Crothers K, et al. Diagnosis and Treatment of Adults with Community-acquired Pneumonia An Official Clinical Practice Guideline of the American Thoracic Society and Infectious Diseases Society of America. Am J Respir Crit Care Med. 2019;200(7):e45-e67.
2. Prina E, Ranzani OT, Torres A. Community-acquired pneumonia. Lancet. 2015;386 (9998):1097-108.
3. Longo DL, Musher DM, Thorner AR, Debakey ME. Community-acquired pneumonia. N Engl J Med. 2014;17371(23):1619-28.
4. Corrêa R de A, Lundgren FL, Pereira-Silva JL, Frare e Silva RL, Cardoso AP, Lemos AC, et al. Brazilian guidelines for community-acquired pneumonia in immunocompetent adults - 2009. J Bras Pneumol. 2009;35(6):574-601.

26
Via aérea difícil: avaliação e manejo

Rodrigo Antonio Brandão Neto

INTRODUÇÃO

- Na maioria dos pacientes, a intubação é tecnicamente fácil e direta, mas no departamento de emergência se estima que o risco de eventos adversos seja 35 vezes maior do que na sala cirúrgica.
- Não existe uma definição-padrão na literatura para via aérea difícil. A sua incidência é estimada em 1,4% a 5%. Para a segurança do paciente, o ideal é realizar antes da intubação a avaliação da possibilidade de uma via aérea difícil.

AVALIAÇÃO

Probabilidade de laringoscopia difícil (mnemônico LEMON)

- Temos um mnemônico para avaliar esses pacientes:
  - L: *Look externally*.
  - E: *Evaluate*: avaliação 3-3-2.
  - M: Mallampati.
  - O: *Obstruction*.
  - N: *Neck mobility*.

- L: *Look*: olhe externamente: o paciente primeiro deve ser examinado para marcadores externos de intubação difícil, determinados pela avaliação subjetiva do médico. Por exemplo, a face gravemente ferida e ensanguentada de um paciente traumatizado prediz uma intubação difícil.
- E: Avaliação 3-3-2: devemos avaliar a geometria das vias aéreas do paciente para determinar a adequação para D com uma laringoscopia adequada. A regra 3-3-2 exige que o paciente seja capaz de colocar três de seus próprios dedos entre os incisivos abertos, três dos seus próprios dedos ao longo do assoalho da mandíbula, começando no mento, e dois dedos da proeminência laríngea até a parte inferior do queixo.
- M: Mallampati: o acesso oral é avaliado com a escala de Mallampati. A visibilidade da faringe oral varia desde a visualização completa, incluindo os pilares amigdalianos (classe I), até nenhuma visualização, com a língua pressionada contra o palato duro (classe IV). Classes I e II predizem acesso adequado.
- O: Obstrução ou obesidade: a obstrução da via aérea superior (supraglótica) pode tornar a visualização da glote difícil, e a própria intubação, mecanicamente impossível. Os pacientes obesos geralmente são mais difíceis de intubar, evoluindo com dessaturação mais rápida e maior dificuldade de ventilação.
- N: *Neck mobility*: mobilidade do pescoço. É desejável para qualquer técnica de intubação e é essencial para posicionar o paciente para laringoscopia direta. A mobilidade do pescoço é avaliada pela flexão e extensão da cabeça e do pescoço do paciente através de uma ampla gama de movimentos.

Ventilação bolsa-válvula-máscara difícil (mnemônico ROMAN)

- R: Rigidez ou resistência à ventilação (por exemplo, asma, doença pulmonar obstrutiva crônica) pode contribuir para o aumento da dificuldade com DMB.
- M: Comprometimento ou dificuldade da vedação da máscara.
- O: Obstrução ou obesidade (particularmente obstrução supraglótica).
- A: *Age*: idade superior a 55 anos aumenta o risco.

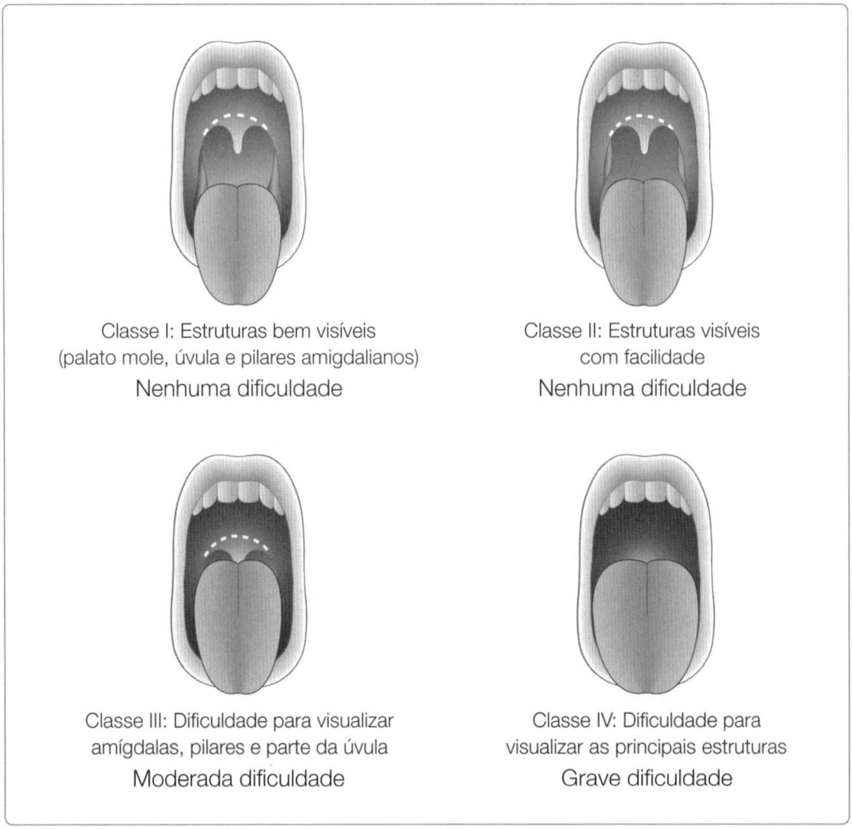

FIGURA 1
Classificação de Mallampati.

- N: *No teeth*: pacientes desdentados ("sem dentes"), que interferem de maneira independente com a máscara.

Posicionamento e uso difícil de dispositivo supraglótico (mnemônico RODS)

- R: *Restriction*: dificuldade em abrir a via aérea.
- O: *Obstruction/obesity*: também dificuldade para abrir a via aérea.
- D: *Distorted airway*: a anatomia distorcida das vias aéreas superiores pode resultar em má vedação e ventilação ineficaz.

- S: *Short thyromental distance*: distância curta dificulta o posicionamento do dispositivo supraglótico.

Cricotireoidostomia difícil (mnemônico SMART)

- S: *Surgery*: cirurgia no local.
- M: *Mass*: presença de massa local.
- A: *Anatomy*: distorção da anatomia.
- R: *Radiation*: pode distorcer a anatomia e causar fibrose local.
- T: *Tumour*: tumor local.

MANEJO

- Algoritmos para o manejo de vias aéreas de emergência foram desenvolvidos e fornecem um guia para o planejamento da intubação e resgate em caso de falha de intubação.
- A via aérea falha é definida por três tentativas com insucesso de intubação orotraqueal.
- Para pacientes que necessitam de intubação de emergência, mas que não apresentam uma CRASH *airway*, em que se precisa rapidamente conseguir a via aérea definitiva, nem uma via aérea difícil, a indução de sequência rápida fornece o método mais seguro e rápido de atingir a intubação.
- No algoritmo de via aérea difícil, a primeira determinação é se o operador é forçado a agir imediatamente como em pacientes em parada cardiorrespiratória ou em estados próximos a isso. Em caso afirmativo, as drogas para indução de sequência rápida são dadas, uma tentativa em melhores condições de laringoscopia é realizada, e, se a intubação não for bem-sucedida, a via aérea é considerada falha e o operador tenta usar um plano alternativo para obter a via aérea como uma cricotireotomia.
- Se a oxigenação for inadequada e não puder ser adequada com o uso de um dispositivo supraglótico, a via aérea deve ser considerada uma via aérea falha.
- Quando a oxigenação é inadequada ou está caindo, o algoritmo de falha das vias aéreas deve ser usado.

- Quando a oxigenação é adequada, a próxima consideração é se a indução de sequência rápida é apropriada, com base na avaliação do operador da probabilidade de:
  - Ventilação bem-sucedida com DMB ou DEG, caso a intubação não seja bem-sucedida.
  - Intubação com sucesso por laringoscopia.
- Se o operador julgar que a laringoscopia tem probabilidade de sucesso e estiver confiante de que pode oxigenar o paciente se a intubação falhar, o plano de resgate é realizado.
- Se a laringoscopia falhar, as drogas de indução rápida otimizam as condições do paciente para que a cricotireotomia seja feita.
- Em quase todos os casos, a cricotireotomia é a técnica de resgate definitiva para a falha da via aérea se o tempo não permitir outras abordagens.

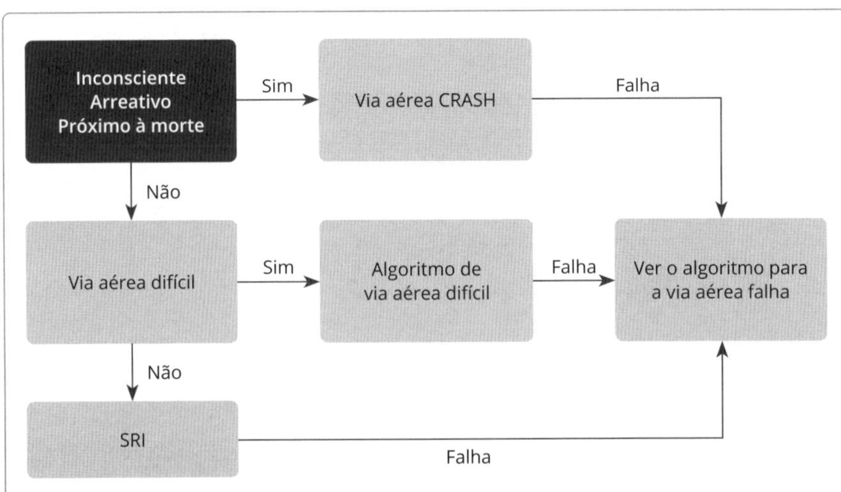

FIGURA 2
Algoritmo para a avaliação da via aérea.
SRI: sequência rápida de intubação.

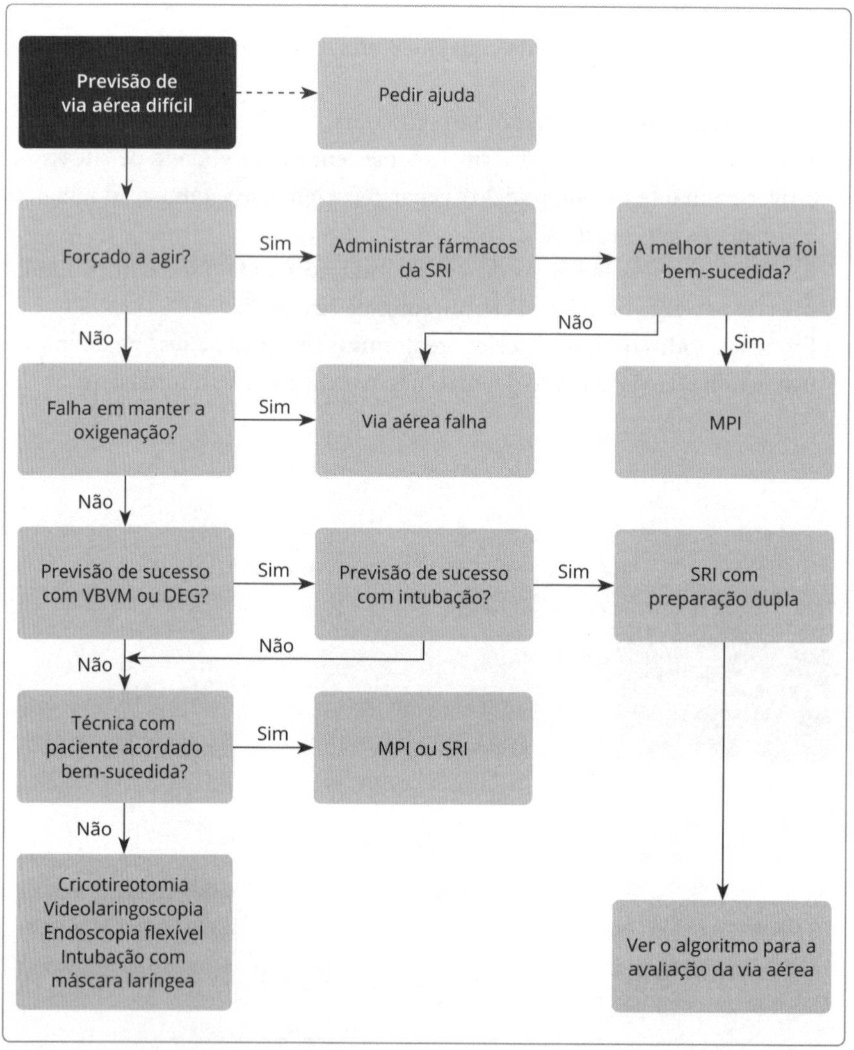

FIGURA 3

Algoritmo para a via aérea difícil.

SRI: sequência rápida de intubação; MPI: manejo pós-intubação; DEG: dispositivo extraglótico; VBVM: ventilação bolsa-válvula-máscara.

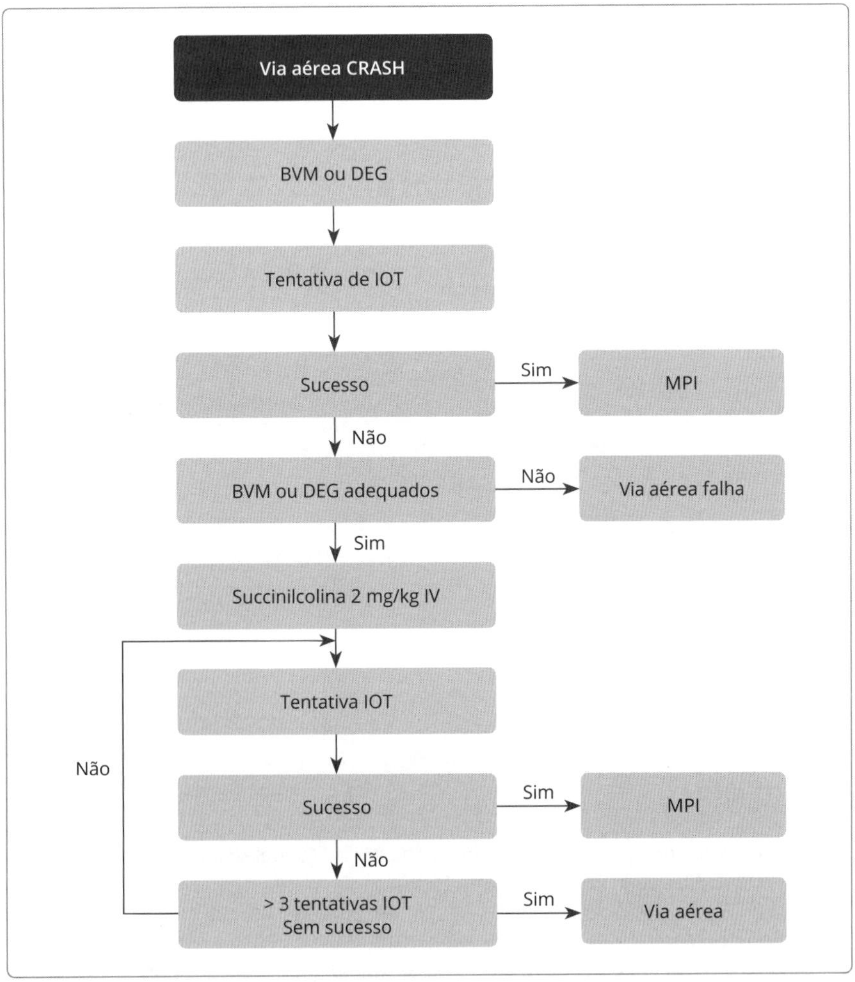

FIGURA 4

Algoritmo para a via aérea CRASH.

BVM: bolsa-válvula-máscara; DEG: dispositivo extraglótico; IOT: intubação orotraqueal; MPI: manejo pós-intubação; IV: intravenoso.

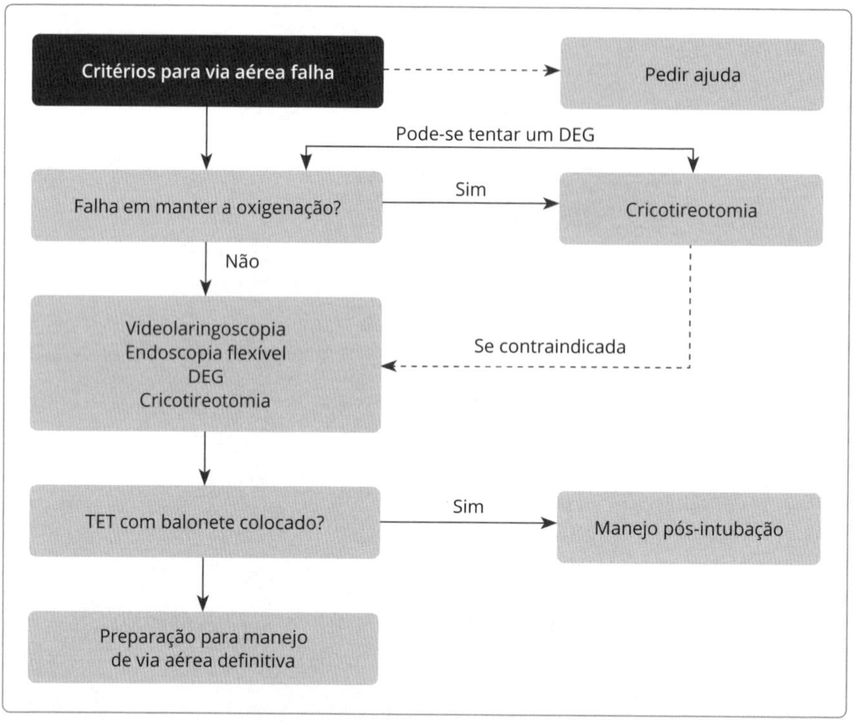

FIGURA 5
Algoritmo para a via aérea falha.

DEG: dispositivo extraglótico; TET: tubo endotraqueal.

REFERÊNCIAS

1. Brown CA, Sakles JC, Mick NW. editores. The Walls Manual of Emergency Airway Management. Filadélfia: Wolters Kluwer; 2017.
2. Brown CA, Walls RM. Airway. In: Walls RM, Hockberger RS, Gausche-Hill M. Rosen's Emergency Medicine. Filadélfia: Elsevier; 2018.
3. Heidegger T. Management of the difficult airway. N Engl J Med. 2021;384(19):1836-47.
4. Souza HP, Neto RAB, Marino LO, Alencar JCG. Abordagem inicial do paciente grave não traumatizado. In: Velasco IT, Neto RAB, Souza HP, Marino LO, Marchini JFM, Alencar JCG, editores. Medicina de emergência: abordagem prática. 13th ed. Barueri: Manole; 2019.
5. Wang HE, Carlson JN. Tracheal intubation. In: Tintinalli JE. Tintinalli's Emergency Medicine. 2016.

D&T InforMed

SEÇÃO IV

MEDICINA INTENSIVA

27

Hemorragia digestiva alta não varicosa: diagnóstico e tratamento

Leandro Utino Taniguchi

DEFINIÇÕES

- A hemorragia digestiva alta (HDA) é definida como sangramentos do trato gastrointestinal (TGI), desde o esôfago até o ângulo de Treitz.
- Na população geral, as causas mais frequentes são não varicosas (85-90% dos casos).
- Nos pacientes cirróticos ou com diagnóstico prévio de hipertensão portal, a HDA varicosa é mais comum que a não varicosa.

DIAGNÓSTICO

- O diagnóstico de HDA é feito pela história compatível e/ou pelo exame físico (inclusive com toque retal).
- Na fase aguda da HDA, pode não haver quedas do hematócrito sanguíneo nas primeiras horas.
- Elevações excessivas de ureia sérica de forma desproporcional à creatinina sérica juntamente com anemia progressiva podem sugerir sangramentos de TGI.

TRATAMENTO

Manejo pré-endoscópico

- Como em qualquer situação de risco, a avaliação hemodinâmica e mnemônica ABCD é sugerida (avaliação das vias aéreas [A], respiração e oxigenação [B], circulação [C] e neurológico [D]).
- Recomendam-se, nos casos com sangramento pronunciado, comorbidades significativas ou instabilidade que se proceda a monitorização com cardioscopia de pulso, pressão arterial e oximetria de pulso, além da obtenção de dois acessos venosos periféricos e tipagem sanguínea.
- Em casos de alteração de consciência ou choque, intubação traqueal pode ser necessária (especialmente para realização segura de endoscopia digestiva).
- Recomenda-se uma estratégia transfusional com limiar entre 7,0 e 8,0 g/dL.
- A administração de medicações procinéticas (como eritromicina intravenosa 250 mg) e inibidores da bomba de prótons (80 mg de omeprazol ou equivalente) antes da endoscopia pode ser considerada. Mas não deve atrasar a endoscopia.
- A escala de Glasgow-Blatchford ≤ 1 permite identificar pacientes com baixo risco de desfechos desfavoráveis (sensibilidade de 99%, Tabela 1). Tais pacientes poderiam não necessitar de hospitalização.
- Recomenda-se interromper o uso de medicações anticoagulantes ou antiplaquetárias até a realização da endoscopia.
- Em pacientes que fazem uso de antiplaquetários, não se recomenda a transfusão profilática de plaquetas.
- Em caso de uso de dicumarínicos (como varfarina), sugere-se manter razão normalizada internacional < 2,5 para endoscopia, desde que isso não atrase a realização do exame. Se for necessário correção, sugere-se o uso de complexo protrombínico em vez de plasma fresco congelado.
- Não se recomenda passagem rotineira de sonda nasogástrica ou lavagem gástrica.

TABELA 1 Escala de Glasgow-Blatchford.

Valores na admissão	Pontos
Ureia sérica (mg/dL)	
< 39	0
39 a 48	2
48 a 60	3
60 a 150	4
≥ 150	6
Hemoglobina (g/dL)	
≥ 13,0 (homem); ≥ 12,0 (mulher)	0
12,0 a 13,0 (homem); 10,0 a 12,0 (mulher)	1
10,0 a 12,0 (homem)	3
<10,0 (ambos os sexos)	6
Pressão arterial sistólica (mmHg)	
≥ 110	0
100-109	1
90-99	2
< 90	3
Frequência cardíaca (bpm)	
< 100	0
≥ 100	1
Outras variáveis	
Melena	1
Síncope	2
Doença hepática conforme a história ou dados clínicos ou laboratoriais	2
Doença cardíaca conforme a história ou dados clínicos ou laboratoriais	2

Manejo endoscópico

- Pacientes admitidos por HDA devem realizar o exame em, no máximo, 24 horas. Nos casos em que há instabilidade hemodinâmica, hematêmese ou impossibilidade de interrupção dos anticoagulantes, recomenda-se a realização com menos de 12 horas.

- Sugere-se que, na identificação de úlcera péptica, além da localização, se utilize a classificação de Forrest (Tabela 2).

TABELA 2 Escala de Forrest.

Descrição	Classificação
Sangramento ativo	
Sangramento em jato da úlcera	Ia
Sangramento porejando da úlcera	Ib
Sangramento recente (não sangra ativamente)	
Vaso visível	IIa
Coágulo aderido	IIb
Manchas de hematina na úlcera	IIc
Sem sinais de sangramento	
Úlcera de fundo limpo	III

São consideradas lesões de alto risco: Ia, Ib, IIa e IIb.

- Nas úlceras com sangramento ativo ou com vaso visível sem sangramento, recomenda-se tratamento endoscópico.
- Nas úlceras IIb (coágulo aderido), sugere-se a remoção do coágulo com lavagem e tratamento da lesão subjacente.
- Para o tratamento endoscópico, recomendam-se *clips* hemostáticos, eletrocoagulação ou injeção de agente esclerosante (álcool absoluto, polidocanol ou etanolamina). A injeção de epinefrina local não deve ser usada isoladamente.

Tratamento pós-endoscópico

Manejo farmacológico

- Não se recomenda somatostatina ou octreotida nos casos de sangramento por úlcera péptica.
- O uso de bloqueadores da bomba de prótons é recomendado após o tratamento de úlceras pépticas.
- Nos casos de úlcera de alto risco (Ia, Ib, IIa e IIb), recomenda-se iniciar inibidor de bomba de prótons intravenoso no esquema de alta dose por 72 horas:

  - Omeprazol 80 mg intravenoso em *bolus*, seguido de infusão contínua de 8 mg/h por 72 horas.
  - Omeprazol 80 mg intravenoso em *bolus*, seguido de 160 mg/dia (fracionado 2 a 4 x/dia) intravenoso por 72 horas.
- Nas lesões de alto risco, sugere-se, após o esquema de alta dose, manter o inibidor da bomba de prótons 40 mg 2 x/dia em vez de 1 x/dia por 14 dias. Depois, manter 1 x/dia por 4 a 8 semanas.
- Nos casos associados a *H. pylori*, sugere-se tratamento.
- Dieta líquida pode ser iniciada logo após endoscopia caso não haja contraindicações por pelo menos 2 dias. Caso não haja tratamento endoscópico, dieta líquida por 1 dia.
- Nos casos de lesão de alto risco, sugere-se hospitalização por pelo menos 72 horas.
- Caso haja ressangramento, recomenda-se nova endoscopia com retratamento caso necessário. Se houver novo sangramento (isto é, terceiro sangramento) ou a endoscopia não consiga realizar hemostasia, sugere-se embolização angiográfica arterial ou cirurgia.

Reintrodução de antitrombóticos

- Nos casos de uso de antiplaquetários para profilaxia primária, não se recomenda reintrodução na internação. Na alta hospitalar, deve-se reavaliar indicação e riscos associados.
- Nos casos de achado endoscópico de baixo risco (Forrest IIc e III) e profilaxia secundária, reiniciar ácido acetilsalicílico ou dupla antiagregação plaquetária imediatamente.
- Nos casos de achado endoscópico de alto risco (Forrest Ia, Ib, IIa e IIb) e profilaxia secundária com ácido acetilsalicílico, reiniciá-lo após 3 dias se não houver novos sangramentos.
- Nos casos de achado endoscópico de alto risco (Forrest Ia, Ib, IIa e IIb) e profilaxia secundária com dupla antiagregação plaquetária, reiniciar somente ácido acetilsalicílico após 3 dias se não houver novos sangramentos e discutir com consulta cardiológica sobre risco-benefício de manter segundo antiplaquetário.
- Anticoagulação oral plena pode ser reiniciada após 1 a 2 semanas do evento.
- Em todos os casos, sugere-se manter o uso de inibidor de bomba de prótons.

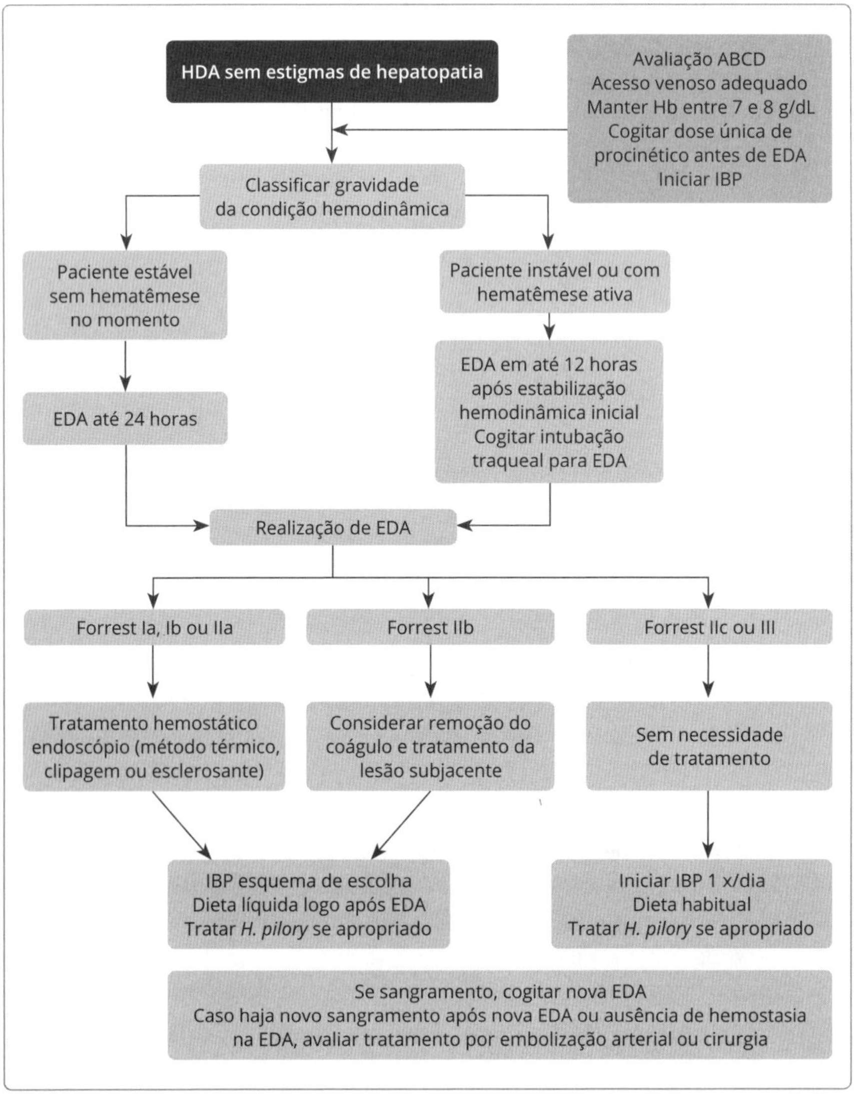

FIGURA 1

Manejo da hemorragia digestiva alta não varicosa.

EDA: endoscopia digestiva alta; Hb: hemoglobina; HDA: hemorragia digestiva alta; IBP: inibidor da bomba de prótons.

REFERÊNCIAS

1. Gralnek IM, Dumonceau JM, Kuipers EJ, Lanas A, Sanders DS, Kurien M, et al. Diagnosis and management of nonvariceal upper gastrointestinal hemorrhage: European Society of Gastrointestinal Endoscopy (ESGE) Guideline. Endoscopy. 2015;47(10):a1-46.
2. Stanley AJ, Laine L. Management of acute upper gastrointestinal bleeding. BMJ. 2019;364:l536.

28

Infecções de corrente sanguínea associada a cateter: prevenção e conduta

Luciano César Pontes de Azevedo

PONTOS-CHAVE

- As infecções relacionadas ao acesso vascular estão entre as complicações associadas à assistência à saúde mais comuns, tendo implicações no aumento da mortalidade e no custo de internação.
- Nos Estados Unidos, estimam-se cerca de 15 milhões de cateteres-dia nas unidades de terapia intensiva (UTI) em 1 ano.
- Cerca de 3% a 7% dos pacientes portadores de cateter venoso central (CVC) apresentam infecção de corrente sanguínea (ICS), resultando em aproximadamente 80 mil infecções nas UTI e 250 mil em todo o hospital anualmente, com mortalidade podendo chegar a 20%.
- No Brasil, dados de 2014 evidenciaram a densidade de ICS associada a CVC como sendo de 5,1 infecções para cada 1.000 CVC-dia.
- As taxas de mortalidade atribuída às ICS são variáveis nos estudos existentes em decorrência das diferentes definições para inclusão de casos, variando de 12% a 80%.
- Medidas de prevenção são as mais eficazes para a redução das taxas dessas infecções.

DIAGNÓSTICO

- Infecções de corrente sanguínea (ICS) primárias são as infecções sem foco identificado. As ICS relacionadas a cateter se encaixam nessa classificação.
- A ICS secundária ocorre quando o microrganismo isolado é oriundo de um sítio distinto, como complicações de pneumonias e infecção de sítio cirúrgico, entre outros.
- Para haver uniformidade dos dados e facilitar a Vigilância Epidemiológica, serão apresentados os critérios propostos pelo *Centers for Disease Control and Prevention*, dos Estados Unidos, no Quadro 1.

QUADRO 1 Critérios laboratoriais para o diagnóstico de infecção de corrente sanguínea primária em adultos.

Critérios laboratoriais
1. Uma ou mais hemoculturas positivas com patógeno identificado não relacionado a outras infecções locais
2. Pelo menos um dos sinais ou sintomas a seguir associados a duas ou mais hemoculturas positivas com patógeno contaminante de pele* e colhidas em tempos diferentes, sem infecção em outro sítio pelo mesmo microrganismo isolado: a) Febre (> 38°C) b) Calafrios c) Hipotensão

* Contaminantes mais comuns: *Diphtheroides* (*Corynebacterium sp.*), *Bacillus sp.*, *Propionibacterium sp.*, estafilococos coagulase-negativos (p. ex., *S. epidermidis*), *Streptococcus viridans*, *Aerococcus sp.*, *Micrococcus sp.* e *Rhodococcus sp.*

- A ICS laboratorialmente confirmada será associada ao CVC se o paciente portar o cateter há pelo menos 2 dias do diagnóstico ou até o dia anterior da remoção do dispositivo intravascular.
- As infecções relacionadas a dispositivos intravasculares também podem ser localizadas, sendo definidas como exposto nos Quadros 2 e 3.

QUADRO 2 Infecção arterial ou venosa.

Infecção arterial ou venosa
1. Cultura semiquantitativa de ponta do cateter (5 cm) com crescimento > 15 unidades formadoras de colônia com hemocultura negativa ou não coletada associada a: a) Febre (> 38 °C) e/ou b) Sinais inflamatórios no sítio do acesso intravascular, como calor e eritema
2. Saída de secreção purulenta do óstio do cateter, associada a hemocultura negativa ou não coletada

QUADRO 3 Infecção relacionada a cateteres tunelizados.

Infecção relacionada a cateteres tunelizados
1. Infecção de túnel relacionada a cateter de longa permanência: dor, eritema e região endurada > 2 cm no trajeto subcutâneo do túnel na ausência de ICS
2. Infecção do óstio do cateter na ausência de outro foco: eritema ou enduramento de 2 cm a partir do óstio de inserção do cateter na ausência de ICS
3. Infecção da bolsa (*port-a-cath*): presença de fluido purulento na bolsa subcutânea do cateter inserido, podendo ou não estar associada a ruptura espontânea, drenagem ou ainda necrose de pele, na ausência de ICS

ICS: infecções de corrente sanguínea.

- Para CVC, a cultura deve ser sempre da ponta do cateter.
- Na suspeita de infecção relacionada ao cateter de artéria pulmonar, deve-se mandar para cultura a ponta do introdutor.
- Se um *Port-a-Cath* é retirado por suspeita de infecção, deve-se mandar para análise microbiológica o reservatório do cateter (cultura qualitativa), além da ponta do cateter.
- Hemoculturas positivas para *S. aureus*, estafilococos coagulase-negativos ou *Candida sp*., na ausência de outros focos de infecção, devem aumentar a suspeita de ICS relacionada a cateter.
- A melhora de sintomas relacionados com presença de infecção em 24 horas após a remoção do cateter sugere, mas não comprova, que o cateter é a fonte de infecção.

ETIOPATOGENIA

- Nas duas primeiras semanas da instalação do cateter, com o crescimento bacteriano por contiguidade, há a formação de biofilmes na superfície extraluminal do cateter.
- Essa forma de contaminação é a mais comum nas infecções de corrente sanguínea (ICS) associadas aos CVC, representando cerca de 65% das infecções.
- Aproximadamente 30% das ICS relacionadas a cateter são por contaminação intraluminal, que começa a ser mais prevalente após o período inicial (≥ 14 dias) e nos cateteres de longa permanência e são principalmente causadas por germes Gram-negativos.
- Inicia-se por meio da contaminação do *hub* do cateter (dispositivo de abertura) com fonte exógena ou endógena, atingindo também o lúmen do cateter.
- Outra forma mais rara de contaminação é a infusão direta de fluidos contaminados.
- Outra possível fonte é a disseminação hematogênica de foco infeccioso a distância.
- A formação de biofilme ocorre facilmente pela presença de proteínas plasmáticas do paciente que facilitam a aderência de bactérias.
- O biofilme formado é um local protegido para as bactérias, não permitindo a penetração de antimicrobianos e perpetuando a ICS.
- Por isso, na maioria das vezes, a infecção somente é tratada com a retirada do dispositivo.

PREVENÇÃO

- As infecções de corrente sanguínea (ICS) relacionadas a acessos intravasculares apresentam diferentes fatores que influenciam o seu risco, desde a técnica e experiência do responsável pelo procedimento até detalhes do material e dispositivo utilizado, além dos cuidados com a manutenção do cateter.
- Os fatores de risco para a ICS associada a CVC incluem: extremos de idade (< 1 ano ou > 60 anos), pacientes imunossuprimidos, perda da integridade da pele, foco infeccioso a distância, comorbidades, uso prolongado de antimicrobianos e tempo elevado de hospitalização.

- A maioria das ICS relacionadas ao CVC é prevenível com educação continuada e treinamento dos profissionais de saúde envolvidos na manutenção e inserção do CVC.
- Se possível, deve-se dar preferência ao acesso venoso periférico.

Fatores relacionados com a inserção do cateter venoso central

- Escolha dos sítios de inserção quanto ao risco de infecção: preferência pela veia subclávia, seguida da jugular e, por último, femoral.
- Evitar proximidade de ferimentos; se traqueostomia presente, evitar sítio jugular.
- A passagem de CVC guiado por ultrassom diminui o risco de complicações, mas deve-se proteger o aparelho com capa estéril e utilizar gel estéril durante a passagem.
- Utilização de *checklists* de passagem.
- Utilização de kits de materiais para facilitar a passagem.
- Utilização de paramentação completa (máscara, gorro, avental de manga longa e luvas estéreis) e campos estéreis ampliados cobrindo todo o paciente.
- Degermação da pele do paciente seguida da aplicação de solução alcoólica.
- Uso de curativo oclusivo, gaze seca estéril com Micropore® (troca a cada 24 horas) ou filme transparente estéril (troca a cada 7 dias).

Fatores relacionados com a manutenção do cateter venoso central

- Não reintroduzir parte do cateter que saiu do sítio de inserção.
- Para infusão ou coleta de fluidos, realizar a desinfecção do *hub* com clorexidina alcoólica a 0,5% ou álcool a 70% antes da manipulação.
- Após cada infusão de medicação ou coleta de sangue, realizar *flush* de soro fisiológico 0,9%.
- Troca de Polifix®, conectores e equipos de infusão contínua a cada 96 horas; para infusão de sangue e hemoderivados, trocar os equipos a cada bolsa infundida.
- Não molhar o sítio do CVC, proteger durante o banho do paciente e sempre trocar curativo se estiver úmido.

- Pode-se utilizar curativo impregnado com clorexidina, assim como antissépticos em conectores.
- Não é indicada a troca de rotina do cateter. Porém, não se recomenda a utilização de cateteres de curta permanência por tempo superior a 30 dias.
- Trocar CVC de sítio se presença de secreção purulenta no óstio de inserção.

ETIOLOGIA

- O uso de antibióticos de espectro ampliado, além do maior uso de dispositivos invasivos, sobretudo cateteres intravasculares, levou à mudança da flora responsável pelas infecções de corrente sanguínea (ICS).
- Inicialmente, a maioria dos responsáveis pelas infecções eram enterobactérias, aos poucos substituídos por Gram-positivos e enterococos, e agora há grande prevalência de infecções por Gram-negativos e *Candida sp.*
- No Brasil, vemos maior prevalência de Gram-negativos em mais de 50% dos casos. Estes são seguidos pelo *S. aureus* em 15% dos casos, e pelos Gram-positivos contaminantes de pele, como estafilococos coagulase-negativos, em 13,8%.
- A *Klebsiella sp.* e as enterobactérias não fermentadoras, como Acinetobacter e Pseudomonas, representam cerca de 33% das infecções e estão relacionadas a elevadas taxas de resistência bacteriana a vários dos antibióticos disponíveis.
- A infecção por *Candida sp.* aparece em sétimo lugar no Brasil, sendo aproximadamente 70% das espécies não albicans, porém individualmente a *C. albicans* é a mais frequente.

CONDUTA NA INFECÇÃO DE CORRENTE SANGUÍNEA ASSOCIADA A CATETER

- Na suspeita de infecção de corrente sanguínea (ICS) relacionada a cateter de curta permanência, o cateter deve ser removido e enviado para cultura.
- O manejo da infecção relacionada a cateteres de longa permanência depende do agente etiológico isolado e da presença de complicações.
- Cateteres de longa permanência devem ser removidos em pacientes com o diagnóstico de ICS associada a cateter com pelo menos uma das seguin-

tes condições: sepse; tromboflebite supurativa; endocardite; osteomielite; evidência de foco metastático de infecção; persistência da bacteremia > 72 horas após início da terapia antimicrobiana guiada por culturas; infecções por *S. aureus*, *P. aeruginosa*, fungos ou micobactérias.

- O cateter de longa permanência também deve ser removido quando a infecção é ocasionada por microrganismos menos virulentos, mas mais difíceis de erradicar, como *Bacillus sp.*, *Micrococcus sp.* ou *Propionibacterium.*
- Para pacientes com ICS não complicada envolvendo patógenos não listados anteriormente e nos quais é importante a preservação do cateter (cateteres de diálise, falência de acesso, alto risco de complicações para nova inserção), o tratamento deve ser tentado sem a remoção do cateter por meio da utilização de antibióticos sistêmicos e *lock*-terapia.
- Em pacientes com indicação de preservação do cateter e nos quais a *lock*-terapia não pode ser realizada, deve-se administrar antibióticos sistêmicos pela via contaminada.
- De 4 a 6 semanas de antibióticos devem ser administradas em pacientes com bacteriemia ou fungemia persistente após a remoção do cateter (> 72 horas), e em pacientes nos quais foi identificada endocardite ou tromboflebite supurativa.
- A escolha inicial do antimicrobiano deve levar em conta a epidemiologia local da UTI.

Recomendações de tempo de tratamento de acordo com o patógeno identificado

- Estafilococos coagulase-negativos:
  - Infecções não complicadas + remoção do cateter: 5 a 7 dias.
  - Manutenção do cateter: 10 a 14 dias.
  - Pacientes com infecções não complicadas e sem próteses ortopédicas ou vasculares: possibilidade de retirar o cateter e manter sem antibiótico, a não ser que haja persistência da bacteriemia.
  - Tratar infecções por *S. lugdunensis* de modo semelhante a infecções por *S. aureus*.
- *S. aureus*:
  - Mínimo de 14 dias de terapia após excluir endocardite.
  - Realizar ecocardiograma transesofágico (ECO TE) após 5 a 7 dias do início da terapia.

- Sempre retirar o cateter; em casos excepcionais de manutenção do cateter, mínimo de 4 semanas de terapia + *lock* de cateter.

- *Enterococcus sp.*:
  - Ampicilina é a droga de escolha quando há sensibilidade.
  - Tempo de tratamento: 7 a 14 dias; se manutenção do cateter, adicionar *lock*-terapia.
  - Realizar ECO TE na suspeita de complicações.
- Bacilos Gram-negativos:
  - Tempo de tratamento: 7 a 14 dias após remoção do cateter.
- *Candida sp.*:
  - Remover CVC e manter antifúngicos por 14 dias após a primeira hemocultura negativa.

REFERÊNCIAS

1. Brasil. Agência Nacional de Vigilância Sanitária. Corrente sanguínea. Critérios nacionais de infecções relacionadas à assistência à saúde. Brasília, DF: Agência Nacional de Vigilância Sanitária; 2009.
2. O'Grady NP, Alexander M, Burns LA, Dellinger EP, Garland J, Heard SO, et al. Guidelines for the prevention of intravascular catheter-related infections. Clin Infect Dis. 2011;52(9):e162-e193
3. Rupp ME, Karnatak R. Intravascular Catheter Related Bloodstream Infections. Infect Dis Clin North Am. 2018;32(4):765-87.
4. Rupp ME, Majorant D. Prevention of vascular catheter-related bloodstream infections. Infect Dis Clin North Am. 2016;30(4):853-68.
5. Yokue DS, Anderson DJ, Berenholz SM, Calfee DP, Dubberke ER, Ellingson KD, et al. A compendium of strategies to prevent healthcare-associated infections in acute care hospitals: 2014 updates. Infect Control Hosp Epidemiol. 2014;35(2):S21-31.

D&T InforMed

SEÇÃO V

GINECOLOGIA E OBSTETRÍCIA

29

Endometriose: diagnóstico e tratamento

Marcelo Borges Cavalcante

INTRODUÇÃO

- A endometriose é uma doença ginecológica inflamatória crônica, de difícil diagnóstico, caracterizada pela implantação de tecido endometrial (glândula endometrial e estroma), estrogênio-dependente, fora da cavidade uterina.
- Estima-se que a prevalência da endometriose em mulheres na menacme seja de 10%, cerca de 50% nas mulheres inférteis e até 70% em adolescentes com quadro de dor pélvica.
- A causa da endometriose ainda é desconhecida, com várias teorias que procuram explicar as diferentes formas de apresentação da doença.
- Evidências indicam que fatores genéticos, hormonais e imunológicos podem contribuir para a formação e o desenvolvimento dos focos ectópicos da endometriose.
- De acordo com a maioria das teorias, o tecido endometrial ectópico tem origem de menstruações retrógadas (teoria da menstruação retrógada – teoria de Sampson), transformação de mesotélio em tecido endometrial (teoria da metaplasia celômica), restos müllerianos, vestígios embrionários e até mesmo disseminação vascular e linfática.
- Diferentes fatores de risco parecem ter relação com a endometriose. Nuliparidade, antecedente familiar de endometriose, menarca precoce ou menopausa tardia (maior tempo de exposição à circulação de hormônios

esteroides), malformações uterinas, atividade física intensa e dieta rica em gorduras insaturadas estão provavelmente relacionados com maior risco de endometriose.

- Por outro lado, multiparidade, longos períodos de amamentação, menarca tardia e dieta rica em ômega 3 estão associados a menores índices de prevalência de endometriose.
- A endometriose pode ser classificada de acordo com os locais dos implantes endometriais em três tipos clínico-patológicos:
  - Endometriose peritoneal superficial.
  - Endometriose de ovário (lesões císticas conhecidas como endometriomas).
  - Endometriose profunda, sendo os locais extrapélvicos (abdominais, pleural) menos comuns.
- Há duas definições não consensuais de endometriose pélvica profunda: implante subperitoneal penetrando por mais de 5 mm sob o peritônio ou infiltração dos ligamentos uterossacros e/ou camada muscular dos órgãos pélvicos adjacentes.
- Anatomicamente, a endometriose acomete com maior frequência as estruturas pélvicas. Um grande estudo observacional descreveu os tecidos mais acometidos pela endometriose: ovários (67% dos casos), ligamentos uterossacros (46%), fossa ovariana (32%), fundo de saco de Douglas (30%) e bexiga (21%).
- A endometriose profunda ocorre em até 15% das pacientes com endometriose. Vagina, septo retovaginal, reto, sigmoide, ceco, íleo, canal inguinal, bexiga e ureter são outros locais frequentemente envolvidos na endometriose.
- Curiosamente, já foram descritos casos de endometriose em mama, pâncreas, fígado, vesícula biliar, uretra, vértebra, nervos periféricos, baço, diafragma, sistema nervoso central, pulmão e hímen.

QUADRO CLÍNICO

- O quadro clínico da paciente com endometriose é bastante variável. A paciente pode ser assintomática ou apresentar sintomas clássicos, como dor pélvica e infertilidade.

- Um estudo que acompanhou mil casos com diagnóstico de endometriose observou que 80% das mulheres queixavam-se de dor pélvica e 25% apresentavam infertilidade.
- Didaticamente, os sintomas da endometriose podem ser divididos em seis grupos:
  - Dismenorreia.
  - Dor pélvica crônica (não cíclica).
  - Dispareunia profunda.
  - Sintomas urinários durante a menstruação.
  - Sintomas intestinais durante a menstruação.
  - Infertilidade.
- A sintomatologia pode sugerir a localização da endometriose. Mulheres com endometriose peritoneal ou profunda frequentemente queixam-se de dismenorreia progressiva ou não (forte intensidade dolorosa), dor pélvica crônica e dispareunia.
- Endometriose vesical está associada a sintomas urinários (aumento da frequência miccional, urgência, hematúria e disúria) que se agravam com a menstruação.
- Endometriose intestinal frequentemente está associada aos seguintes sintomas: constipação, tenesmo, diarreia e disquezia.
- Mulheres com endometriose torácica podem apresentar quadro de dor torácica, pneumotórax, hemotórax, hemoptise e dores cervicais ou escapulares.

DIAGNÓSTICO

- O diagnóstico definitivo da endometriose é realizado pela confirmação histopatológica, com amostra tecidual obtida de uma intervenção cirúrgica, preferencialmente por videolaparoscopia.
- O quadro clínico da paciente, por outro lado, está associado a diversos achados no exame físico. Métodos de imagem e exames laboratoriais podem predizer, com alto grau de confiabilidade, que a paciente apresenta endometriose.

Diagnóstico clínico

- A anamnese e o exame físico são importantes para reforçar a suspeição dos quadros de endometriose.
- O exame ginecológico pode ser normal, mas a presença de dor à mobilização uterina, retroversão uterina ou aumento do volume ovariano são achados sugestivos de endometriose, embora não sejam específicos.
- Nodulações palpáveis no fórnice vaginal posterior ou septo retovaginal, espessamento dos ligamentos uterossacros ou lesões violáceas na vagina são observados em pacientes com endometriose profunda.
- Outras condições – como síndrome do cólon irritável, doença inflamatória pélvica e cistite intersticial – podem apresentar sintomatologia semelhante e devem entrar no diagnóstico diferencial.

Diagnóstico sanguíneo

- Não existe nenhum marcador sanguíneo utilizado para confirmação diagnóstica da endometriose. O CA125 (*cancer antigen* 125) é um biomarcador inespecífico para endometriose (sensibilidade de 80%, especificidade de 20-50%), não recomendado para diagnóstico. Os níveis séricos de CA125 elevados (> 35 U/mL) estão presentes na endometriose e em outras condições benignas (miomatose uterina, adenomiose, doença inflamatória pélvica, hepatite, cirrose, pancreatite, lúpus) e malignas (câncer de ovário, de endométrio, pâncreas, estômago, fígado, mama e pulmão). A dosagem seriada do CA125 pode ser útil no acompanhamento da resposta terapêutica.

Diagnóstico por imagem

- A ultrassonografia transvaginal (USTV) e a ressonância magnética (RM) são os principais métodos por imagem para avaliação e acompanhamento da endometriose.
- A USTV é o primeiro método de imagem recomendado na propedêutica da mulher com suspeita de endometriose. A avaliação da USTV pode melhorar com a realização de preparo intestinal previamente à realização do exame.
- Os endometriomas representam a manifestação mais evidente da endometriose na USTV, usualmente bilaterais, arredondados, com margens regula-

res, ecotextura homogênea e hipoecogênica, com ecos internos difusos de baixa ecogenicidade ou debris.

- A avaliação por imagem pode ser complementada pela RM. A obtenção de imagens adequadas para a avaliação de pacientes com suspeita de endometriose pélvica profunda deve seguir protocolos específicos.
- A RM pode auxiliar na identificação das lesões de permeio às aderências e, ainda, na demonstração e avaliação da extensão das lesões subperitoneais, não visíveis na USTV ou até mesmo não identificadas em uma videolaparoscopia, apresentando acurácia, sensibilidade e especificidade acima de 90% para endometriose profunda.

Diagnóstico cirúrgico e estadiamento

- A confirmação diagnóstica é realizada por meio de procedimento cirúrgico, preferencialmente por videolaparoscopia. No mesmo procedimento pode ser realizado o estadiamento da doença e tratamento.
- O sistema de classificação de *American Society for Reproductive Medicine* (ASRM) é o mais utilizado atualmente e baseia-se no aspecto, tamanho e profundidade de implantes peritoneais e ovarianos; na presença, extensão e tipo de aderências; e no grau de obliteração do fundo de saco. Esses parâmetros, em conjunto, refletem a extensão da doença endometriótica.
- Os estádios são dependentes da pontuação, como indicado a seguir:
  - Estágio I (endometriose mínima): escore 1-5, implantes isolados e sem aderências significantes.
  - Estágio II (endometriose leve): escore 6-15, implantes superficiais com menos de 5 cm, sem aderências significantes.
  - Estágio III (endometriose moderada): escore 16-40, múltiplos implantes com aderências peritubárias e periovarianas evidentes.
  - Estágio IV (endometriose grave): escore > 40, múltiplos implantes superficiais e profundos, incluindo endometriomas, aderências densas e firmes. O estágio IV é o de doença mais extensa. Porém, não há correlação entre o estágio da doença com prognóstico e nível de dor.

TABELA 1 Classificação da *American Society for Reproductive Medicine* para endometriose.

Estágio da doença		Escore		
Estágio I (endometriose mínima)		1-5		
Estágio II (endometriose leve)		6-15		
Estágio III (endometriose moderada)		16-40		
Estágio IV (endometriose grave)		> 40		
	Endometriose	**< 1 cm**	**1-3 cm**	**> 3 cm**
Peritônio	Superficial	1	2	4
	Profunda	2	4	6
Ovário	Direito – superficial	1	2	4
	Direito – profunda	4	16	20
	Esquerdo – superficial	1	2	4
	Esquerdo – profunda	4	16	20
Obliteração do fundo de saco posterior		**Parcial**	**Completa**	
		4	40	
	Aderências	**< 1/3 envolvido**	**1/3 a 2/3 envolvidos**	**> 3 cm**
Ovário	Direito – velamentosa	1	2	4
	Direito – densa	4	8	16
	Esquerdo – velamentosa	1	2	4
	Esquerdo – densa	4	8	16
Trompa	Direita – velamentosa	1	2	4
	Direita – densa	4*	8*	16
	Esquerda – velamentosa	1	2	4
	Esquerda – densa	4*	8*	16

*Se as fímbrias tubárias estiverem totalmente envolvidas por aderências, mudar o escore para 16. O escore final da endometriose é a soma dos escores parciais da extensão da doença no peritônio, no ovário direito e esquerdo, da obliteração do fundo de saco posterior e das aderências ovarianas e tubárias à direita e à esquerda.

TRATAMENTO

- O tratamento da endometriose deve ser individualizado e baseado na sintomatologia da paciente, na gravidade, extensão e localização da doença, desejo de engravidar, idade, efeitos adversos dos medicamentos, complicações cirúrgicas e aspectos financeiros.

- Pode-se optar por tratamento medicamentoso ou cirúrgico, combinação dos dois ou técnicas de reprodução assistida (opção para pacientes que desejam engravidar).
- A resposta aos tratamentos pode ser avaliada na melhora do quadro clínico, qualidade de vida e fertilidade da paciente.

Tratamento da dor pélvica

- No grupo de mulheres com suspeita clínica de endometriose, com dor pélvica e que não desejam engravidar, o tratamento medicamentoso é recomendado como a primeira opção.
- O objetivo da terapia medicamentosa é o controle da dor pelo uso de analgésicos e/ou bloqueio da ação estrogênica nos focos da endometriose, por indução de uma menopausa química ou de ciclos anovulatórios, condição inapropriada para crescimento e manutenção dos implantes endometriais.
- Diferentes drogas podem ser utilizadas no tratamento medicamentoso da endometriose: anti-inflamatórios não hormonais (AINH), contraceptivos orais combinados (COC), agonistas do GnRH (*gonadotropin-releasing hormone*), danazol, progestágenos, antiprogestágenos e inibidores da aromatase.
- Usualmente, os AINH são indicados para o alívio da dor, em associação com outro grupo de droga, por não terem ação na resposta hormonal dos implantes endometrióticos.
- Os COC e progestágenos ou antiprogestágenos (gestrinona) isolados são aconselhados para a melhora de dispareunia, dismenorreia e dor não menstrual, preferencialmente de uso contínuo. Os progestágenos mais recomendados são: medroxiprogesterona oral ou de depósito, dienogeste, acetato de ciproterona, noretisterona. O dispositivo intrauterino (DIU) com levonorgestrel também é uma opção na redução da dor pélvica.
- Os agonistas do GnRH podem ser utilizados por curtos períodos, em alguns protocolos seu uso é combinado após uma intervenção cirúrgica. Os análogos do GnRH não são recomendados para uso prolongado, pela grande supressão do eixo hipofisário, com efeitos colaterais no curto prazo (sintomas de hipoestrogenismo) semelhantes à menopausa, podendo ter consequências no médio e no longo prazo (perda de massa óssea).

- Mais recentemente, uma nova classe de medicamentos foi elencada para o tratamento da endometriose, os inibidores da aromatase. Seu mecanismo de ação se dá pela inibição da enzima p450 aromatase, que é responsável pela conversão de androgênios em estrogênios.
- O tratamento cirúrgico para endometriose pode ser classificado em conservador ou definitivo:
  - A cirurgia conservadora consiste na destruição dos focos de endometriose e remoção de aderências, com consequente restauração da anatomia pélvica.
  - A abordagem cirúrgica definitiva nos casos de endometriose é realizada pela histerectomia com ou sem ooforectomia.
- O tratamento cirúrgico deve ser indicado quando os sintomas forem graves, incapacitantes e não houve melhora com o tratamento medicamentoso. Outras indicações para o tratamento cirúrgico:
  - Endometrioma > 5 cm (na recorrência, o tratamento deve ser conservador).
  - Hidronefrose (para desobstrução ureteral).
  - Endometriose em apêndice e íleo (risco de obstrução intestinal).
  - Estenose > 50% da alça de retosigmoide.
  - Aumento das lesões endometrióticas, mesmo assintomáticas e em tratamento clínico.
- A histerectomia com ooforectomia bilateral e excisão de todos os focos de endometriose mostrou taxas de cura de até 90% (estudos não controlados), sendo indicada quando houver doença grave, persistência de sintomas incapacitantes após terapia medicamentosa ou cirúrgica conservadora, existência de outras doenças pélvicas com indicação de histerectomia e não houver mais o desejo de gestação.

Tratamento da mulher infértil

- O tratamento medicamentoso tem limitações entre as portadoras de endometriose que desejam engravidar, já que ocorre um bloqueio da ovulação.
- O tratamento cirúrgico da mulher infértil com endometriose deve ter como objetivo auxiliar a fertilidade (gravidez com o bebê em casa), portanto, deve-se sempre procurar preservar a reserva ovariana, prevenir ou minimizar aderências pélvicas e individualizar condutas operatórias.

- Há alguma controvérsia em relação aos efeitos da endometriose mínima e leve na fertilidade. Embora muitos acreditem que as endometrioses mínimas e leves possam afetar negativamente a fertilidade, outros acreditam que o impacto seja irrelevante. Entre as mulheres inférteis com diagnóstico de endometriose mínima/leve e moderada (estágios 1 a 3) o tratamento cirúrgico conservador (laparoscopia com ressecção/ablação dos focos de endometriose) eleva, discretamente, as taxas de gravidez espontânea.
- A endometriose moderada e severa pode ter efeitos significativos na fertilidade, em decorrência de distorções anatômicas, aderências pélvicas e lesões ovarianas resultantes da doença. Não há consenso sobre o tratamento nesses casos (moderada/grave).
- Os efeitos positivos do tratamento cirúrgico da endometriose sobre a fertilidade parecem ser mais evidentes nos primeiros meses pós-operatórios.
- A cistectomia laparoscópica para endometriomas ovarianos (> 4 cm) parece melhorar a fertilidade em comparação apenas com a drenagem e cauterização do endometrioma, que está associada a alto risco de recorrência. Durante a remoção cirúrgica dos endometriomas, existe a possibilidade de destruição inadvertida de tecido ovariano normal, além do risco de redução do fluxo sanguíneo ovariano durante a cirurgia, acarretando perda da reserva ovariana.
- A indicação de técnicas de reprodução assistida é outra opção terapêutica para casos de mulheres inférteis com endometriose. A inseminação artificial (IA) é um tratamento eficaz para os casos de endometriose mínima/leve, desde que exista normalidade da anatomia pélvica da mulher, permeabilidade tubária e ausência de fator masculino grave.
- A fertilização in vitro (FIV) é tratamento indicado para os casos de distorção da anatomia pélvica decorrente de endometriose, casos de baixa reserva ovariana ou nos casos de falhas com tratamentos anteriores.
- A associação entre a endometriose profunda e a infertilidade ainda é controversa, os benefícios absolutos da cirurgia não foram estabelecidos. O efeito da cirurgia sobre a fertilidade de mulheres com endometriose profunda permanece sem resposta, em razão da natureza heterogênea da doença e da falta de testes adequados para diagnóstico e seguimento da doença.
- A cirurgia deve ser avaliada com cautela quando o objetivo principal for tratar a infertilidade, pois as evidências para apoiar tal abordagem ainda são escassas. As decisões devem ser adaptadas de acordo com as necessidades individuais de cada mulher após receber informações sobre os bene-

fícios, complicações cirúrgicas, outras possibilidades terapêuticas e custos potenciais de cada alternativa de tratamento.

PRESCRIÇÃO NA PRÁTICA

Exemplo de prescrição (cada caso deve ser avaliado individualmente e a decisão deve ser tomada pelo médico responsável pelo caso).

- Exemplos de prescrições no tratamento medicamentoso da endometriose.
- COC:
  - Etinilestradiol 0,03 mg + levonorgestrel 0,15 mg: tomar um comprimido ao dia uso contínuo.
- Progesteronas isoladas:
  - Dienogeste 2 mg: tomar um comprimido ao dia, uso contínuo.
  - Acetato de medroxiprogesterona 10 mg: via oral (VO), três vezes ao dia, uso contínuo sem intervalos.
  - Acetato de medroxiprogesterona 150 mg: via intramuscular (IM), iniciando a primeira injeção até o 5º dia do ciclo menstrual e as injeções subsequentes com intervalo de 12 a 13 semanas.
- Danazol: uma cápsula de 200 mg duas vezes ao dia (400 mg, VO, divididos em duas administrações diárias), podendo-se aumentar para 400 mg duas vezes ao dia.
- Gestrinona 2,5-5 mg: tomar um comprimido ao dia, uso contínuo.
- Análogos do GnRH:
  - Gosserrelina: 3,6 mg, via subcutânea (SC), mensalmente; ou 10,8 mg, SC, a cada 3 meses.
  - Leuprorrelina: 3,75 mg, IM, mensalmente; ou 11,25 mg, IM, a cada 3 meses.
  - Acetato de triptorrelina: 3,75 mg, IM, mensalmente; ou 11,25 mg, IM, a cada 3 meses.

REFERÊNCIAS

1. Dunselman GA, Vermeulen N, Becker C, Calhaz-Jorge C, D'Hooghe T, De Bie B, et al. ESHRE Guideline: management of women with endometriosis. Hum Reprod. 2014;29(3):400-12.
2. National Institute for Health and Care Excellence (Nice). Endometriosis: diagnosis and management. Nice Guideline; 2017.
3. Podgaec S. Manual de endometriose. São Paulo: Federação Brasileira das Associações de Ginecologia e Obstetrícia (Febrasgo); 2014.
4. Sociedade Brasileira de Reprodução Humana (SBRH). Medicina reprodutiva – SBRH. 2019.
5. Sociedade Brasileira de Reprodução Humana (SBRH). Tratado de reprodução assistida. 2014.

D&T InforMed

SEÇÃO VI

PEDIATRIA

30

Anemias em pediatria: diagnóstico diferencial e tratamento

D&T

Gabriela de Toledo P. Candelaria

INTRODUÇÃO

- Anemia: condição em que o número de hemácias e, por consequência, sua capacidade transportadora de oxigênio é insuficiente para suprir as necessidades do indivíduo:
  - Redução do número de hemácias, hematócrito (Ht) e hemoglobina (Hb) < 2 desvios-padrão (DP) do valor médio para a idade.
- A deficiência de ferro é a principal causa global de anemia, com pico entre 12 e 24 meses de vida:
  - Prematuros estão sob maior risco.

DIAGNÓSTICO

- Clínico: história clínica e exame físico detalhados:
  - Idade, sexo, etnia, naturalidade.
  - Sintomas acompanhantes.
  - Desenvolvimento neuropsicomotor.
  - Viagens.
  - Dieta, medicamentos, infecções, comorbidades, antecedentes pessoais e familiares.
  - Atenção a icterícia, petéquias e hematomas, queilite angular, alterações ósseas, organomegalias, fenótipos característicos, úlceras etc.
- Laboratorial: hemograma completo, esfregaço de sangue periférico, contagem de reticulócitos. Demais exames serão solicitados a depender das

hipóteses diagnósticas; exemplos: teste de antiglobulina direta (Coombs direto), avaliação medular, pesquisas genéticas etc.

- Valor de Hb para definição de anemia – Tabelas 1 e 2.

TABELA 1 Valores de hemoglobina para definição de anemia pela Organização Mundial da Saúde, ao nível do mar.

População	Normal (g/dL)	Anemia leve (g/dL)	Anemia moderada (g/dL)	Anemia grave (g/dL)
Crianças 6 – 59 meses	≥ 11,0	10,0–10,9	7,0–9,9	< 7,0
Crianças 5 – 11 anos	≥ 11,5	11,0–11,4	8,0–10,9	< 8,0
Crianças 12 – 14 anos	≥ 12,0	11,0–11,9	8,0–10,9	< 8,0
Mulheres > 15 anos (não gestantes)	≥ 12,0	11,0–11,9	8,0–10,9	< 8,0
Mulheres gestantes	≥ 11,0	10,0–10,9	7,0–9,9	< 7,0
Homens > 15 anos	≥ 13,0	11,0–12,9	8,0–10,9	< 8,0

Fonte: adaptado de WHO, 2011.

TABELA 2 Valores médios e desvio-padrão de hemoglobina e volume corpuscular médio.

Idade	Hb média (g/dL)	-2 DP*	VCM médio (mcm^3)	-2DP*
Nascimento	16,5	13,5	108	98
1 a 3 dias	18,5	14,5	108	95
1 mês	14,0	10,0	104	85
2 meses	11,5	9,0	96	77
3 a 6 meses	11,5	9,5	91	74
6 meses a 2 anos	12,0	10,5	78	70
2 a 6 anos	12,5	11,5	81	75
6 a 12 anos	13,5	11,5	86	77
12 a 18 anos				
Mulher	14,0	12,0	90	78
Homem	14,5	13,0	88	78
18 a 49 anos				
Mulher	14,0	12,0	90	80
Homem	15,5	13,5	90	80

* Valores < 2 DP da média considerada apropriada para a idade são considerados anormais.
DP: desvio-padrão; Hb: hemoglobina; VCM: volume corpuscular médio.
Fonte: adaptado de Richardson M, 2007.

- Diagnóstico diferencial:
  - Classificação fisiopatológica:
    - Redução da produção (insuficiência medular, ↓ eritropoetina, diseritropoese, carências vitamínicas etc.).
    - Perdas excessivas.
    - Aumento da destruição de hemácias (hemólise congênita ou adquirida).
  - Reticulócitos: importante na classificação fisiopatológica da anemia e na identificação da normalização da eritropoese medular após intervenções terapêuticas (exemplos de tratamento: ferro, ácido fólico, cianocobalamina), após períodos de aplasia medular e após transplante de células-tronco hematopoéticas:
    - Contagem reduzida: produção inadequada de reticulócitos pela medula óssea.
    - Contagem aumentada: excessiva perda ou destruição de eritrócitos.
  - Volume corpuscular médio (VCM): auxílio no diagnóstico diferencial e classificação das anemias – Figuras 1, 2 e 3 e Quadro 1:
    - Anemia microcítica: Hb ↓ VCM ↓.
    - Anemia normocítica: Hb ↓ VCM normal.
    - Anemia macrocítica: Hb ↓ VCM ↑.

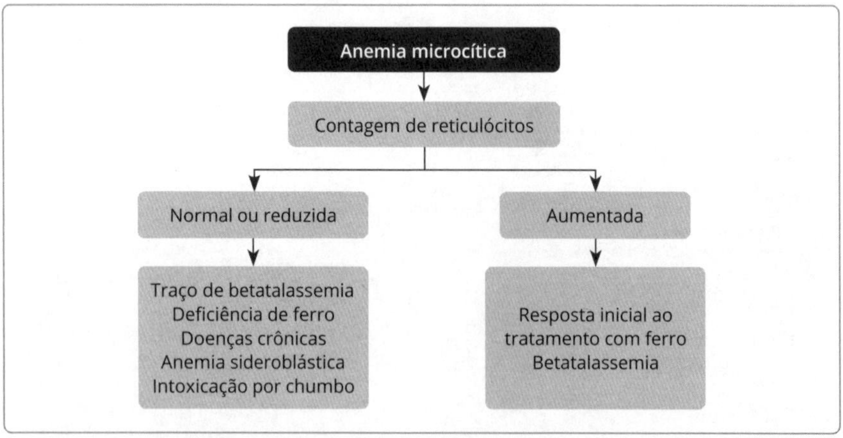

FIGURA 1
Diagnóstico diferencial da anemia microcítica.
Fonte: adaptado de Buttarello M, 2016; Segel GB, 1988.

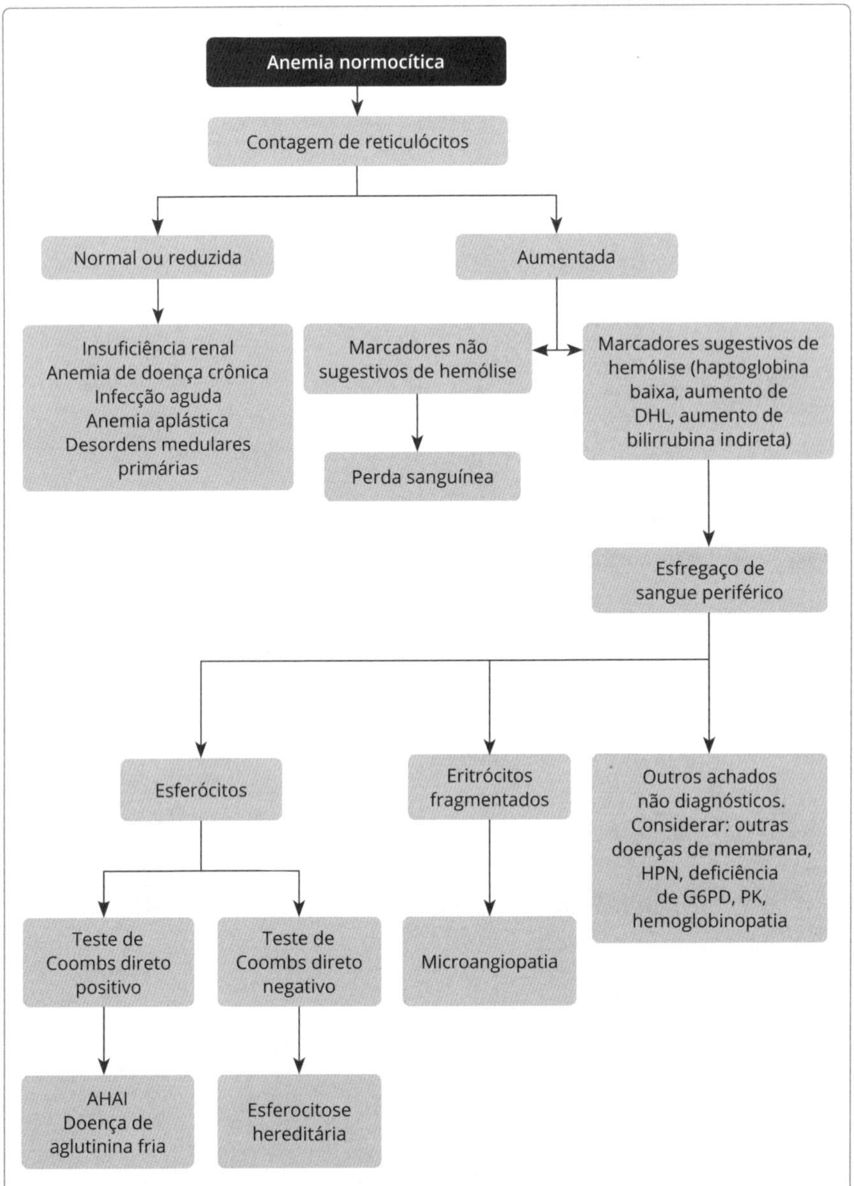

FIGURA 2

Diagnóstico diferencial da anemia normocítica.

AHAI: anemia hemolítica autoimune; DHL: desidrogenase láctica; G6PD: glicose-6-fosfato desidrogenase; HPN: hemoglobinúria paroxística noturna; PK: piruvatoquinase.
Fonte: adaptado de Buttarello M, 2016; Segel GB, 1988.

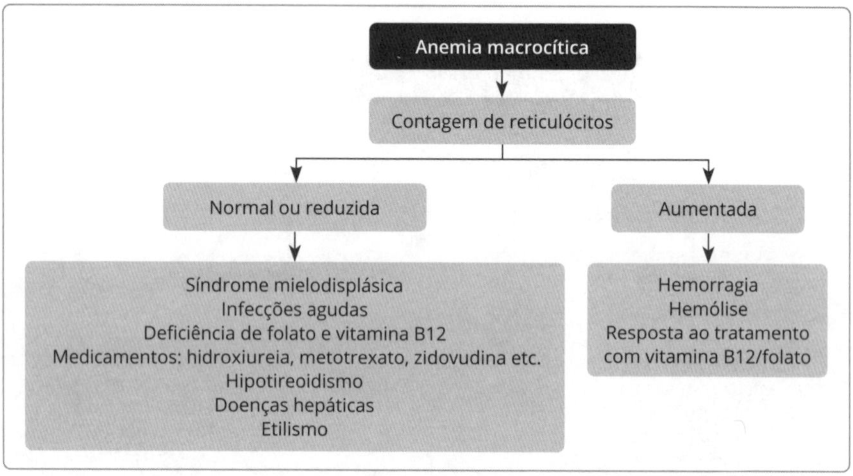

FIGURA 3
Diagnóstico diferencial da anemia macrocítica.
Fonte: adaptado de Buttarello M, 2016; Segel GB, 1988.

QUADRO 1 Diagnóstico diferencial das anemias microcíticas.

Índices laboratoriais	Deficiência de ferro	Traço betatalassemia	Inflamação crônica	Intoxicação por chumbo
VCM	Baixo	Baixo	Normal/baixo	Normal/baixo
RDW	Alto	Normal	Normal	Normal/alto
Número de hemácias	Baixo	Normal/alto	Normal	Baixo
Contagem plaquetária	Normal/alta	Normal	Normal/alta	Normal
Ferritina	Baixa	Normal	Normal/alta	Normal/baixa
Saturação da transferrina	Baixa	Normal	Baixa	Normal/baixa
Eletroforese de Hb	Normal	Aumento HbA2, possível aumento HbF	Normal	Normal
Outros			Aumento de VHS e PCR	Aumento da concentração de chumbo

Hb: hemoglobina; PCR: proteína C reativa; RDW: red cell distribution width (amplitude de distribuição de hemácias); VCM: volume corpuscular médio; VHS: velocidade de hemossedimentação.
Fonte: adaptado de Richardson M, 2007.

- Considerações especiais – neonatos:
  - Anemia fisiológica: após o nascimento, ocorre redução gradual das hemácias em virtude da redução de eritropoetina, haja vista aumento da disponibilidade de oxigênio no ar ambiente.
    - Nadir, isto é, a menor taxa, da Hb:
      - » Em neonatos saudáveis de termo, entre 8 e 12 semanas de vida, com Hb variando entre 9 e 11 g/dL.
      - » Em pré-termos, ocorre entre 3 e 6 semanas de vida, com Hb = 7 a 9 g/dL → menores níveis de Hb ao nascimento, redução da sobrevida da hemácia, perdas por punção, resposta subótima da EPO → pode trazer consequências clínicas.
  - Perda sanguínea: anormalidades do cordão umbilical, placenta prévia, parto traumático, hemorragia interna.
  - Destruição acelerada de hemácias: anemia hemolítica imune ou não imune:
    - Isoimune: incompatibilidade ABO, Rh ou de demais antígenos eritrocitários:
      - » Anticorpos maternos cruzam a placenta e causam hemólise de hemácias fetais.
      - » A implicação clínica varia de hemólise leve a hidropsia fetal.
    - Defeitos de membrana eritrocitária, defeitos de atividade enzimática eritrocitária, defeitos da produção de Hb.
    - Infecções, hemangiomas, coagulação intravascular disseminada etc.
  - Redução da produção de Hb: anemia diseritropoética congênita, anemia de Fanconi, anemia de Blackfan-Diamond, deficiência de ferro, deficiência de vitamina B12 etc.

TRATAMENTO

- Direcionado para a causa da anemia.
  - Anemias hemolíticas.
  - Doença falciforme.
  - Deficiência de ferro.
  - Anemia por deficiência de ferro.
  - Transfusões.

  - Emergências transfusionais.
  - Outros: deficiência de G6PD, talassemias etc.
- A transfusão pode ser necessária, a depender do grau de anemia e do comprometimento cardiovascular.

PRESCRIÇÃO NA PRÁTICA

Exemplo de prescrição (cada caso deve ser avaliado individualmente e a decisão deve ser tomada pelo médico responsável pelo caso).

- Paciente de 4 anos de idade, sexo masculino, branco. Vem para primeira consulta com médico da Unidade Básica de Saúde, após mudança de cidade com a família. Sem queixas. Bom desenvolvimento neuropsicomotor. Relata antecedente familiar de pai com colecistopatia calculosa e que realizou colecistectomia aos 15 anos de idade.
- Ao exame físico: bom estado geral, escleras discretamente ictéricas. Baço palpável a 1 cm do rebordo costal esquerdo. Demais sem alterações.
- Traz exames recentes: Hb 10 g/dL, Ht 28%, VCM 88 fL, HCM 28 pg, CHCM 37 g/dL, RDW 13%, leucócitos 6.500/mm^3 (30% linfócitos, 65% neutrófilos, 5% monócitos), plaquetas 350.000/mm^3. Foi descrita no hemograma a presença de esferócitos em esfregaço de sangue periférico. Reticulócitos 4,6%.
- Condutas no diagnóstico diferencial:
  - Ver Figura 2.
  - Como reticulócitos aumentados; anemia leve; esferócitos presentes em lâmina do sangue periférico; exame físico, com icterícia e esplenomegalia, e história familiar sugestivos de hemólise – a principal hipótese diagnóstica seria anemia hemolítica hereditária.
  - Solicitar: DHL (desidrogenase láctica), haptoglobina, bilirrubinas; teste de antiglobulina direto (Coombs direto).
  - Considerar solicitação de curva de fragilidade osmótica ou EMA (teste de ligação eosina-5-maleimida), haja vista a hipótese diagnóstica em questão.

REFERÊNCIAS

1. Buttarello M. Laboratory diagnosis of anemia: are the old and new red cell parameters useful in classification and treatment, how? Int J Lab Hematol. 2016;38:Suppl 1:123-32.
2. Garanito MP. Diagnóstico diferencial das anemias. In: Carneiro JDA. Hematologia Pediátrica. Barueri: Manole; 2013.
3. Graczykowska K, Kaczmarek J, Wilczyńska D, Łoś-Rycharska E, Krogulska A. The Consequence of Excessive Consumption of Cow's Milk: Protein-Losing Enteropathy with Anasarca in the Course of Iron Deficiency Anemia-Case Reports and a Literature Review. Nutrients. 2021;13(3):828.
4. Kett JC. Anemia in Infancy. Pediatr Rev. 2012;33(4):186-7.
5. Khan L. Anemia in Childhood. Pediatr Ann. 2018;47(2):e42-e47.
6. Richardson M. Microcytic Anemia. Pediatr Rev. 2007;28(1):5-14.
7. Segel GB. Anemia. Pediatr Rev. 1988;10(3):77-88.
8. WHO. Haemoglobin concentrations for the diagnosis of anaemia and assessment of severity. Genebra: World Health Organization; 2011.

Índice remissivo